Revision Total Knee Arthroplasty

全膝关节翻修术
实用指南
A Practical Guide

原著　[英] Hosam E. Matar　　[英] Benjamin V. Bloch

　　　[加] Hugh U. Cameron　　[英] Peter J. James

主审　高忠礼　　主译　左建林　吕佳音

中国科学技术出版社
·北京·

图书在版编目（CIP）数据

全膝关节翻修术：实用指南 / (英) 霍萨姆·E. 马塔尔 (Hosam E. Matar) 等原著；左建林，吕佳音主译．
— 北京：中国科学技术出版社，2023.9

书名原文：Revision Total Knee Arthroplasty: A Practical Guide

ISBN 978-7-5236-0011-5

Ⅰ．①全… Ⅱ．①霍… ②左… ③吕… Ⅲ．①人工关节—膝关节—移植术（医学）—指南 Ⅳ．① R687.4-62

中国国家版本馆 CIP 数据核字 (2023) 第 134614 号

著作权合同登记号：01-2022-5357

First published in English under the title

Revision Total Knee Arthroplasty: A Practical Guide

edited by Hosam E. Matar, Benjamin V. Bloch, Hugh U. Cameron, Peter J. James

Copyright © Hosam E. Matar, Benjamin V. Bloch, Hugh U. Cameron, Peter J. James, 2021

This edition has been translated and published under licence from Springer Nature Switzerland AG.

All rights reserved.

策划编辑	丁亚红　焦健姿
责任编辑	丁亚红
文字编辑	张　龙
装帧设计	佳木水轩
责任印制	李晓霖

出　　版	中国科学技术出版社
发　　行	中国科学技术出版社有限公司发行部
地　　址	北京市海淀区中关村南大街 16 号
邮　　编	100081
发行电话	010-62173865
传　　真	010-62179148
网　　址	http://www.cspbooks.com.cn

开　　本	889mm×1194mm　1/16
字　　数	289 千字
印　　张	15
版　　次	2023 年 9 月第 1 版
印　　次	2023 年 9 月第 1 次印刷
印　　刷	北京盛通印刷股份有限公司
书　　号	ISBN 978-7-5236-0011-5/R·3121
定　　价	248.00 元

译者名单

主　审　高忠礼

主　译　左建林　吕佳音

副主译　刘　潼　肖建林

译　者　（以姓氏笔画为序）

王胜群　孙天闻　孙嘉阳　杨默笛　张　卓

张云峰　张津瑞　张颜博　邵　浦

内容提要

本书引进自 Springer 出版社，拥有十分完整、清晰的翻修理论和实践体系。全书共 20 章，从初次 TKA 的核心理念入手，系统介绍了复杂初次全膝关节置换术及疼痛评估、全膝关节翻修术的适应证、手术显露及如何去除固定良好的假体，重点阐述了外科重建的原则，对固定技术、限制性髁翻修假体的运动学实用观点、旋转铰链假体、挽救性全膝关节翻修系统、感染管理、整形手术、膝关节翻修术中陈旧性髌骨脱位的处理策略、伸膝装置障碍与同种异体移植重建、关节置换角度看膝关节假体周围骨折、膝关节翻修术的死亡率、如何开始膝关节翻修术等问题进行了补充说明，并分享了个人在膝关节翻修手术方面的宝贵经验。本书重点突出、层次分明、阐释简洁，是翻修理论、技术和操作的集大成者，对于中、高级骨科医生来说是一部真正的实用指南。

原著者简介

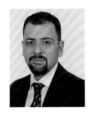

Hosam E. Matar

关节置换顾问医师，主要兴趣点集中于翻修手术相关技术。发表过大量文章，在临床研究方面有丰富经验，尤其对改善关节置换患者的治疗效果及循证骨科有独到见解。

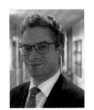

Benjamin V. Bloch

关节置换顾问医师，主要兴趣点集中于膝关节翻修技术。在教学和培训方面有深厚造诣，并发表了众多同行评议文章。

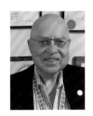

Hugh U. Cameron

关节置换外科医生，因其在关节炎（髋关节和膝关节）的关节置换和翻修手术方面的专业知识而享誉国际。在世界各地授课并撰写过大量著作。目前在加拿大多伦多 Sunnybrook 健康科学中心外科及生物工程部担任副教授。

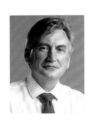

Peter J. James

关节外科医生，因其在翻修和复杂膝关节置换方面的成就而享誉国际。在高运动需求患者的高性能膝关节置换及困难膝关节翻修手术方面拥有扎实的专业知识和独到的经验。同时参与膝关节翻修假体 / 系统的设计与评估，并就膝关节初次及翻修手术的各方面知识进行了广泛的讲座。

中文版序

　　根据北京协和医院骨科翁习生教授 2020 年的统计数据，2019 年我国膝关节置换手术量达 37 万余例，且每年保持将近 20% 的增长率。由于我国膝关节置换术的渗透率相较于发达国家仍偏低，因此未来膝关节置换数量会迎来巨大增长，膝关节翻修术也必将出现剧增。在过去 20 年间，国内初次膝关节置换术理念、技术已获得飞速发展，导航和机器人辅助膝关节置换术也逐渐成熟，已达到国际先进水平。然而，膝关节翻修术大多集中于少数大型医院，在国内还没有大量出现，膝关节翻修术的理念和技术还未普遍推广，国内有关膝关节翻修术的著作更是少之又少。

　　以左建林主任为首的科室团队，将这部具有全球视角的 *Revision Total Knee Arthroplasty:A Practical Guide* 翻译成中文，展示给国内的关节外科医生，通过专业的翻译，细致的校对，尽可能完整地呈现给大家，为膝关节翻修术的推广贡献了吉林大学中日联谊医院骨科的力量。

　　正如第 4 章卷首语所说，"我们无法在制造问题的同一思维层次上解决这个问题"。希望本书能让国内广大骨科医生，尤其是基层骨科医生，在膝关节翻修术的认识、理念、技术方面有所收获。

　　原著者将"减轻患者痛苦并为他们提供新生"作为亲身践行的目标，并在实践过程中全面细致地总结了相关经验及关键要点，最终编撰成书。如今，我们有幸可以将本书引进翻译出版中译本，与更多国内同行一起分享。

　　是为序。

吉林大学中日联谊医院　高忠礼

原书序一

在下肢人工关节置换领域，在我 35 年的临床实践中没有任何技术比全膝关节翻修术有更为长足的进步。*Revision Total Knee Arthroplasty: A Practical Guide* 的适时出版，标志着外科专家与临床研究者已将全膝关节翻修的相关新技术优化成熟，并在如今的"循证"医学时代，这些新技术积累下来的丰厚成果已可以帮助医生及患者更进一步地了解治疗所应获得的最终效果。世界膝关节翻修领域公认的外科专家合作编写了本书，包括 Matar、Bloch、Cameron、James 教授，他们利用自己数十年的经验为这一领域提供了全球视野。

全膝关节翻修术是极具挑战性的手术，往往需要众多手段结合来获得满意的结果。*Revision Total Knee Arthroplasty: A Practical Guide* 以新颖及条分缕析的方式概述了术前注意事项、术中评估、骨和韧带解剖的准备，以及术者所需的重建决策和执行过程，从而获得成功且持久的关节翻修效果。本书编者的新颖之处在于各章的编写风格完全统一，均以引人深思的卷首语开头，接下来是对本章目标的简要总结，然后结合手术技术、术前和术中计划、思考过程、详细的术中执行和术后注意事项，以便各章主题能成功地传达给读者。根据各部分所呈现的内容不同，编者将文献中及著者自己拥有的临床数据分散纳入各章。通过详细的插图和高质量的术中照片进行了各类技术的展示。每章都有大量的病例介绍，其中包括高分辨率的术前、术中、术后及随访 X 线片作对比。Springer Nature 制作团队也对这些详细且有条理的布局设计表示赞赏。

通过目录，读者会看到一个完整的要点大纲，其中包括从常规到复杂的初次关节置换手术中应掌握的各项原则，可以以此对翻修关节置换病例进行计划、操作及康复。最初关于这些相关技术的历史沿革的章节展示了我们在翻修手术这门学科中的发展脉络。著者之后描述并展示了翻修适应证、术前计划、疼痛管理、组件移除、软组织和假体重建（包括当今可用的各种可行选择）、康复的详细过程和最新的报道结果；描述并展示了补救技术，包括存在大缺损的病例及感染病例的处置方式和假体周围骨折的治疗方法（均附有高分辨率的系列影像照片和术中照片）。两位经验丰富的资深外科医生对过去 30~40 年所取得的进步进行了反思，使得本书的结尾得到了升华。

Revision Total Knee Arthroplasty: A Practical Guide 必然会以其全球视角为关节外科医生（无论翻修手术量大小）及需要接受膝翻修手术的患者提供实用的解决方案。

John J. Callaghan M.D.
The Lawrence and Marilyn Dorr
Emeritus Chair, Immediate Past
President, US Knee Society
University of Iowa
Iowa City, US

原书序二

　　全膝关节翻修术是肌肉骨骼外科中技术和手术要求最高的技术之一。挑战始于手术计划，如如何选用非水泥型或水泥型加长柄、如何用袖套进行额外的干骺端固定、如何用水泥/同种异体移植物/垫块进行骨重建、如何决定关节限制级别等。因此，我们需要一份涵盖全膝关节翻修术各方面的综合指南。

　　如今，理论知识和临床经验是技术成功的最重要因素。书中所述涵盖了过去数十年的经验教训，并在此之上介绍了4位最有经验的全膝关节翻修专家提供的最新科学成果。TKA失败的主要原因在过去几年中发生了变化，假体磨损和植入物断裂几乎已完全消失。更好的成像方式和越来越多的血清学标志物不仅可以识别感染，还可以识别金属磨损和腐蚀，这很大程度上改变了手术策略。目前，人们更加深刻地认识到需要通过增强假体设计来获得更自然的关节运动行为。此外，类似于初次膝关节手术，翻修膝关节同样需要一个曲率半径以允许更接近生理的后滚。通过结合3D打印获得的更好的生长表面、假体固定的新概念及基于现有技术的更长时间的随访，我们将能够更好地预测临床结果并实现更长的关节存活率。

　　Revision Total Knee Arthroplasty: A Practical Guide 的著者在汇编最新外科技术知识及成功的全膝关节翻修术基础理论知识方面做得非常出色。

　　本书囊括了著者们的临床经验及他们的科学工作成果，是当今每位全膝关节翻修外科医生的完美资料来源。全膝关节翻修术的各个方面在书中都给出了解决方案，对该领域各方面的详细实用理念将有助于解决每个病例带来的不同挑战。手术提示和相关技巧、术中照片及X线检查照片均在各章中予以规范化展示。

　　最后，我要祝贺本书著者们编写了一部非常出色的指南，并愿将其推荐给所有骨外科医生及膝关节置换专科医生。本书为解决实际工作中的问题及为持续获取更好的临床结果提供了极好的资源。

Carsten Perka
Chair, Orthopaedic Department
Director, Center for Musculoskeletal Surgery
Charité - Universitätsmedizin Berlin
Berlin, Germany

原书序三

如今，成功的临床效果推动了世界各地进行膝关节置换术患者人数的持续增长。尽管膝关节置换术的生存率很高，但初次手术后不可避免地会有部分病例需要进行翻修手术。这些不幸患者的处置在手术决策及手术干预的复杂性方面将面临重大挑战，尤其是对外科医生所需要熟悉的各种技能、技术和假体选择。

因此，这部 *Revision Total Knee Arthroplasty: A Practical Guide* 的内容得到了世界各地膝关节外科医生的欢迎。更重要的是，它侧重于处置在翻修手术的许多不同病因中产生的实际问题。安全的临床决策是提供安全翻修技术的基石，本书是所有级别和具备不同经验的翻修医生均需要的重要资源。

Andrew Price
Nuffield Orthopaedic Centre
Oxford, UK

Andrew Toms
Exeter Knee Reconstruction Unit
Exeter, UK

译者前言

正如 Winston Churchill 所说，"成功不是终点，失败也并非末日，最重要的是继续前行的勇气"，这是写在本书结尾的话。从知识和经验都异常饱满的原著中走出来，能感受到原著者渊博的学识及对膝关节置换和翻修外科深深的热爱。

原著者注重溯源，所谓不忘初心。从初次 TKA 的核心理念框架原则开始，成功的全膝关节置换手术有赖于医生将假体安放于稳定的侧副韧带框架之内的能力；在复杂初次全膝关节置换术方面，原著者谈到使全膝关节置换术变得复杂的三个主要方面是膝关节周围软组织的状况、关节畸形程度，以及缺乏适合假体固定的骨质；对于全膝关节置换术的疼痛评估，除了感染、松动和不稳定外，膝前痛的主要原因包括 PFJ 的异常应力和超负荷，而股骨假体的设计因素及其旋转对线不良在此起重要作用；利用某章的卷首语——"我们无法在制造问题的同一思维层次上解决这个问题"提纲挈领，阐述全膝关节翻修术的适应证，明确指出翻修手术要有翻修思维和翻修经验，低维度的思维解决不了高维度的问题；对于手术显露的挑战方面，其对胫骨嵴截骨术细致入微的讲解堪称经典，可以说是定义了什么是标准的胫骨嵴截骨术；同时在计划取翻修假体之前，要充分了解该翻修系统，并为这套翻修系统准备足够的取出器械，以及进行足够的显露，操作时要小心谨慎，正所谓"明智而缓慢，欲速则不达"；对于核心问题——外科重建的原则，其逻辑清晰，将优先进行屈曲间隙重建的原则透彻解析，不仅要明白如何做，还要明白为什么这样做，将复杂的重建问题逐层分解，化繁为简；对于固定技术则强调固定要尽量靠近关节线，可以抵消长力臂对结构的影响，要在尽量靠近关节线的部位获得永久固定，同时在关节线部位做次级固定；在限制性髁翻修假体的运动学实用观点方面，强调采用 VVC 与旋转平台的组合，以减少旋转限制对固定界面的影响；对于转铰链假体，强调了后置铰链假体和中置铰链假体各自的设计特点和运动学特征，后置铰链假体可以增加力量和活动度，但存在潜在的伸膝装置失效的问题，中置铰链假体则会使股四头肌肌力减弱，活动范围减少；在挽救性全膝关节翻修方面系统讲述了从大型肿瘤假体到全股骨置换等重建方式，通过大量复杂病例展示了优异的临床结果，恰如文首警句——"是以圣人常善救人，故无弃人；常善救物，故无弃物"；在感染管理层面，指出管理 PJI 非常具有挑战性，除了科学的诊疗流程之外，还应使治疗过程作为 MDT 框架的一部分，由经验丰富的专家同事、专业微生物学家和整形外科专家共同参与，由两位资深医生一同进行手术有助于确保治疗的成功；关于整形手术与膝关节翻修术，讲述了如何与整形专家合作解决膝前软组织缺损的问题；对于膝关节翻修术中陈旧性髌骨脱位的处理策略，主要介绍了"Matar术式"，并用多个典型病例展示了该术式优良的临床结果；在伸膝装置障碍与同种异体移植重建方面，详细介绍了同种异体移植的方法，其中包括胫骨侧采用骨块嵌入、钢丝固定，股骨侧采用 Pulvertaft 编织技术重建；主张用关节置换角度看膝关节假体周围骨折，此类骨折在股骨侧更为常见，同股骨颈骨折一样，膝关节假体周围骨折亦需及时治疗，制订个体病例的最佳治疗方案即做内固定还是做 DFR；对于膝关节翻修术的死亡率，与无菌性翻修术相比因感染而进行的全膝关节翻修术，在所有时间点的死亡率都显著升高；关于如何开始膝关节翻修术，强调了完善的临床网络和优秀团队协作在获得良好临床结果方面的重要意义；最后原著者毫无保留地分享了自己在膝关节翻修手术生涯的宝贵经验与教训，为本书又增色不少。

作为一名外科医生，要完成一台优质的手术，需要扎实的理论基础、娴熟的手术技术和耐心细致的术中操作三个层次的良好修为，本书的内容即扎实着力于上述三个层次，在理论、技术和操作的架构上都异常用心，细致读罢顿感拨云见日，书如其名，这确实是一部实用指南！很幸运我们的团队能有这样一个机会将这一著作呈现给同样热爱这一事业的亲爱同道们。

感谢翻译团队，他们是我们科室充满活力的年轻医生群体，大家欣然领命，全心投入。2022 年的上半年正值长春疫情来袭，大家在投身抗疫或闭环的间歇，沉下心来，努力进行着与作者穿越时空的对话。历经数轮审校，终于将中文书稿呈现出来。初见如雾里看花，相识相知后则见万紫千红！

虽然竭尽全力，但囿于语言和专业能力有限，偏差不当之处，恳请各位专家同道谅解并不吝赐教！

医路艰辛，之所以能够一直拥有前行的勇气和信心，得益于恩师 20 年来的悉心培养，得益于中日联谊医院骨科的深厚积淀和博大包容。有幸成为这一集体的一员深感自豪。看到朝气蓬勃的新一代在茁壮成长，感到由衷的欣慰。

2022 年是恩师高忠礼教授从医五十年，作为中日联谊医院骨科的精神和核心，老师五十年如一日奋战在救死扶伤的第一线，为骨科的发展，为吉林省及周边地区广大患者的生命福祉，贡献卓著！

谨以此书献给敬爱的恩师，献给厚重的中日联谊医院骨科！愿我们年轻一代永不辜负师长和前辈们的期望和嘱托，一直满怀勇气，一直砥砺前行！

吉林大学中日联谊医院

原著前言

全膝关节置换术是一种成功的、具有高成本效益且疗效持久的手术，该技术已帮助数百万患者，为他们减轻疼痛并改善功能和生活质量。全球范围内对全膝关节置换术的需求正在增加，每年有大量年轻且有着更高需求的患者接受该手术，其功能期望比以往任何时候都高，这给全世界的医疗保健系统和外科医生带来巨大挑战。从历史上看，膝关节翻修手术的结果不如初次膝关节手术的结果好。这一亚专业领域需要高级翻修技术的培训，需要经验丰富的多学科团队的协作才能获得令人满意的结果。

Revision Total Knee Arthroplasty: A Practical Guide 是一部特别的著作，它为关节置换医生提供了一个框架和一套原则，以及先进的理念和手术技术，这些都是著名专家在该领域数十年实践积累的经验。我们的方法是始终回归初次膝关节置换的首要原则，并将这些原则应用于翻修手术。这种方法的成功体现在我们多年来取得的出色成果。在多年的实践中，我们犯过错误，吸取过教训，这磨炼了我们的技能并开发了新技术，我们很自豪地在书中将这些分享给大家。

本书的编写风格非常清晰，从初次的膝关节置换开始，到翻修手术的适应证及技术，再到保肢选择，结构安排合乎逻辑。通读这些章节，你会发现我们希望读者在有疑问的时候获得有用的重要提示。例如，决定是否为膝不适的患者进行翻修、进行复杂的再翻修病例的术前计划，以及在手术期间面临的复杂情况。

我们希望本书能为全世界的关节置换外科医生提供有用的帮助及实用的指南，因为他们一直在努力减轻患者的痛苦并为他们提供新生，本书正是本着这样的崇高精神撰写而成。

Hosam E. Matar
Nottingham, UK

Benjamin V. Bloch
Nottingham, UK

Hugh U. Cameron
Toronto, Canada

Peter J. James
Nottingham, UK

目 录

第 1 章　初次膝关节置换的理念：不忘初心

Philosophy of Primary Total Knee Arthroplasty: Back to the Beginning

左建林　译

进步就是人类把简单事情复杂化的能力。

——Thor Heyerdahl

一、概述

现代全膝关节置换（total knee arthroplasty，TKA）的纪元始于 1973 年，标志为 Insall 及其同事开发出全髁假体[1]。尽管受之前设计的影响，这一骨水泥固定的假体需要切除前后交叉韧带，假体在矢状面上的稳定性由关节面的形态所提供，但这种设计也为假体生存率设定了标准。当今的设计保留了绝大多数的初始设计特点。近期的登记数据（14 个登记系统）显示全膝关节置换 25 年优异的生存率达到了 82.3%（95%CI 81.3～83.2）[2]。

对全膝关节置换的需求还在持续增长。有预计显示，到 2030 年仅是在美国每年的全膝关节的手术量就有望达到 348 万台[3, 4]。然而，尽管全膝关节置换获得了成功并被快速接纳，但一些研究还是发现每 5 例接受全膝关节置换的患者就有 1 例患者对手术结果不满意[5]。一直以来，人们试图提升患者的临床效果和满意度，医生和厂家对全膝关节置换的手术技术进行了诸多改进，如患者个体化的截骨模板（patient specific instrumentation，PSI）和导航技术。其中的一些技术在最初被接受之后又逐渐失宠，之后又在数十年后再次浮出水面，如单髁和双髁设计[6, 7]。尽管新技术的初衷是获得更好的临床结果，更重要的是我们要意识到花费的增加，尤其是通货膨胀式的医疗支出增加，以及采用新技术后产生的并发症增加和学习曲线所造成的医疗支出增加。在唯一一项针对初次全膝关节置换的随机对照研究的概述分析中发现，只有 8.2% 的研究报道了不同干预方式间的显著差异[8]。更有趣的是，20% 的导航试验研究报道了影像学结果上的显著差异，但是在临床和患者报道的结果方面却没有差异（表 1–1）。

近数十年以来，随着高分子聚乙烯制造技术的进步，基于骨溶解和高分子聚乙烯相关失败原因的全膝关节置换已经大为减少，目前世界范围内，全膝关节置换的主要失败原因为感染、松动和不稳定[9-13]。

二、全膝关节置换的稳定性

不考虑后交叉韧带是否保留，全膝关节置换术的第一个前提就是切除部分膝关节软组织结构，其中包括对正常膝关节稳定性至关重要

表 1-1　初次 TKA 的随机对照研究总结（引自 Matar 等[8]）

类　别	RCT 数量	样本量	获得显著性结果 RCT 的数量（百分比）
手术入路	34	2459	3
止血带	31	2560	4
微创技术	13	1036	1
个体定制器械	30	2517	2
膝关节设计	37	3702	2
组件固定	27	2956	0
活动平台	47	5488	1
导航	50	5936	10
聚乙烯	19	2600	0
技术	27	2387	4
骨水泥	6	3495	3
机器人	3	150	0
运动对线	4	454	0
髌骨表面置换	26	6766	2
髌骨处理	14	1588	1
引流	19	1801	0
关闭切口	16	1780	0
总计	403	47 675	33（8.2%）

的半月板、前交叉韧带，有时候还包括后交叉韧带结构。作为膝关节显露的一部分和截骨前的准备，这些操作就相应地产生了不稳定因素。因此，我们应当尽量减少人为造成的关节不稳定程度，而内侧副韧带和外侧副韧带在这个过程中是不可侵犯的。

临床经验告诉我们，这些韧带是不会挛缩或变短的，但它们在严重被忽视的关节畸形中会被拉伸或变细，尤其是在一些老年患者中，这一情况更加明显。在绝大多数的病例中，这些韧带是基本正常的，因此不需要做松解。

第二个前提是认识正常膝关节在内侧、外侧、后方和前方的稳定结构，深刻理解在屈曲位和伸直位的稳定性机制，这样便于我们在评估畸形时找出问题所在。如果我们把具有伸直位固定畸形的膝关节置于屈曲位，畸形往往会得到纠正。我们基本不会看到人们在坐位膝关节屈曲 90° 时仍存在较大畸形。当患者坐下来时，畸形通常会消失，这是因为这些畸形主要为负重位的畸形，而畸形会在膝关节由屈曲位到伸直位的时候再次表现出来。我们试图找出导致膝关节在屈曲位和伸直位产生畸形的力量和稳定结构，来帮助我们理解哪些结构是紧张的，以及如何去纠正软组织畸形。

> **重要提示：** 绝大多数的膝关节畸形都是伸直位畸形，这些畸形在屈曲位会得到矫正。

在外翻膝中，举个例子，膝关节的外侧稳定结构包括外侧副韧带、腘肌腱和后外侧关节囊，这是在不考虑后交叉韧带（posterior cruciate ligament，PCL）的情况下（常规状态下我们会切除 PCL，以使关节间隙平衡更加容易）。腘肌腱常在手术过程中损伤，或者是在胫骨截骨时产生损伤，甚至更常见，当股骨后髁截骨时在后外侧被损伤。这使得外侧副韧带成为屈膝时外侧唯一可靠的稳定结构。同时，因为膝关节在屈曲位时没有畸形存留，所以外侧副韧带并不紧张，因此不应该进行松解。紧张且可以松解的结构是后外侧关节囊或髂胫束，后者为关节外额外的稳定结构，其他结构则不应该进行松解。

> **重要提示：** 在绝大多数外翻膝中，伸直位的畸形可以通过后外侧关节囊的松解得到矫正。

另外，在内翻畸形中，内侧副韧带深层在伸直位紧张，但对屈曲位的作用很小，因为其汇入后内侧关节囊中。在屈曲位维持膝关节稳定的是内侧副韧带浅层。如果在矫正内翻畸形时过度松解了内侧副韧带，虽然在伸直位的内翻畸形会得到矫正，但在屈曲位会产生不稳定。我们必须承认，正常膝关节在屈曲位时，

外侧通常是比内侧松弛的，因此，如果我们追求内外侧绝对相等的张力，就会改变膝关节的力线和动力学。有趣的是，临床实践中许多功能不满意的膝关节都是追求 0° 机械对线的结果，虽然这有助于膝关节寿命的延长，我们理解这一力学原则，也知道工程师希望我们达到这一要求的原因，但是这对患者来说未必舒适，特别是对于已终身处于膝内翻状态的患者更是如此。随着现代技术的不断进步和发展，以及更精确的假体安置方法的出现，我们更可能的前进方向是在一定参数范围内的运动学对线技术，因为我们能达到的目标终究是有局限的。

> **重要提示：** 在绝大多数的内翻膝中，伸直位畸形可以通过松解后内侧关节囊获得矫正。

我们常常在膝关节翻修门诊见到一些影像学上没问题却不满意的膝关节置换患者，我们知道不稳的主诉都是手术导致的，而非源于患者或假体因素。满意的膝关节功能一定是基于平衡的软组织袖套而建立的。

三、平衡的软组织袖套

早期的膝关节置换先驱都认识到，成功的膝关节置换术取决于医生能否将假体置于稳定的侧副韧带框架之中的能力（框架原则）（图 1-1）。

我们认为，无论在初次还是在翻修手术中，坚持框架原则都是膝关节置换术成功的基础。如果回到这一基本原则，我们就会发现一个组

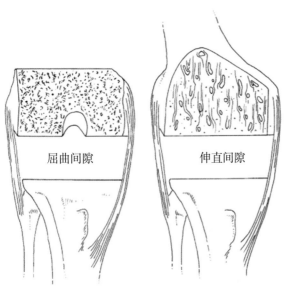

▲ 图 1-1　屈伸间隙

经许可转载，引自 Insall's Philosophy of TKA

件的放置位置决定了这个软组织框架内的另外一个组件的放置位置。如果我们接受韧带不会挛缩的事实，那么重视和平衡整个活动范围内的软组织张力，并在这一基础上准确且互相关联的进行假体组件安放就是一个合乎逻辑的目标，这一目标可以通过以胫骨近端截骨开始的间隙平衡技术来获得。如果我们完全孤立地放置两个组件，那么我们对两个组件和侧副韧带的关系就没有控制，这就会增加屈曲中段和屈曲位细微不稳定的风险。

在临床实践中，有一种测量截骨技术，其在世界范围内的应用最为广泛。通常先做股骨，这依赖于一些解剖标志来放置假体，这种方法在伸直位是有效的，因为在股骨侧是外翻截骨，而在胫骨侧是垂直截骨。然而，我们可能会在屈曲位和半屈曲位遇到问题。所采用的解剖标志为通髁线和 Whiteside 线，有时很难准确且可重复地进行定位。然而，绝大多数外科医生采用参考双侧后髁连线固定外旋 3°～5° 的方式进

行定位，但几乎所有的进展期骨关节炎都有一定程度的后髁磨损。例如，在内翻膝中存在内侧后髁的磨损，如果我们按照 3° 外旋来截骨，那么很可能获得超过 3° 外旋的截骨。反之，在外翻膝中情况就更为复杂一些，因为在外翻膝中不光有外髁的磨损，还有可能出现外后髁的发育不良。因此，在我们应用测量截骨技术安放股骨假体时会产生很多潜在的问题。股骨假体的旋转会随之影响屈曲间隙。

采用该技术时，胫骨假体也是独立安放的，放置于垂直胫骨机械轴的位置。因此，如果我们无意中增加了股骨假体的外旋，那么就会导致内侧松弛和屈曲位不稳定，因为这种情况下，股骨假体的放置就没有在软组织框架内关联于胫骨假体。同样，如果外旋不足，会影响到髌股轨迹，更为重要的是影响内侧副韧带张力。如果内侧过紧，患者就会产生内侧疼痛和僵硬。

因此，按部就班地进行膝关节置换是最为重要的，这在绝大多数的膝关节翻修医生看来是翻修手术获得成功的唯一方式。因此，为什么不把这些同样的原则应用于初次膝关节置换呢？

> 重要提示：成功的全膝关节置换术依赖于医生将假体安放于稳定的副韧带框架之内的能力（框架原则）。

四、间隙平衡技术

间隙平衡技术（图 1-2 至图 1-7）重要的是建立稳定的胫骨平台，以及完整的内侧和外侧副韧带，这允许我们随后将股骨假体置于这

一框架之内。尽管可以选择切除或保留后交叉韧带，但基于我们自己的经验，我们认为切除后交叉韧带会使操作更容易且可重复性更强，之后可以通过间隙平衡技术重建膝关节。该技术要首先进行胫骨截骨，或者在股骨远端截骨后马上做胫骨近端截骨，因为这一方法需先进行伸直间隙的评估和伸直位的膝关节平衡，从股骨侧去除后方的骨赘，从胫骨侧去除后内侧骨赘（常被忽略），从胫骨侧松解紧张的后内侧关节囊，以矫正所有内翻畸形，并且在严重的内翻病例中将紧张的后侧关节囊完全剥离（图1-2 至图1-7）。

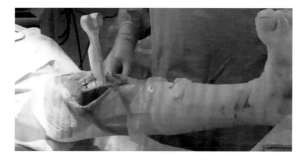

▲ 图 1-4 在伸直位获得平衡

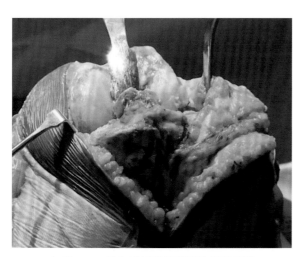

▲ 图 1-2 首先进行股骨截骨和骨赘清除

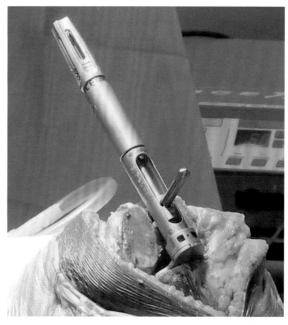

▲ 图 1-5 在 90° 屈曲位放置一个间隙平衡器

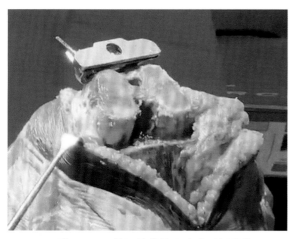

▲ 图 1-3 股骨远端截骨和清除后侧骨赘

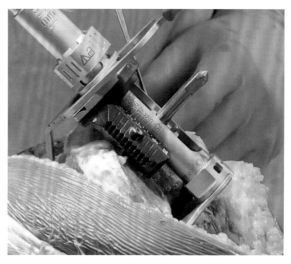

▲ 图 1-6 制作和伸直间隙相等的屈曲间隙，在平衡的侧副韧带框架内通过稳定的胫骨平台截骨面来确定股骨假体的位置

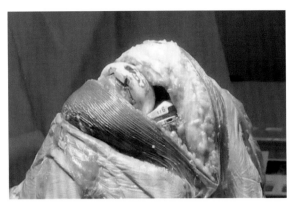

▲ 图 1-7　安装试模后平衡良好的膝关节，在屈曲位无平台试模前方抬起，髌股轨迹良好，高度和张力足够

记住，如果处理固定在屈曲位的内翻膝，那么最紧张的软组织应位于后内侧关节囊，因为该处紧张通常是固定屈曲畸形的关键问题，而在伸膝位关节力线可完全恢复直立的屈曲内翻畸形通常是可以被完全矫正的。每个固定内翻膝畸形都会伴随一定程度的固定屈曲畸形，这提示紧张的软组织结构是后内侧关节囊而非内侧副韧带。这通常由以下因素导致，如内侧胫骨骨赘、股骨骨赘、后内侧关节囊的紧张，以及瘢痕形成。一旦我们早期处理掉这些问题，畸形往往会得到矫正。

如果畸形不能被矫正，应该如何处理呢？在这种情况下，不能处理内侧副韧带的浅层，而是要检查膝关节以确定后内侧关节囊是否已松解，是否去除了所有的骨赘，截骨是否充分；检查胫骨截骨的角度，并在最后松解内侧副韧带深层和深层后斜韧带，所有操作必须按顺序进行。如果膝关节依旧紧张，那么我们此时能做的选择是进行一个横向的关节囊松解，或者通过调整截骨角度做一个动力学对线。这是我们的经验，因为我们不想造成关节的不稳定，所以接受一定程度的残留内翻，以使关节能够在伸直位获得平衡。

重要提示：不要在追求机械对线的过程中造成关节不稳定。

五、关于胫骨后倾

后交叉韧带保留与切除的理念影响着我们如何考虑胫骨平台后倾的问题。

如果保留后交叉韧带，那么需要将假体后倾与平台的生理后倾相匹配，因为后交叉韧带会在其长期适应的后倾角度上被自然地紧张。因此，对所有的保留后交叉韧带假体（cruciate-retaining，CR）膝关节只采用截骨导向器上统一固定的后倾角度是不精确的。如果需要做 CR，我们的选择是假体后倾角度要与患者生理的后倾角度一致。

此外，切除后交叉韧带会使屈曲间隙张开，所以需要小一些的平台后倾，但是仍然需要考虑应用假体设计上的要求，以避免造成屈曲位的松弛或紧张。

关于胫骨后倾的问题，外科医生不一定能够精确恢复生理的胫骨后倾，比起前者，我们更难做到的是保证截骨角度是在真正的前后方向上。不幸的是，一般的截骨方向都是从前内向后外的，因为将胫骨截骨髓外导向器放置于胫骨的前内侧面更容易。这导致我们会制作出一个复合的坡度，其对伸直和屈曲间隙都会产生影响。因此从这一点考虑，要求 0° 后倾截骨的膝关节设计就更包容。然而，如果假体设计需要 5°~7° 的后倾，那么我们要竭尽全力使截骨方向是真正的前后方向，以避免产生软组织平衡和不稳定的问题，这些问题如果不进行再次截骨很难解决，而再次截骨又会导致医源性的骨丢失。

同时，在病理性肥胖的患者，胫骨周围非常厚的软组织袖套会使截骨导向器远离胫骨，这会增加获得理想后倾角度的难度。类似于在翻修手术中应用髓内导向器的操作方式则会更有帮助。如果习惯于应用髓外导向器，那么一定要确保获得足够的显露和胫骨视野。脂肪层很厚的患者翻转髌骨十分困难，这时我们可以考虑向外侧滑移，而不是翻转髌骨，通过在外侧制作一个小囊袋来容纳髌骨。

> **重要提示**：要知道所应用假体的厚度，确保足够的胫骨截骨厚度。不要做过多的股骨截骨，因为这会产生屈曲不稳，也会抬高关节线。

六、在伸直位获得膝关节平衡

胫骨截骨后，需要在合适的外翻角度下行股骨截骨。在此完成伸直间隙的制作、测量及平衡。如果在这个阶段发现软组织平衡非常困难，我们建议再重新审视和检查一下上面提到的步骤，集中去除一下股骨和胫骨后内侧的骨赘，以确保后内侧关节囊没有被顶起或过度紧张。有时在这些操作之后，内侧依旧紧张。无论如何，不可以松解内侧副韧带来矫正畸形。我们认为更合理地选择是调整截骨的角度，或者在胫骨侧进行轻度的内翻截骨（建议不要超过3°），以适应胫骨近端生理的内倾角度，或者是在股骨侧减小截骨的外翻角度，这样可以降低内侧软组织松解的压力。我们的选择是

改变股骨侧的外翻截骨角度，从经常采用的5°～6°降至3°或4°。通过上述两种方式，我们的目的是获取在个体的侧副韧带框架内的更加动力学的对线方式，而不是追求需要通过韧带松解来达到的中立位的机械对线，因为这种方式存在造成潜在关节不稳的风险。

通过这种方式获得动力学对线，也许会有人认为我们没有使高分子聚乙烯衬垫的内外侧均匀承载，但是我们认为使胫股关节获得均衡的张力和应力更加重要。通过创建一个"平衡"的膝关节，我们认为比起追求机械学对线，这种方式对于界面的稳定和假体的磨损具有更大的保护作用。单髁膝关节置换的Oxford经验也支持这个观点。

> **重要提示**：相较于"失衡"的机械学对线膝关节，一个"平衡"的膝关节对于界面的稳定和假体的磨损具有更大的保护作用。

七、在屈曲位平衡膝关节

在屈曲位膝关节平衡的流程中，股骨的旋转取决于所做的内侧和外侧副韧带的平衡情况（即如何搭建屈曲时软组织平衡框架的顶边）。当内外侧副韧带被适度的牵张时，股骨后髁的截骨需要平行于胫骨近端截骨。屈曲间隙的尺寸由股骨假体相对于宿主股骨的尺寸和股骨后髁截骨的尺寸所控制。因此，这个间隙可以通过增大或减小假体尺寸来控制，以此来帮助获得屈伸间隙的平衡。股骨假体前后方向的放置也可以帮助平衡屈曲间隙。最后，间隙的尺

寸可以通过股骨假体放置时的屈曲所改变。轻度的股骨假体屈曲有紧张屈曲间隙的作用。在术中处理屈曲间隙的时候，要记住所有这些选择。

涉及内侧和外侧张力的股骨间隙平衡由股骨假体的旋转所控制。通过在屈曲位牵张膝关节，将股骨假体置于合适的位置，以使股骨后髁截骨平行于胫骨截骨；这样，可以保证一个矩形的屈曲间隙。间隙平衡器械、计算机辅助手术流程甚至简单的椎板撑开钳都可以用来达到这一目的。

当采用间隙平衡技术时，我们要重视关节线，不要做股骨远端的过多截骨，这是一个在固定屈曲畸形（fixed flexion deformity，FFD）患者的膝关节置换中经常会犯的一个错误。在绝大多数的病例中，FFD 由骨赘和紧张的后侧关节囊共同作用产生，而股骨本身的解剖没有改变。因此，我们不应该做过多的股骨远端截骨，因为一旦为了解决 FFD 而采取这样的方式，就会无意间抬高关节线，而实际上，我们应该通过去除骨赘来解决后关节囊的紧张。

同时，通过增加股骨截骨的方式可以创建并平衡伸直间隙，但也会对屈曲稳定性产生重要影响。这类关节的问题存在于后侧间隙，是因为上述因素使得后关节囊产生紧张。平衡软组织的截骨只对伸直间隙起作用。一旦膝关节屈曲，后关节囊的紧张就消失了，这时的稳定性则越来越多地由侧副韧带来控制。通过提升关节线来处理后关节囊的紧张将不能在膝关节的整个运动过程中都使侧副韧带紧张。理解关节线、假体尺寸、旋转的假体方向之间的关系是我们做好膝关节置换的关键所在。

> **重要提示**：在 FFD 畸形，股骨并没有变长，因此股骨远端多截骨并不能解决问题。需要清除所有的后侧骨赘，以及松解紧张的后侧关节囊。

八、一句警示

如果采用了测量截骨技术，并在股骨已经进行过外旋截骨的状态下，想在残留几度的内翻下进行胫骨截骨，那么就会发生难以处理的内侧不稳定。髌骨在这种情况下依然可以在轨运行，但在屈曲位会出现内侧不稳定。

髌股轨迹不良在外翻膝中常常可以看到，在这些病例之中，测量截骨技术有较高的导致股骨假体旋转不良的风险，因为外翻膝常会出现解剖结构的异常。我们认为，在处理这些病例时，必须采用间隙平衡的技术来操作。

九、活动平台和固定平台

文献结果显示，两种设计在临床结果方面没有差异[8, 14]。在理论上，两种设计各有优势。能够将运动进行分解、保护高分子聚乙烯和固定界面是常被提及的活动平台的优势，而随着现代高分子聚乙烯技术的进步，聚乙烯磨损已不再是那么严重的问题。

此外，能够通过假体获得更好的稳定性。例如，持续时间最久的针对低接触应力（low contact stress，LCS）旋转平台（rotating platform，RP）设计的膝关节登记系统显示，其 20 年因全因翻修为终点的生存率为 98%，膝关节学会评分（Knee Society Score，KSS）也十分优异，高达 87.3 分[15]。其理念是将高分子聚乙烯衬垫上表面的形态与股骨高度匹配，以增强前后方向的稳定性，这种具有内在稳定性的设计对手术的各个方面都会有帮助，而其衬垫下方的旋转平台设计则可释放膝关节的扭力。

我们认为，采用旋转平台设计的假体会增强外科医生的手术技术，因为医生必须在膝关节的整个运动范围内都做好平衡，否则他们就会因为过度松解而面临垫片旋出的风险。这在外翻膝中尤为常见，特别是在"4"字体位，内侧关节面紧密贴合时更易发生。如果外侧被过度松解，没有与相对紧张的内侧获得平衡，那么衬垫就可能旋出。因此，知道并理解不可以使膝关节在任何位置产生不平衡，会使你成为一个更优秀的关节置换医生。因此，与其说是假体更好，倒不如说是医生需要在稳定性和屈曲平衡上做得更到位，使用固定平台设计的医生对上述问题不需要那么担心[16]。

重要的是，不要把用于旋转平台的外科原则和测量截骨技术相混淆。在一些应用测量截骨技术做 CR-RP 假体的病例中会发现衬垫旋出的风险更高，因为屈曲间隙没有被很好地平衡[17-19]。

重要提示：我们需要告诫外科医生，不要采用测量截骨技术做旋转平台假体。旋转平台手术要采用间隙平衡技术。

采用间隙平衡技术进行固定平台假体安置，在达到膝关节平衡方面同旋转平台一样有效，而在胫骨假体旋转方面的宽容度不是那么好。

这里值得一提的是，使用旋转平台假体可以获得更好的宿主骨覆盖，因为旋转平台的设计接受一定角度的旋转不良，RP 的衬垫会自行旋转对位。

另外的相关概念是胫骨旋转，胫骨在膝关节从屈曲位到伸直位的过程中是旋转的。这可以通过两种理念来实现，或者固定平台设计可以在形合度和稳定性上做出一些妥协，以允许在股骨假体与衬垫的上表面之间发生旋转，抑或允许旋转发生在高形合度衬垫的下表面与平台托之间。后者具有双重的优势：股骨 - 衬垫间高形合度产生的稳定性，以及通过衬垫下表面和平台托间的应力分散。

我们不得不承认，一些登记系统的结果显示旋转平台表现会略差一些。我们认为这可能是因为应用测量截骨技术的医生使用了 RP 假体，所以说这是技术的原因，而非假体或理念的问题[20, 21]。

十、保留后交叉韧带的间隙平衡问题

现存的问题是，在交叉韧带完好的情况下，我们进行软组织平衡时应该针对哪些结构呢？是针对发生骨关节炎的关节中紧张的后交叉韧带，还是针对侧副韧带呢？

在屈曲位，后侧关节囊是松弛和冗余的，我们常常会切除后交叉韧带以与正常的侧副韧带取得平衡，外侧常会有伸肌装置的一些反馈。内翻膝的外侧相对于内侧总是会有一些松弛，因此总体上不会对假体旋转产生显著影响。事实上，这对于股骨假体的过度外旋具有保护作用。

另外，如果保留后交叉韧带，牵开屈曲间隙，那么我们怎样能够知道需要平衡的三个结构哪一个才是最紧张的呢？后交叉韧带已经是紧张的，因此它会首先被牵张，使我们对股骨假体的旋转产生错误判断，因为此时的旋转不是由侧副韧带决定，而是由紧张的后交叉韧带决定。如果随后发现胫骨假体出现前缘抬起，我们就会松解后交叉韧带，那么前面被 PCL 所控制的张力和平衡就都不复存在了。

> 重要提示：间隙平衡技术在使用交叉韧带替代型假体（cruciate-substituting，CS）或后稳定假体（posterior-stabilised，PS）时的可重复性更好。

在相关话题中，一些证据表明 BMI 很高的患者的胫骨平台假体失败概率更高，因此带延长杆的假体是一种很好的增强固定方式，可以降低平台假体早期无菌性松动的发生[22-24]。在这些情况下，我们需要 0° 后倾以使延长杆可以安全地进入胫骨髓腔，基于这一考虑，相较于 CR 假体，PS 假体是一个更好的选择，因为前者常常需要增加胫骨后倾。

十一、髌骨置换

非常有趣的是，髌骨置换始终是一个非常有分歧的主题，许多医生常规做髌骨置换，而另一些医生则从来不做。真理可能存在于两种选择之间。置换与否一直都存在很多争论，还没有高质量的研究给出真正的置换优势[8]。如果髌骨健康且轨迹良好，去除骨赘就足够了，置换的意义不大。然而对于 PS 膝关节，由于髁间盒相关的因素，有一种观点认为，常规置换髌骨不光是一种医疗规范，同时能够真正降低摩擦音和膝前痛的风险，但是要接受一些极难处理的相关并发症。另外一种观点认为，常规进行髌骨置换的适应证是通过髌骨假体位置来改善轻度髌股轨迹不良，这些病例不存在其他明显的假体位置和膝关节运动学异常。我们的理念是，在下列情况下常规置换髌骨：原发的髌股关节骨关节炎（osteoarthritis，OA）、感染性关节病，以及应用 PS 设计进行膝关节置换的情况。否则，我们会选择性地进行髌骨置换。

总之，成功的 TKA 取决于是否将假体置于一个稳定的侧副韧带框架之内。无论在初次手术还是在翻修病例中，坚守这个框架原则都是膝关节置换获得成功的基础。

参考文献

[1] Insall J, et al. Total condylar knee replacment: preliminary report. Clin Orthop Relat Res. 1976;120:149–54.

[2] Evans JT, et al. How long does a knee replacement last? A systematic review and meta-analysis of case series and national registry reports with more than 15 years of follow-up. Lancet. 2019;393(10172):655–63.

[3] Nguyen LC, Lehil MS, Bozic KJ. Trends in total knee arthroplasty implant utilization. J Arthroplasty.

2015;30(5):739–42.

[4] Kurtz S, et al. Projections of primary and revision hip and knee arthroplasty in the United States from 2005 to 2030. J Bone Joint Surg Am. 2007;89(4):780–5.

[5] Bourne RB, et al. Patient satisfaction after total knee arthroplasty: who is satisfied and who is not? Clin Orthop Relat Res. 2010;468(1):57–63.

[6] Insall JN, et al. A comparison of four models of total knee-

replacement prostheses. J Bone Joint Surg Am. 1976;58(6):754–65.

[7] Ranawat CS. History of total knee replacement. J South Orthop Assoc. 2002;11(4):218–26.

[8] Matar HE, et al. Overview of Randomized Controlled Trials in Total Knee Arthroplasty (47,675 Patients): What Have We Learnt? J Arthroplasty. 2020;35(6):1729–1736.e1.

[9] Lum ZC, Shieh AK, Dorr LD. Why total knees fail-A modern perspective review. World J Orthop. 2018;9(4):60–4.

[10] Sadoghi P, et al. Revision surgery after total joint arthroplasty: a complication-based analysis using worldwide arthroplasty registers. J Arthroplasty. 2013;28(8):1329–32.

[11] Sharkey PF, et al. Why are total knee arthroplasties failing today–has anything changed after 10 years? J Arthroplasty. 2014;29(9):1774–8.

[12] Fehring TK, et al. Early failures in total knee arthroplasty. Clin Orthop Relat Res. 2001;392:315–8.

[13] Cameron HU, Hunter GA. Failure in total knee arthroplasty: mechanisms, revisions, and results. Clin Orthop Relat Res. 1982;170:141–6.

[14] Fransen BL, et al. No differences between fixed- and mobile-bearing total knee arthroplasty. Knee Surg Sports Traumatol Arthrosc. 2017;25(6):1757–77.

[15] Milligan DJ, et al. Twenty-year survivorship of a cemented mobile bearing Total Knee Arthroplasty. Knee. 2019;26(4):933–40.

[16] Geary MB, et al. Why Do Revision Total Knee Arthroplasties Fail? A Single-Center Review of 1632 Revision Total Knees Comparing Historic and Modern Cohorts. J Arthroplasty. 2020.

[17] Callaghan JJ, et al. Cemented rotating-platform total knee replacement a concise follow-up, at a minimum of fifteen years, of a previous report. J Bone Joint Surg Am. 2005;87(9):1995–8.

[18] Gupta SK, et al. The P.F.C. sigma RP-F TKA designed for improved performance: a matched-pair study. Orthopedics. 2006;29(9 Suppl):S49–52.

[19] Callaghan JJ. Mobile-bearing knee replacement: clinical results: a review of the literature. Clin Orthop Relat Res. 2001;392:221–5.

[20] Gothesen O, et al. Increased risk of aseptic loosening for 43,525 rotating-platform vs. fixed-bearing total knee replacements. Acta Orthop. 2017;88(6):649–656.

[21] Namba RS, et al. Risk of revision for fixed versus mobile-bearing primary total knee replacements. J Bone Joint Surg Am. 2012;94(21):1929–35.

[22] Garceau SP, et al. Reduced Aseptic Loosening With Fully Cemented Short-Stemmed Tibial Components in Primary Cemented Total Knee Arthroplasty. J Arthroplasty. 2020;35(6):1591-1594.e3.

[23] Fournier G, et al. Increased survival rate in extension stemmed TKA in obese patients at minimum 2 years follow-up. Knee Surg Sports Traumatol Arthrosc. 2020;28(12):3919–25.

[24] Schultz BJ, DeBaun MR, Huddleston JI 3rd. The use of stems for morbid obesity in total knee arthroplasty. J Knee Surg. 2019;32(7):607–10.

第2章 复杂初次全膝关节置换术
Complex Primary Total Knee Arthroplasty

肖建林 译

所有动物生来平等，但有些动物比其他动物更平等。

——George Orwell

一、概述

"复杂初次全膝关节置换术"是一个概括性术语，描述的是全膝关节置换术中面对的各种困难、复杂的情况，需要附加的手术计划，同时具有更多的偶然性，在手术室需要准备膝关节翻修系统。总的来说，这是一个主观术语，目前文献中没有统一的定义。然而骨科医生普遍认同的是，复杂初次全膝关节置换术病例在短期和长期都具有较高的并发症风险。一项来自 Mayo 诊所的长期研究，Martin 等报道了使用 427 例内外翻限制性膝关节假体和 246 例旋转铰链假体进行复杂初次膝关节置换术的临床结果。研究发现，使用复杂初次限制性假体在 10 年间由于任意原因导致的假体翻修率较非限制性假体高出 2 倍以上，在 20 年间高出 3 倍以上[1]。另一项来自挪威注册中心的研究，Badawy 等报道了 401 例髁限制性假体和铰链假体的随访结果，结果显示使用髁限制性假体患者的 2 年生存率为 94.8%（95%CI 91.4～98.2），5 年生存率为 93.5%，使

用铰链假体患者的 2 年生存率为 91.0%（95%CI 86.6～95.4），5 年生存率为 85.5%[2]。Mancino 等对伴有严重冠状面畸形或术中不稳定（54 个膝关节，平均 9 年随访）的患者进行了髁限制性假体膝关节置换术，研究报道置换术后总生存率为 93.6%[3]。当然，不同文献报道存在差异，反映的是不同条件和复杂程度的异质患者群体的问题，如畸形、骨丢失、韧带不稳定、外科医生经验、患者的因素等，其中每个病例各不相同，这使得任何概括都不太准确。

在本章中，我们将分享一些技巧和经验，这些技巧和经验是从我们在多年处理复杂病例的实践中获得的，这些病例具有一些适用于大多数复杂情况的基本原则。

二、复杂全膝关节置换术的常见病因

"复杂"的原因主要体现在三个方面：周围软组织的状况、各类畸形，以及缺乏适合假体固定的骨质条件。既往的手术或创伤可能会损伤软组织，形成瘢痕，干扰膝关节置换的标准手术入路。严重的内翻或外翻畸形，或者更具挑战性的固定屈曲畸形是常见的畸形病例。有

时我们也可以看到一些不常见的畸形病例，如骨骼发育不良、身材矮小甚至佝偻病的患者。在临床上，既往股骨远端或胫骨近端有骨折、畸形愈合，或者存在金属内植物的情况非常常见。既往创伤、严重畸形导致的骨丢失或原发性骨质问题可能会使假体缺乏适合固定的骨质（图 2-1）。此外，病态肥胖及高 BMI 导致的显露困难也被认定为复杂全膝关节置换术，这种情况下应特别考虑使用带延长杆的假体，以分散负荷并保护固定（图 2-2）[4, 5]。

> **重要提示**：使全膝关节置换术变得复杂的三个主要方面是膝关节周围软组织的状况、关节畸形程度、缺乏适合假体固定的骨质。

三、手术入路

在复杂的病例中，获得足够的术野显露是主要的挑战之一，尤其是存在既往手术（图 2-3）导致多处瘢痕、前期骨折、高 BMI、畸形的情况。例如，在先前胫骨高位截骨术（high tibial osteotomy，HTO）的情况下，力线和韧带位置之间的关系均会改变，并往往存在低位髌骨，这使显露更具挑战性。近年来，多平面截骨术的发展又为膝关节置换术增加了另一层复杂性，该术式会导致解剖结构严重改变，使膝关节的平衡变得异常困难[6-10]。

> **重要提示**：尽早让整形外科医生参与评估，计划好手术入路，并确保在进行任何重建之前获得足够的软组织覆盖。

在僵硬的膝关节中，安全进入关节的关键是保护伸肌装置和侧副韧带。尽早使用延长切口，不仅可以节省宝贵的手术时间，还可以充分保护这些重要结构。胫骨后外侧角是迄今为止最难显露的部位，试图通过股四头肌的近端操作来改善显露的办法几乎是没有帮助的，在髌骨以上的操作也是如此。术者一般不太担心进行股四头肌斜切或翻转，因为可以在最后用缝线修复。然而从逻辑上讲，术者需要完全切断股四头肌肌腱，才能获得有意义的术野显露。此外，这种近端软组织操作会导致潜在的长期并发症，即股四头肌无力和伸肌迟滞。另外，保留骨块的胫骨结节截骨术可以保护伸肌装置，与此同时充分显露胫骨，因此是一项安全可靠的选择。该技术特别有助于处理髌骨低位的病例，并且可常规用于伴有膝关节僵硬的全膝关节翻修术，以及植入带延长杆假体的情况（见第 5 章）（图 2-4）。

> **重要提示**：胫骨结节截骨术是安全可靠的，具有良好的功能效果，可以保护伸肌装置，并获得充分的术野显露。

四、陈旧性固定屈曲畸形

当我们面对陈旧性固定屈曲畸形伴严重关节炎疼痛的（呈椅子样畸形）老年患者时，这些病例往往是双侧问题，我们要实现的目标是什么？这与创伤后慢性固定屈曲畸形的年轻活跃患者完全不同。这些患者术后活动非常困难，因此如果医学上合适，可以考虑同时或短时间内分期进行手术。

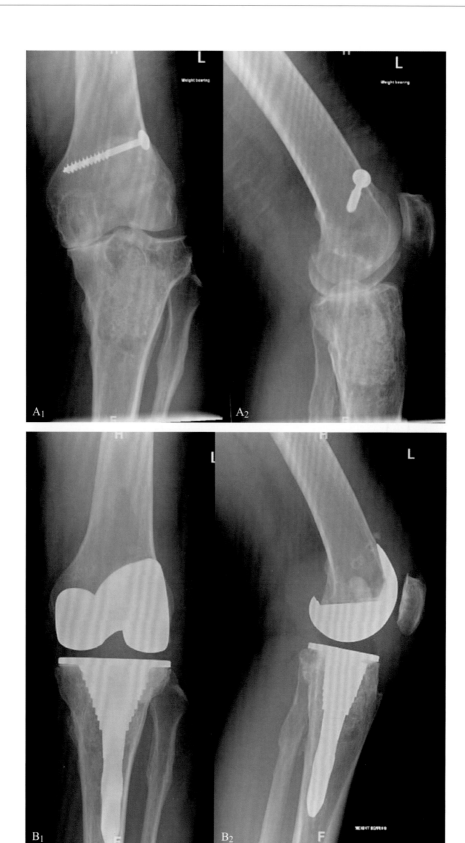

▲ 图 2-1　**A. 54** 岁男性，左膝关节 **X** 线片显示晚期内翻性膝骨关节炎，既往行
Gore-tex ACL 重建，胫骨近端出现一个巨大的溶骨性病变，患者在 **8** 年前接受了
骨移植；**B.** 随访 **X** 线片显示在胫骨侧使用了干骺端袖套进行关节重建，以解决本
例中的固定问题

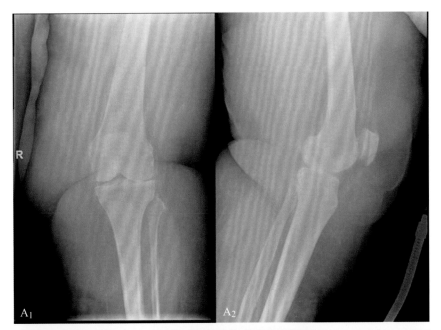

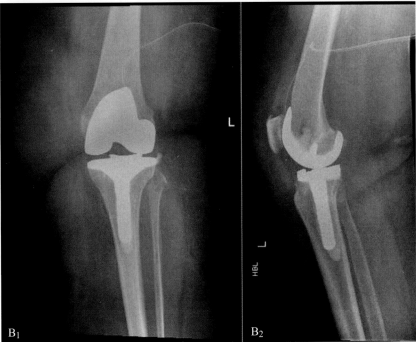

◀ 图 2-2 A. 78 岁女性，术前膝关节 X 线片显示轻度膝外翻，因 BMI 高达 49kg/m² 而使手术变得复杂；B. 关节置换术后 X 线片显示使用带延长杆的骨水泥型胫骨组件、固定平台的 CS 膝关节假体并放置了引流管（放置 24h）。患者的胫骨髓腔形态允许在 CS 衬垫假体上使用带延长杆的胫骨假体。然而在其他情况下，PS 设计可能更合适 0° 后倾的胫骨，以确保延长杆的中心位置，避免穿出或骨折

在手术中，所有的关节后方结构都会挛缩且紧张，伸直操作会使神经血管结构处于危险之中。因此，从逻辑上讲，这里的原则是为植入物获得足够的伸直间隙，并能够到达膝关节的后方。因此，需要进行充分截骨，同时进行大范围软组织松解，所以可能会需要使用铰链假体。通常情况下，一旦做了显著的后方关节囊松解，只有使用铰链假体才能达到稳定（图 2-4）。

同样，对于既往患有脊髓灰质炎的患者、更常见的神经肌肉疾病患者、椎管狭窄症患者，他们往往仅存薄弱的股四头肌，并附带获得性膝过伸步态，这主要因为后方关节囊失效导致膝反张。这些问题都需要铰链关节来解决。

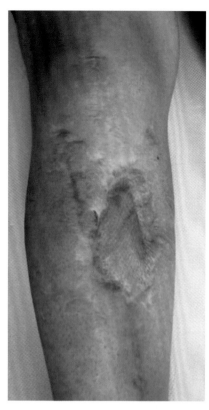

▲ 图 2-3 拟接受 TKA 治疗的晚期骨关节炎患者示例

患者在多年前因交通事故接受多次手术。这是 1 例复杂的初次手术，需要整形外科医生来规划最合适的手术入路，并确保足够的软组织覆盖

五、既往关节周围骨折

　　既往关节周围骨折对假体固定的影响要大于对下肢力线的影响。只要不妨碍假体的安装与固定，固定钢板或螺钉允许保留，因其有利于保护长骨并可以确保使用常规假体进行简单的膝关节表面置换。另外，如果关节周围和干骺端骨质被过分破坏，影响假体固定，则必须使用延长杆或袖套进行髓内固定，以重建稳定的膝关节。即使我们使用翻修假体来确保足够的固定，也应采取类似初次膝关节置换保留完整的侧副韧带的平衡方法这一基本原则。当需要移除金属植入物时，可以采用一期或二期方法，也可以采用单切口或双切口技术。特别注意的是，在进行任何重大重建手术之前，应鼓励采用分期移除金属植入物并进行组织取样，以排除深部感染（图 2-5 至图 2-8）。

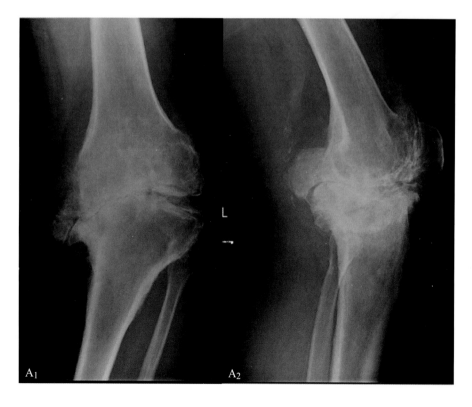

◀ 图 2-4 A. 农民，76 岁，左膝关节负重正侧位 X 线片显示双侧重度骨关节炎，严重畸形，ROM 为 30°～45°

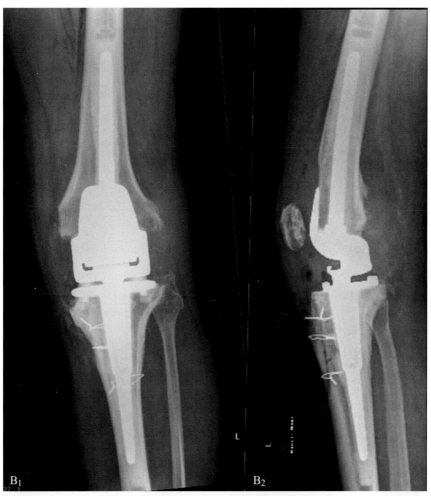

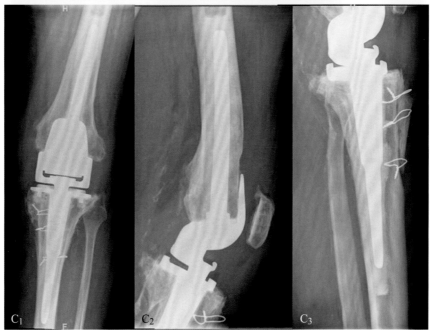

▲ 图 2-4（续）　**B.** 复杂初次全膝关节置换术后 **X** 线片显示使用胫骨结节截骨术以充分显露并植入旋转铰链假体（**SMILES** 系统）；**C.** 后续随访 **X** 线片显示截骨愈合，并且临床功能良好

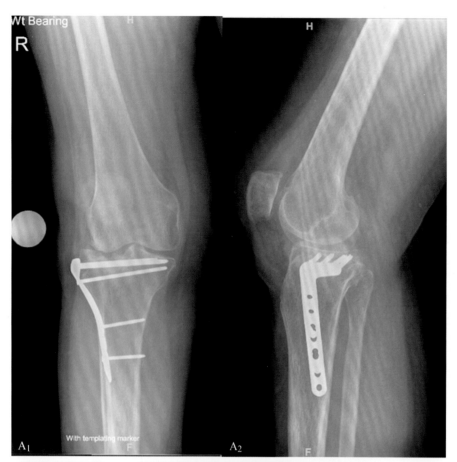

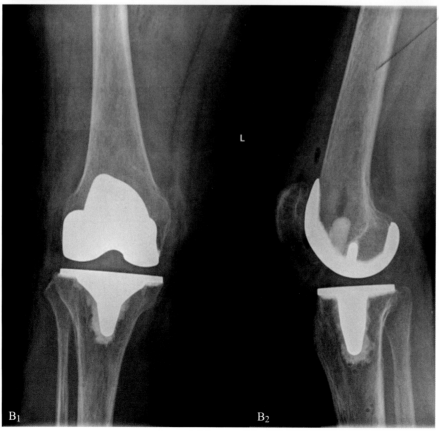

◀ 图 2-5　**A. 58** 岁女性，膝关节正侧位 **X** 线片显示创伤后骨关节炎，既往胫骨平台骨折，外侧锁定钢板固定；**B.** 初次 **TKA** 同时移除内固定术后 **X** 线片表现

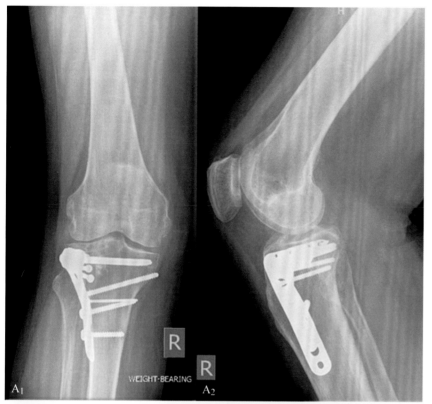

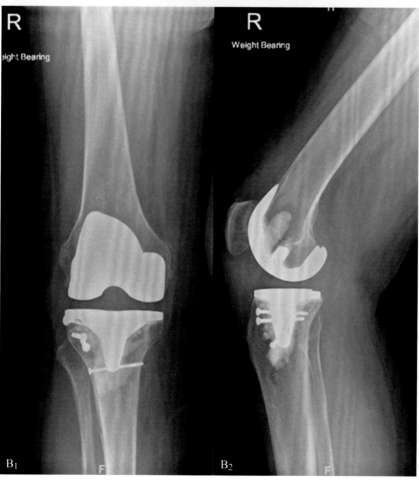

◀ 图 2-6　**A. 70 岁女性**，膝关节周围骨折，右膝关节正侧位 X 线片显示钢板内固定治疗胫骨平台骨折；**B.** 初次 TKA 同时移除部分金属内固定的术后 3 年随访 X 线片表现

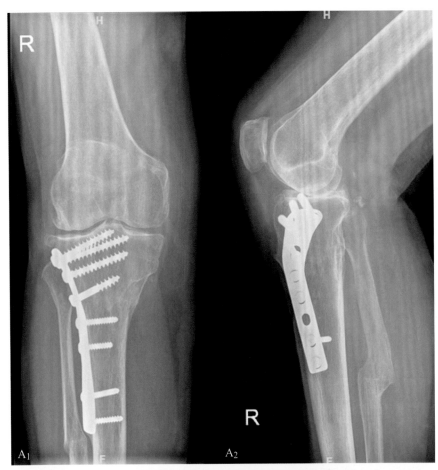

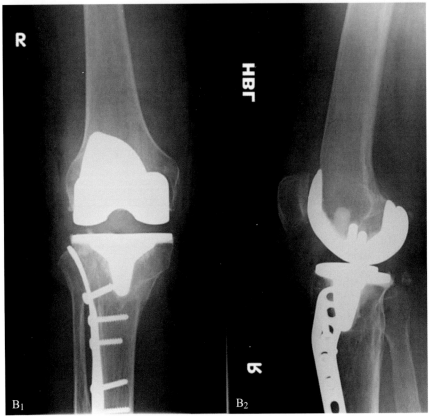

◀ 图 2-7　A. 75 岁女性，右膝关节正侧位 X 线片显示外侧长钢板内固定治疗膝关节周围骨折，创伤后骨关节炎；B. 初次 TKA 后的术后 X 线片显示外侧钢板被保留，仅移除了近端螺钉

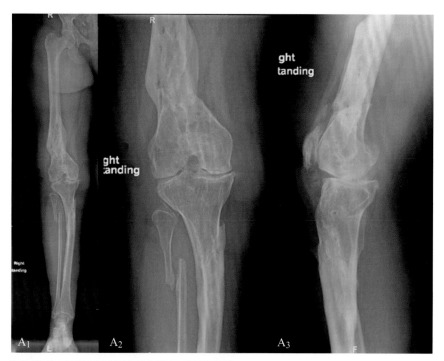

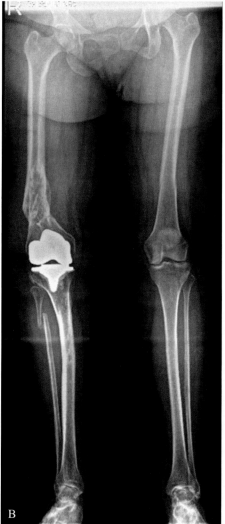

▲ 图 2-8　A. 47 岁男性，复杂初次 TKA 病例，既往有多发股骨和胫骨骨折畸形愈合；B. 初次 TKA 术后 5 年随访的 X 线片证明"有时少即是多"（sometimes less is more）的原则，如果采用中立机械力线，将需要多次复杂的截骨手术

六、既往治疗 OA 的减压截骨术

面对内翻 OA 和外翻膝时，我们有时会选择 HTO。这会导致韧带和骨骼之间的正常关系发生改变，并且初次常规入路可能通常不足以用常规方式实现膝关节平衡。问题主要在于胫骨侧截骨处，可能无法提供稳定的平台来重建膝关节，因此对于这些变化必须要提高警惕。在这些患者中，可能需要额外的限制性以确保结构的稳定重建。如前所述，髌骨存在低位时可能有必要尽早采用更长的入路。

在较不常见的股骨远端外翻截骨中，我们发现问题相对较少，因为可以基于间隙平衡方法调整股骨远端截骨和股骨旋转，而这些病例基本不会产生太大问题。

> **重要提示**：在解剖结构改变的复杂病例中，通常需要间隙平衡法和限制性假体，以提供额外的安全性和稳定性。

七、部分膝关节置换的翻修

单髁置换（图 2-9 和图 2-10）：在大多数情况下，尤其是因聚乙烯磨损而进行翻修时，关节几乎不存在骨丢失，因为初次手术时的胫骨截骨通常比较保守。我们倾向于在胫骨平台托的水平上进行截骨，并使用标准初次膝关节假体结合略厚的聚乙烯衬垫。如果遇到严重的骨丢失，则可能需要使用延长杆、袖套或填充块来解决问题。而在股骨侧，我们经常发现后髁过度截骨。同样，在这些情况下可能需要填充块，并且需要使用翻修假体，这同样要求使用延长杆来确保假体的充分固定，较短的骨水泥延长杆或非骨水泥延长杆都可以选用。

髌股关节置换（patellofemoral joint arthroplasty，PFJA）（图 2-11 和图 2-12）：我们鼓励使用后稳定型膝关节假体，因为假体的髁间盒对股骨假体移除造成的前方骨丢失能起到一定的保护作用。然而，如果前方有明显的骨丢失，则可能需要带延长杆的翻修假体来实现充分固定。

> **重要提示**：如果使用股骨填充块，不能仅依靠假体髁间盒进行固定，要坚持使用较短的骨水泥或非骨水泥延长杆，以确保持久固定。

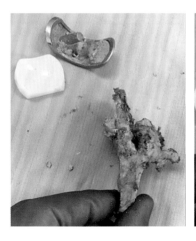 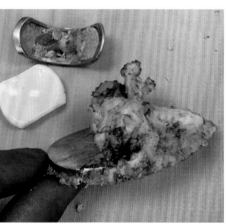

◀ 图 2-9　在胫骨托水平上截骨，以最小的骨损失取出内侧单髁假体

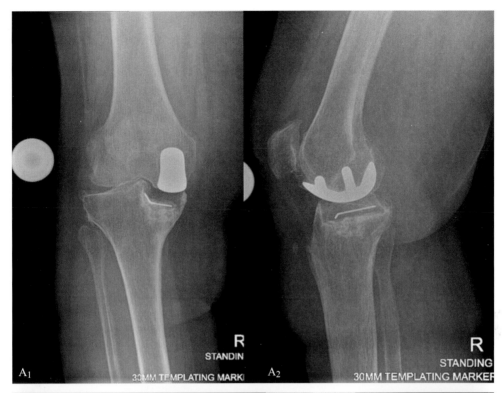

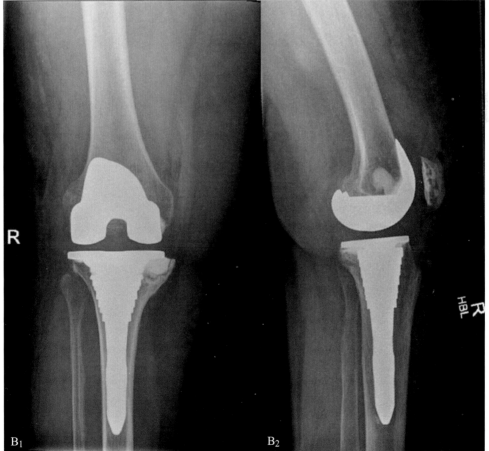

▲ 图 2-10　**A.** 79 岁女性，术前 **X** 线片显示右膝内侧单髁置换失败，胫骨近端骨丢失；**B.** 使用胫骨干骺端袖套及初次 **PS** 股骨假体翻修后 **3** 年 **X** 线片表现，结果满意

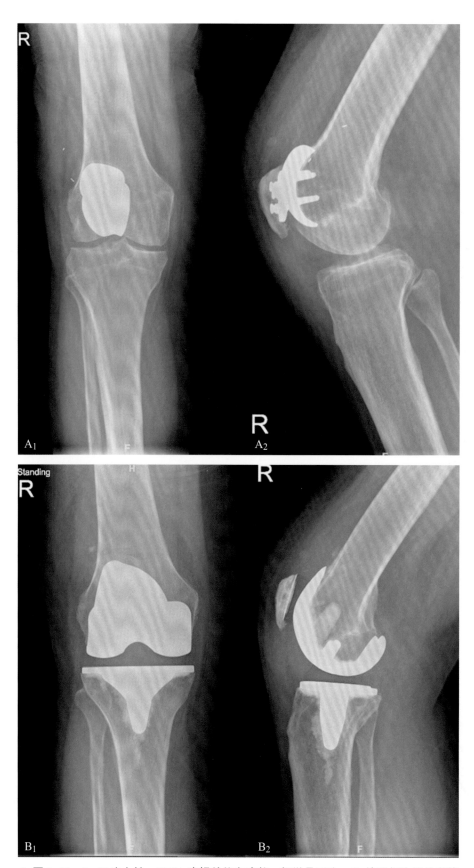

▲ 图 2-11　**A.** 68 岁女性，**PFJA** 磨损并伴有症状，轻微骨丢失；**B.** 使用初次假体翻修后的 **X** 线片表现

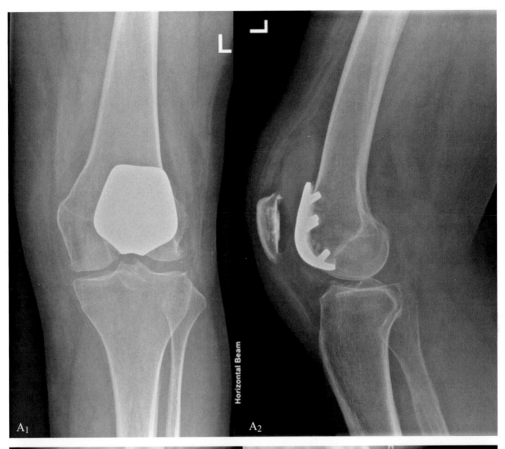

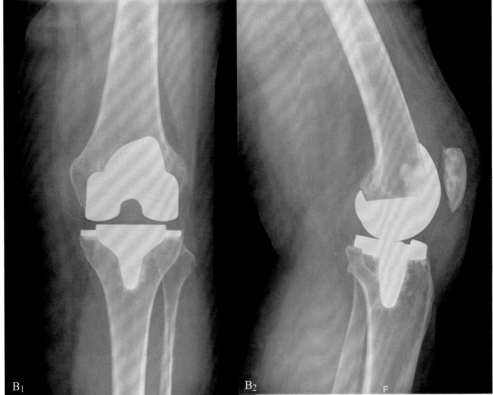

▲ 图 2–12　**A. 59** 岁女性，**PFJA** 术后伴有症状，翻修术前 **X** 线片表现；**B.** 使用初次 **PS** 假体翻修后 **2** 年的术后 **X** 线片表现

八、既往髌骨切除术

髌骨切除术在很大程度上是一项仅存在于历史中的手术，传统上是作为严重粉碎性髌骨骨折、复发性髌骨脱位或退行性髌股关节炎的挽救性手术[11-13]。髌骨切除术患者存在明显的功能限制，包括膝关节不稳定、疼痛、步态异常、上楼困难、终末伸膝丧失[14]。据报道，髌骨切除术的患者在全膝关节置换后的临床效果不佳[15]。

文献中报道了一些技术来改善髌骨切除术患者接受 TKA 术后的效果，并取得了较好的效果。其中包括自体骨移植重建，即将移植骨缝合到髌骨先前的解剖位置，并用滑膜囊进行稳定[16]；使用全髌骨 – 股四头肌腱同种异体移植物重建髌骨[17]；使用人工骨小梁金属髌骨假体[18, 19]。如果存在残余骨质，使用髌骨假体虽然可以实现一定的稳定性，但在使用软组织固定假体时，会出现早期松动和失败[20]。

我们最近描述了一种新型 Tubeplasty 技术，该技术由 Jeffrey Gollish 提出[21]，基于 Insall 对 PFJ 不稳定进行独立的近端力线重塑理论，取得了令人满意的结果。在全膝关节置换时，首先以常规入路显露膝关节，伸肌装置总是在中央变薄，趋向于半脱位，并与变薄的内侧组织向外滑移。确定伸肌装置的外侧缘，并延伸到外侧肌间隙，将股外侧肌从肌间隙上钝性分离。将股外侧肌与髂胫束分离，直达髌腱和髂胫束的间隙，以允许充分移动伸肌装置。Tubeplasty 通过将伸肌装置肌腱的外侧半部分折叠到股直肌的中央部下方，形成一个半管。这可以使伸肌装置肌腱增厚，将髌骨轨迹移至中央。将股内侧斜肌（vastus medialis obliquus，VMO）推

进，并带到重建伸肌装置的（管状）中心部分。Tubeplasty 弥补了伸肌装置中央部分变薄的缺陷，其优点是基于正常的天然组织进行重建，主要目的是在功能性运动范围内改善伸肌装置的轨迹。此外，该技术还有一额外优点，即改善伸肌装置的力学性能。这是因为管状结构会逐渐愈合形成一个加厚的结构，从而增加了股四头肌力臂（图 2-13）（见第 14 章）。

我们在这些患者中使用 PS 设计主要是出于机械原因而不是限制需要，因为这类设计更能耐受前向滑动，而前向滑动更可能因为股四头肌减弱而被进一步放大。这也在无须任何软组织重建的情况下增强了功能性[22]。

> **重要提示**：在前期进行过髌骨切除的患者中，要始终确保伸肌装置轨迹中央化并使用 PS 假体。

九、髌骨低位和高位

我们所做的任何有助于髌股关节的操作都会对胫股关节产生相应影响。目前，在出现髌骨低位时，我们还没有找到一种可靠的方法来改善这一情况。因为即使是截骨术也不能改变髌腱短缩的事实，并且将其向近端抬高可能会导致撞击。因此，如果患者有长期且适应良好的髌骨低位，同时具有良好的活动范围，那么术后很可能会继续保持相应的活动范围。如前所述，问题主要在于显露和植入假体方面。如果是由技术失误或近期手术造成的获得性髌骨低位，那么患者可能会对撞击感到不满，导致活动范围减少，关节线可能需要进行修正，但

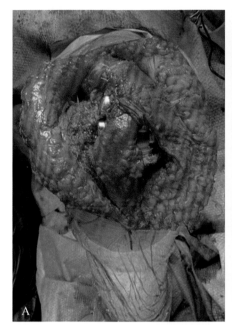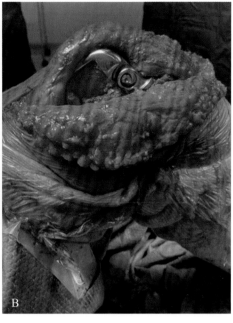

◀ 图 2-13　既往有髌骨切除术及伸肌装置脱位的复杂膝关节重建的临床照片，显示应用 Matar 提出的髌骨 Tubeplasty 术后膝关节的屈曲照片（见第 14 章）

必须与胫股关节的稳定性相平衡。

髌骨高位的问题较少，因为较长的髌腱更容易实现入路，而且髌腱轨迹通常位于中央，因此不需要行进一步的手术。更严重的问题可能是先天性 PFJ 不稳定，这通常与髌骨高位有关。请记住，在髌骨进入滑车沟之前，如果髌骨不在中心位置，则有很高的脱位或轨迹不良的风险。有时降低髌骨可能会增加一定的安全性。此外，如果决定改变关节线，那么在两侧（胫骨和股骨截骨）都要进行操作，以减少在软组织平衡基本框架下对胫股关节及侧副韧带造成的影响；调整最多不超过 3mm。

十、既往化脓性关节炎

这类病例极具挑战性，原因有二。首先，由于化脓性感染和随后的软骨溶解，关节僵硬是主要的问题，通常难以显露。建议早期采用胫骨结节截骨等操作延长切口。其次，由于缺乏负重，骨质通常较差，对假体的充分固定有影响。此外，建议术前进行微生物学组织培养，并使用含有抗生素的骨水泥。

> 重要提示：在既往化脓性关节炎的情况下，一定要有备选的挽救方案。

十一、初次铰链全膝关节置换

初次铰链全膝关节置换的适应证很多，包括 Charcot 关节、有明显膝外翻的老年患者和侧副韧带功能缺陷者。使用截骨矫正畸形后，伸肌总会出现紧张。请记住大多数铰链都有一个固定的后方旋转轴，类似一个蛤蜊壳。铰链能很好地解决膝关节不稳定的情况，但对伸肌有影响。使用蛤蜊壳机制对已经很紧张的伸肌施加过大的负荷将导致灾难性的疲劳失效，如髌骨骨折、脱位或肌腱失效（图 2-14）。因此，重要的是要确保不要过度填充 PFJ，了解植入物的厚度，并充分截骨。这是罕见的关节线

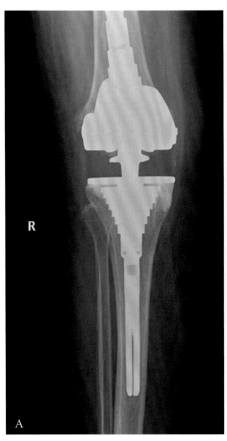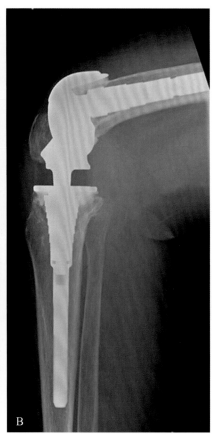

◀ 图 2-14　铰链 rTKA 失败的示例
关节重建时 PFJ 过度填充，关节线升高，以及术前伸肌装置较短且紧张，这些问题导致伸肌装置失效不可避免，但该并发症通常可以预防

"不再神圣不可侵犯"的情况之一，术中重力下屈曲及软组织张力原位试模测试是很好的指导方法。对于年老体弱且术前伸肌肌腱短缩紧张的膝关节外翻患者，铰链膝关节更为适合（见第 10 章）。

> 重要提示：用后固定旋转轴铰链植入物时不要过度填充 PFJ，会导致伸肌失效。

Charcot 关节并不会导致疼痛，通常是为了恢复一些站立或关节功能而进行相应手术。基本原则在糖尿病患者中才考虑使用，要使用铰链膝关节并对病例进行充分研究（图 2-15）。还有一类需要应用铰链膝关节的病例是年老体弱患者髁上骨折的挽救性治疗，可以使用股骨远端置换，以确保立即负重及康复，并减少医

学并发症（图 2-16）（见第 16 章）。最后，在罕见的骨骼发育不良的情况下，必须考虑定制型假体，因为不同的解剖结构和韧带缺陷会使得任何的软组织平衡都不足以达到良好的功能和耐久性（图 2-17）。

十二、患者专用器械

正如既往的初次全膝关节置换随机对照试验中的研究结果，患者专用器械（patient specific instrumentation，PSI）对结果没有实际影响[23]。然而在复杂初次全膝关节置换中，特别是存在金属内固定物而无法使用传统工具的情况下，PSI 确实发挥了作用，并且是非常有用的辅助工具。然而值得注意的是，目前美国食品药品管理局（Food and Drug

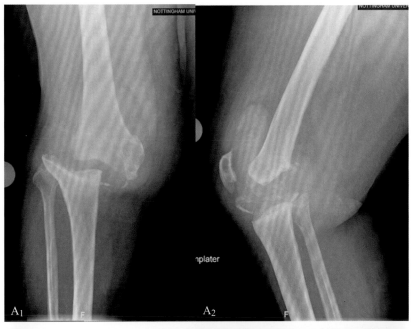

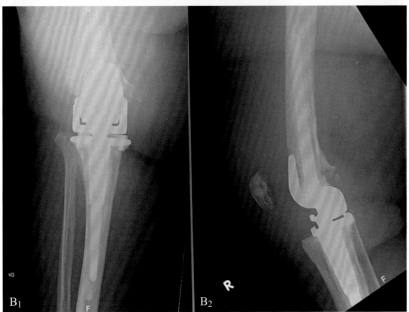

◀ 图 2-15　A. 49 岁 男 性，
Charcot 关 节 的 术 前 X 线 片
表现；B. 使用旋转铰链假体
重建的术后 X 线片表现（全
骨水泥假体）

Administration，FDA）对大多数 PSI 系统的许可是要求使用中立机械轴或仅进行有限的修正（机械轴 ±3°），但这还不足以矫正严重的关节外畸形。因此，如果患者存在关节成角畸形，PSI 在侧副韧带基本框架内是有帮助的。PSI 可以帮助将该畸形恢复到中立机械轴，但事实上，这样纠正为中立位力线对此类病例可能并不是最理想的[24]。这里的争论点是在重建长期畸形的膝关节时，是否能接受一些残留畸形，因为我们的目的是实现平衡的膝关节，而不必完全机械对线。每个病例都必须根据其自身的情况来处理。然而实践经验告诉我们，患有长久畸形的患者会适应选择残存畸形但平衡良好的关节，而并不是中立机械力线但不平衡的关节（图 2-18 和图 2-19）。

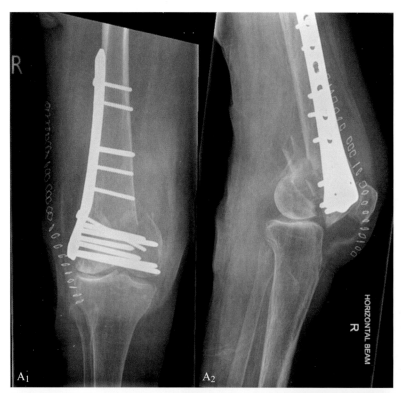

◀ 图 2-16　**A. 90** 岁老人，股骨髁上骨折尝试固定失败的示例；**B.** 使用 **DFR** 植入物进行挽救性复杂初次全膝关节置换术，术后立即进行负重和康复治疗

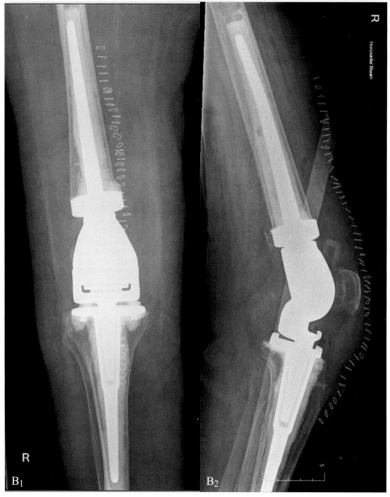

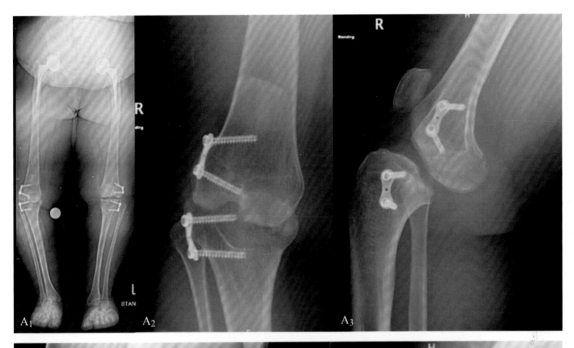

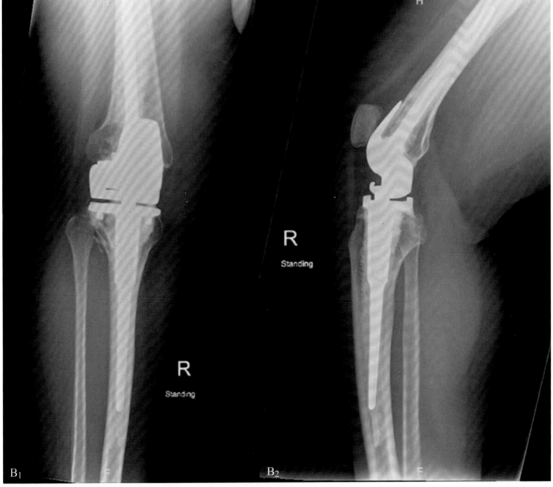

▲ 图 2-17　**A.** 24 岁女性，身材矮小，膝关节疼痛不稳，骨骼发育不良，图片为右膝关节全长力线、正侧位 **X** 线片表现；既往行双侧骨骺固定术；**B.** 膝关节重建术后 **4** 年的 **X** 线片显示使用定制铰链膝关节假体恢复关节功能，结果满意

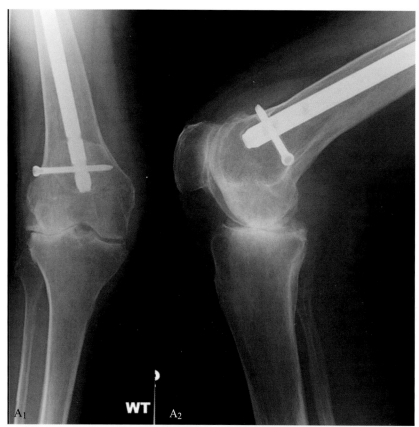

◀ 图 2-18　**A.** 68 岁男性，术前 X 线片显示晚期症状性 **OA**，既往有同侧股骨髓内钉治疗股骨骨折病史；**B.** 使用 **PSI** 截骨导板进行初次全膝关节置换术后 X 线片表现

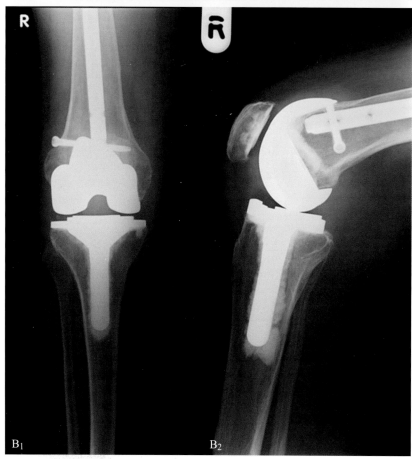

全膝关节翻修术：实用指南

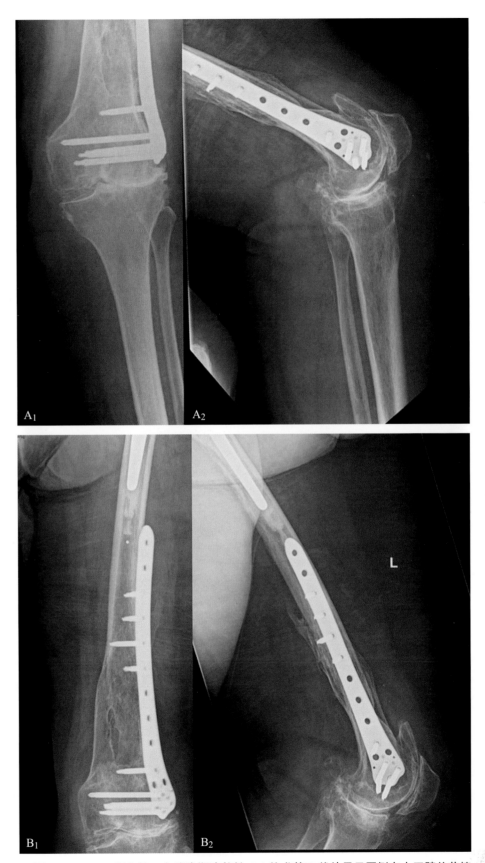

▲ 图 2-19　**A.** 88 岁女性，右膝晚期症状性 **OA** 的术前 **X** 线片显示同侧有人工髋关节植入物，既往股骨髁上骨折行钢板内固定手术；**B.** 股骨的术前 **X** 线片表现

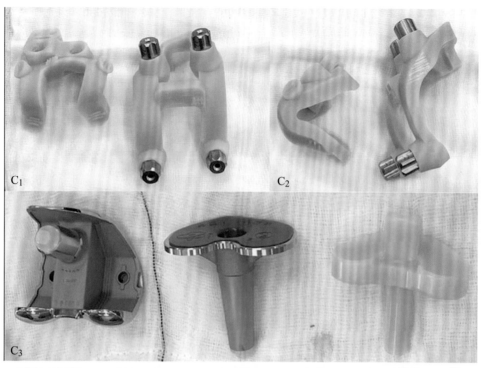

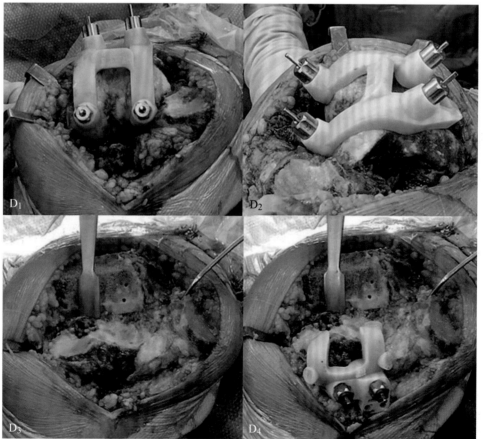

▲ 图 2-19（续） C. 所用基于 CT 数据的 PSI 截骨导板和植入物的术中图像；D. 手术图像展示了 PSI 定位导板（D$_1$ 和 D$_2$）在股骨和胫骨（D$_3$ 和 D$_4$）上的应用，在原位固定后，可以按照预先确定的尺寸使用截骨工具

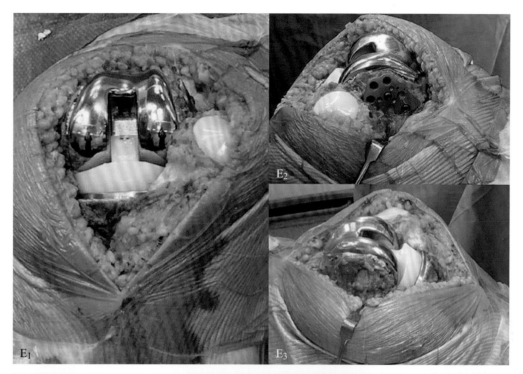

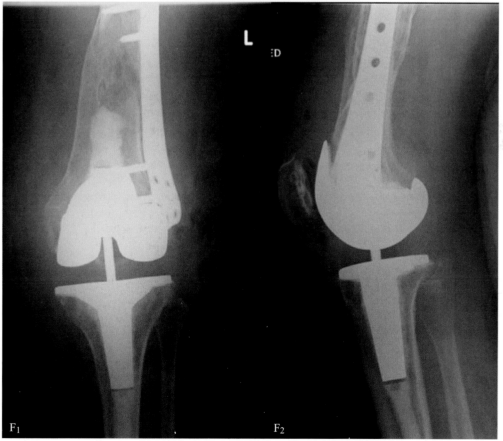

▲ 图 2-19（续）　E. 手术图像显示植入物安装完毕，外侧钢板保留，需取出 2 枚螺钉，钢板提供
了髓外保护，无须使用延长杆植入物；F. 使用 PSI 与初次 PS 股骨假体和带延长杆胫骨假体进行
复杂初次手术后的 X 线片显示钢板被保留，只取下 2 枚螺钉

参考文献

[1] Martin JR, et al. Complex primary total knee arthroplasty: long-term outcomes. J Bone Joint Surg Am. 2016;98(17):1459–70.

[2] Badawy M, Fenstad AM, Furnes O. Primary constrained and hinged total knee arthroplasty: 2- and 5-year revision risk compared with unconstrained total knee arthroplasty: a report on 401 cases from the Norwegian Arthroplasty Register 1994–2017. Acta Orthop. 2019;90 (5):467–72.

[3] Mancino F, et al. Satisfactory mid-term outcomes of condylar-constrained knee implants in primary total knee arthroplasty: clinical and radiological follow-up. J Orthop Traumatol. 2020;21(1):22.

[4] Watts CD, et al. Morbid obesity: increased risk of failure after aseptic revision TKA. Clin Orthop Relat Res. 2015;473(8):2621–7.

[5] D'Apuzzo MR, Novicoff WM, Browne JA. The John Insall Award: morbid obesity independently impacts complications, mortality, and resource use after TKA. Clin Orthop Relat Res. 2015;473(1):57–63.

[6] Kosashvili Y, et al. Distal femoral varus osteotomy for lateral osteoarthritis of the knee: a minimum ten-year follow-up. Int Orthop. 2010;34(2):249–54.

[7] Cerciello S, et al. Total knee arthroplasty after high tibial osteotomy. Orthopedics. 2014;37 (3):191–8.

[8] Closkey RF, Windsor RE. Alterations in the patella after a high tibial or distal femoral osteotomy. Clin Orthop Relat Res. 2001;389:51–6.

[9] Scuderi GR, Windsor RE, Insall JN. Observations on patellar height after proximal tibial osteotomy. J Bone Joint Surg Am. 1989;71(2):245–8.

[10] Neri T, Myat D, Parker D. The use of navigation in osteotomies around the knee. Clin Sports Med. 2019;38(3):451–69.

[11] Kelly MA, Brittis DA. Patellectomy. Orthop Clin North Am. 1992;23(4):657–63.

[12] Reiley RE, DeSouza LJ. Patellectomy. an alternate technique. Clin Orthop Relat Res. 1974; (103):170–7.

[13] Orso CA, Crisci V. Patellectomy in the treatment of knee arthrosis. Minerva Ortop. 1967;18 (9):578–82.

[14] Sutton FS Jr, et al. The effect of patellectomy on knee function. J Bone Joint Surg Am. 1976;58(4):537–40.

[15] Asadollahi S, et al. Total knee arthroplasty after patellectomy: a meta-analysis of case-control studies. Knee. 2017;24(2):191–6.

[16] Buechel FF. Patellar tendon bone grafting for patellectomized patients having total knee arthroplasty. Clin Orthop Relat Res. 1991;271:72–8.

[17] Busfield BT, Ries MD. Whole patellar allograft for total knee arthroplasty after previous patellectomy. Clin Orthop Relat Res. 2006;450:145–9.

[18] Kwong Y, Desai VV. The use of a tantalum-based Augmentation Patella in patients with a previous patellectomy. Knee. 2008;15(2):91–4.

[19] Nasser S, Poggie RA. Revision and salvage patellar arthroplasty using a porous tantalum implant. J Arthroplasty. 2004;19(5):562–72.

[20] Ries MD, et al. Porous tantalum patellar augmentation: the importance of residual bone stock. Clin Orthop Relat Res. 2006;452:166–70.

[21] Matar HE, Bawale R, Gollish JD. Extensor mechanism reconstruction "Tubeplasty" in total knee arthroplasty with previous patellectomy: surgical technique and clinical outcomes. J Orthop. 2020;21:14–8.

[22] Cameron HU, Hu C, Vyamont D. Posterior stabilized knee prosthesis for total knee replacement in patients with prior patellectomy. Can J Surg. 1996;39(6):469–73.

[23] Matar HE, et al. Overview of randomized controlled trials in total knee arthroplasty (47,675 Patients): what have we learnt? J Arthroplasty. 2020;35(6):1729-1736.e1.

[24] Sassoon A, et al. Systematic review of patient-specific instrumentation in total knee arthroplasty: new but not improved. Clin Orthop Relat Res. 2015;473(1):151–8.

第 3 章　全膝关节置换的疼痛评估
Assessment of Painful Total Knee Arthroplasty

张颜博　译

如果我有 1 小时来解决一个问题，我会花 55 分钟思考这个问题，然后花 5 分钟思考解决方案。

——Albert Einstein

一、概述

对于终末期退行性关节病，全膝关节置换术是一种可靠且具有成本效益的手术。虽然其拥有成功的疗效和较长的假体使用寿命，但仍有 10%～34% 的患者出现了长期疼痛的问题。在高质量研究中，大约 20% 的 TKA 患者报告了不利的疼痛结果[1]。不满意的原因是多方面的，如持续的膝关节疼痛、功能受限及未能达到术前的预期[2, 3]。随着世界范围内对 TKA 的需求不断增加，预计膝关节翻修门诊出现不满意病例的数量也将大幅增加[4, 5]。

除了假体周围感染（periprosthetic joint infection，PJI）之外，最常见的失效模式是无菌性松动、关节不稳定及对线不良。随着 21 世纪初改良聚乙烯的引入，当代膝关节中与聚乙烯相关的磨损已不那么普遍[6]。迄今为止，感染、松动及不稳定是大多数国家登记系统中最常见的失败模式，其中的一些问题则更加突出[6-8]。

对于确定翻修手术是否能够解决患者问题来说，拥有一套针对问题膝关节的系统性评价是至关重要的。每个执业者或每个医疗机构都有其各自对患者进行诊疗评价的体系。在这里，我们的目的是阐明膝关节翻修门诊就诊患者的一些具体评价指标，而非全面回顾文献中广泛涉及的调查研究或诊断标准[9-11]。

二、临床评估

详细的病史、临床检查和 X 线检查是大多数情况下确定和了解失败机制的基础。此时应制订处置计划并进行进一步的研究，以特定诊断问题入手明确或更改手术方案。我们必须要清楚手术的适应证，在许多术后不满意的病例中，术前 X 线片显示，OA 表现多比较轻微[12]。经验表明，与不太严重的患者相比，关节间隙完全塌陷的患者在 TKA 术后的效果评分方面改善更为显著[13]。同样，同侧髋关节 OA 或退行性脊柱病变也可能导致膝关节疼痛，并且这些问题常与术后不满意有关，特别是当上述问题未被作为知情同意向患者进行交代的情况时更为显著[14, 15]。

当患者术后出现持续疼痛、伤口愈合问题

时，通常是强烈提示感染。一方面，从第一次患者就诊开始，就应该基于临床表现而做出明确诊断，下一步的验证性血液检查或为辨别感染微生物而进行的关节穿刺均是为患者和外科医生提供书面证据，并帮助制定有针对性的抗生素治疗的辅助手段。另一方面，以前功能良好的膝关节假体在多年后出现新症状，则预示着近期的关节失效：通常为假体松动或血源性感染所致，而前者更常见。在通过病史、查体、血液检查及需要时的关节穿刺来评估问题关节时，应始终考虑是否存在 PJI。

> **重要提示**：如果患者患有严重的膝关节炎并接受了合理的 TKA，但从未感到手术效果满意，那么感染是最有可能的罪魁祸首。

一旦排除感染，就要考虑许多其他可能导致 TKA 疼痛的潜在原因。临床实践中常见的情况是假体松动、不稳定及牵涉痛。还有一些不太常见的关节外原因，如神经痛、软组织疼痛及撞击（如腘肌）也会引起麻烦。这些均作为排除诊断来考虑。

一般来说，如果负重时启动疼痛在行走几步后会有所缓解，该情况提示隐匿性松动。关节不稳定的疼痛是非特异性的，并且由于反复的滑膜刺激而经常产生积液。由于前部结构和组织的超负荷，通常会在关节前部感觉到疼痛，因为大多数情况下膝关节均是前后（anteroposterior，AP）向上出现不稳。膝关节处于半屈曲位置时疼痛最为明显；上下楼梯，从座位站起时都会疼痛，这时患者会失去信心，并会因为对关节失去信心而不再用患肢先行。

上述这些都是很好的临床指标以表明存在不稳定的问题。

膝前疼痛：这是文献中一个有争议的话题，特别在关于髌骨是否应进行表面置换的问题上很多人持对立观点[16-18]。然而抛开髌骨表面置换不谈，我们认为膝前疼痛通常是由髌股关节（patellofemoral joint，PFJ）和伸膝装置超负荷导致的。这与股骨旋转、对线不良及胫股关节不稳定有关，这些都可以表现为 PFJ 负荷过大。这可能就是进行二次髌骨表面置换却无法解决问题的原因，我们常将原因简化为未置换髌骨，而实际上患者膝关节不稳会导致股骨向前移动，从而对伸膝装置和 PFJ 施加过多负荷。以膝关节动态 X 线透视研究为例，一旦膝关节屈曲超过 70°，髌骨不再与股骨假体滑车形成关节面，而实际上是股四头肌肌腱在股骨滑车的位置上[19]。髌股疼痛中最重要的假体相关因素是滑车的设计，即需要足够深的滑槽来维持髌骨滑动轨迹，这将最大限度地减少髌骨相关的疼痛和并发症发生，无论是否进行髌骨表面置换[20]。

二次髌骨表面置换：仅适用于在髌骨轴位 X 线片显示关节软骨完全磨损的患者，软骨磨损通常位于外侧关节面，并且患者的其余关节功能良好，如在整个运动范围内尤其是在膝关节屈曲中段时可保持良好平衡。需要通过临床病史进一步明确，确认其在髌骨软骨磨损之前膝关节功能正常，而髌骨问题是随着时间的推移而发展起来的新问题。这可以通过询问患者 PFJ 的症状得出：通常在平坦路面上行走时没有症状，但在斜坡上行走时会出现问题（图 3-1 和图 3-2）。

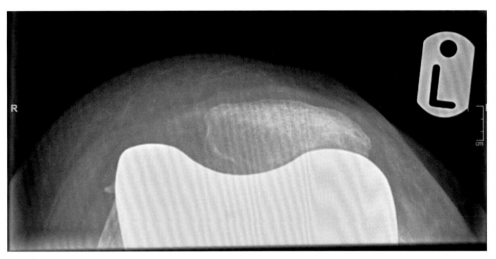

▲ 图 3-1　左膝髌骨轴位 X 线片显示外侧关节面关节软骨完全磨损，髌骨已出现症状，表现为膝前疼痛

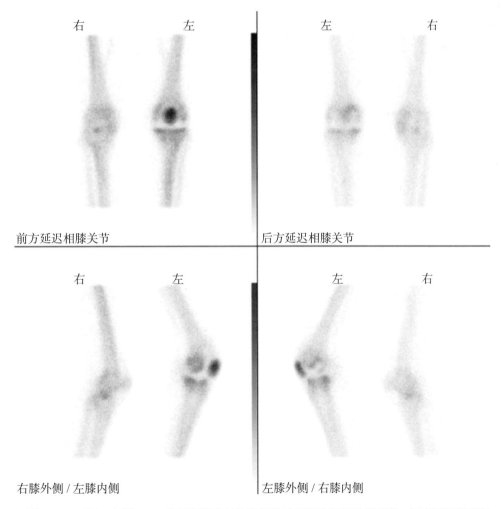

▲ 图 3-2　63 岁，左侧 TKA 术后疼痛患者的骨扫描显示假体周围显影正常，没有证据表明任何假体组件周围核素吸收增强。髌骨并没有接受置换，除核素浓聚表现外，其力线及平衡良好

> **重要提示**：疼痛 TKA 中的大多数为膝前疼痛，是由于 PFJ 超负荷，而不仅仅是髌骨疼痛。

TKA 中的积液：务必牢记，TKA 术后的一些积液和肿胀可能会持续 2 年才能消散，并且有时会持续不消退。此外，许多功能良好的 TKA 会有一定程度的少量积液，当伴有其他症状时才考虑积液是否有病理意义。除非有感染、明显的机械问题或灾难性的韧带失效，只有最勇敢的外科医生才会在术后 2 年内对膝关节进行翻修。同样，如果在评估 TKA 术后疼痛时没有关节积液，则关节外疼痛的可能性更大。

> **重要提示**：在大多数情况下，没有积液的疼痛 TKA 是令人放心的，提示疼痛是关节外的原因。

稳定性：大多数痛性 TKA 在完全伸直时是稳定的，因为在伸直时后关节囊对膝关节起稳定作用。同样在屈曲 90° 时，大多数拥有完整侧副韧带结构的痛性膝关节也是稳定的。单独的后方不稳定，即膝关节反屈非常罕见，这意味着后关节囊完全破坏，需要使用铰链假体。然而，大多数不稳定是屈曲中段不稳定，这是 TKA 术后不满意中最常见的不稳定类型。

屈曲中段不稳定是一个多因素的问题，部分原因在于手术技术，特别是在于如何处理屈曲和伸直间隙。从概念上讲，针对骨折（前后、侧方）及膝关节周围的畸形，骨科医生大多倾向于在两个平面上进行描述。对于膝内翻合并屈曲挛缩畸形，大多数外科医生倾向于过度松解韧带以纠正畸形，但实际上不存在两种独立畸形！它们是融合在一起的单一畸形，但这种双平面描述方式在我们进行外科医生培训的整个思维过程中根深蒂固。随后，我们开始考虑通过松解内侧结构和组织来纠正内翻，并且我们会采取其他措施来纠正固定屈曲挛缩。然而正如我们在前文概述的那样，这些问题都应该在后内侧解决，即去除胫骨近端的骨赘并进行后内侧关节囊松解。我们还常倾向于过度增加股骨远端截骨，通过增加伸直间隙以解决屈曲挛缩的问题。虽然这可能在伸直时对后关节囊的平衡起一定作用，但一旦将膝关节屈曲 20°～30°，后关节囊变得松弛，就会面临由于软组织结构过度松解而导致膝关节内侧不稳定，而这些被松解的结构通常会在屈曲中段时稳定膝关节。因此，如果在术前没有认清畸形的部位，就会做出错误的决定来修复关节，因此最终会遇到一个很难解决的问题。间隙平衡的方法将最大限度地减少上述的一些问题。

另外不稳定的影响因素是假体的设计，特别是一些降低前后方向上移动的设计。这可以通过增加股骨和胫骨之间的形合度加以控制。虽然当接近伸直时可以接受这种高形合度，但在膝关节屈曲时必须允许胫股相对旋转，而过多的屈曲位形合度会对固定界面造成压力，并危及假体寿命。

股骨端假体包括单半径和多半径两种设计理念，每种都有其优缺点。为了使单半径设计发挥作用，必须允许通过减少胫股组件的形合度来实现屈曲旋转。然而，这样做的负面影响是降低了假体在屈曲中段和步态周期中提供稳定的能力。另外，多半径设计在整个运动范围内都具有高形合度，从而提高了整个运动范围内的稳定性。然而，当从一个半径过渡到另一个半径时，股骨会出现矛盾性的前移[21]。我们作为外科医生遇到了"第 22 条军规"（catch-22），在优化假体设计以提供稳定性的同时也增加了限制性，这会通过将剪切力传递到假体 – 骨水泥 – 骨界面而影响使用寿命。单半径设计具有非形合的聚乙烯衬垫，因此具有固有的不稳定性，而多半径设计在屈曲 30° 或 45° 的半径处有"跳跃"情况，并可能导致屈曲中段不稳定。

痛性全膝关节置换翻修：上述临床评估也适用于痛性全膝关节置换翻修（revision total knee arthroplasty，rTKA），但多次翻修的病例因软组织瘢痕情况也存在不同之处。事实上，膝关节能承受的手术次数有限，而实施挽救性方案来解决问题的机会则更少。一般而言，rTKA 术后疼痛的原因与原发性疼痛大致相似，同时会有额外的延长杆远端的疼痛。

麻醉下体格检查：麻醉下体格检查（examination under anaesthetics，EUA）是评估痛性 TKA 很有价值的一种方式。当患者放松且没有焦虑时，可以从检查中获得更多有意义的指标。关节活动度终点得容易识别，同时还允许对关节穿刺，甚至在某些情况下考虑使用局部麻醉药进行诊断性注射。

力线不良：这里最大的问题是"不平衡的力线不良"，可能导致不稳定。在这种情况下，力线不良是一个广义的术语，其中包括股骨假体屈曲位放置、假体过大及悬挂（导致腘肌撞击综合征）、胫骨假体悬挂造成软组织激惹（外侧的髂胫束或内侧副韧带）、PFJ 过度填充、髌骨进入股骨髁间盒产生弹响、持续性应力性畸形，以及假体旋转力线不良（在严重的情况下可以看到脚尖指向错误的方向）。另外，有时我们可能会发现"平衡的力线不良"，这时往往会由于力线不良而导致过早假体失效，但不一定会导致膝关节疼痛。矢状位力线不良很容易从 X 线平片中识别出来，轴向力线不良需要一些横截面成像，如计算机断层扫描（computed tomography，CT）。

> 重要提示：我们在此提醒，在存在旋转对线不良的情况下不要进行髌骨对线矫正手术——从火车（髌骨）和轨道（滑车翼）的角度来考虑，问题从来都不出自火车，火车总是跟着轨道走。

计算机断层扫描：可用于识别轻微的松动、轴向旋转不良，并评估骨量丢失。然而所有植入物都会在其周围产生光晕，即使使用压金属伪影序列也会存在光晕，因此应谨慎解读 CT，因为其会夸大的骨量丢失或骨组织整合问题。

超声：可能对膝关节疼痛的关节外原因有诊断作用，特别是在痛性 rTKA 病例中，如髂胫束刺激、鹅足滑囊炎或疼痛。在一些病例中，超声引导下穿刺有着相应诊断或治疗的作用。

骨扫描：阴性的骨扫描结果会令外科医生和患者安心，而阳性结果却很难解释。因此，需要谨慎地对待阳性结果。在某些情况下，如考虑在（除髌股关节外）其他方面均功能良好的膝关节中进行二次髌骨置换，髌骨通常会显影增强，而膝关节的其余部分则显影正常（图 3–2）。然而，初次 TKA 术后骨扫描的变化可能会持续数年，因此术后 2 年内的骨扫描诊断价值很小。

管理患者的期望值及 MDT：不要仅在初始

评估时，而是要在整个术前检查期间（特别是患者来到三级中心希望解决问题的时候），都要管理患者的期望值。最后采用多学科团队的诊疗方案对膝关节翻修服务的有效及成功运行至关重要，在团队中可以讨论复杂的病例，寻求其他意见，并且微生物学家和整形外科医生等其他专家可以在计划阶段提供意见、规范医疗并改善患者预后。

综上所述，在评估大多数 TKA 术后疼痛患者时，全面的临床病史、查体和 X 线检查足够用来制订治疗方案。进一步检查仅用来再次确认，并为印象诊断提供书面证据。

参考文献

[1] Beswick AD, et al. What proportion of patients report long-term pain after total hip or knee replacement for osteoarthritis? A systematic review of prospective studies in unselected patients. BMJ Open. 2012;2(1):e000435.

[2] Becker R, et al. Expectation, satisfaction and clinical outcome of patients after total knee arthroplasty. Knee Surg Sports Traumatol Arthrosc. 2011;19(9):1433–41.

[3] Toms AD, et al. The management of patients with painful total knee replacement. J Bone Joint Surg Br. 2009;91(2):143–50.

[4] Singh JA, et al. Rates of total joint replacement in the United States: future projections to 2020–2040 using the national inpatient sample. J Rheumatol. 2019;46(9):1134–40.

[5] 17th Annual Report of the National Joint Registry for England, Wales, Northern Ireland, the Isle of Man and the States of Guernsey. [cited 2020 23rd Oct]. https://reports.njrcentre.org.uk/ Portals/0/PDFdownloads/NJR%2017th%20Annual%20 Report%202020.pdf.

[6] Lum ZC, Shieh AK, Dorr LD. Why total knees fail-A modern perspective review. World J Orthop. 2018;9(4):60–4.

[7] Le DH, et al. Current modes of failure in TKA: infection, instability, and stiffness predominate. Clin Orthop Relat Res. 2014;472(7):2197–200.

[8] Mathis DT, et al. Reasons for failure in primary total knee arthroplasty—an analysis of prospectively collected registry data. J Orthop. 2021;23:60–6.

[9] Kalson NS, et al. Investigation and management of prosthetic joint infection in knee replacement: a BASK surgical practice guideline. Knee. 2020;27(6):1857–65.

[10] Kalson NS, et al. Revision knee replacement surgery in the NHS: a BASK surgical practice guideline. Knee. 2021;29:353–64.

[11] Kalson NS, et al. Clinical prioritisation of revision knee surgical procedures: BASK working group consensus document. Knee. 2021;28:57–63.

[12] Gunaratne R, et al. Patient dissatisfaction following total knee arthroplasty: a systematic review of the literature. J Arthroplasty. 2017;32(12):3854–60.

[13] Liebensteiner M, et al. Patient satisfaction after total knee arthroplasty is better in patients with pre-operative complete joint space collapse. Int Orthop. 2019;43(8):1841–7.

[14] Dibra FF, et al. Don't forget the hip! Hip arthritis masquerading as knee pain. Arthroplast Today. 2018;4(1):118–24.

[15] Malahias MA, et al. Association of lumbar degenerative disease and revision rate following total knee arthroplasty. J Knee Surg. 2020.

[16] Longo UG, et al. Patellar resurfacing in total knee arthroplasty: systematic review and meta-analysis. J Arthroplasty. 2018;33(2):620–32.

[17] Abdel MP, Parratte S, Budhiparama NC. The patella in total knee arthroplasty: to resurface or not is the question. Curr Rev Musculoskelet Med. 2014;7(2):117–24.

[18] Matar HE, et al. Overview of randomized controlled trials in total knee arthroplasty (47,675 Patients): what have we learnt? J Arthroplasty. 2020;35(6):1729-1736.e1.

[19] Williams D, et al. The relationship between alignment, function and loading in total knee replacement: in-vivo analysis of a unique patient population. J Biomech. 2020;112:110042.

[20] Napier RJ, et al. A prospective evaluation of a largely cementless total knee arthroplasty cohort without patellar resurfacing: 10-year outcomes and survivorship. BMC Musculoskelet Disord. 2018;19(1):205.

[21] Clary CW, et al. The influence of total knee arthroplasty geometry on mid-flexion stability: an experimental and finite element study. J Biomech. 2013;46(7):1351–7.

第4章　全膝关节翻修术的适应证

Indications for Revision Total Knee Arthroplasty

张颜博　译

我们无法在制造问题的同一思维层次上解决这个问题。

——Albert Einstein

一、概述

在过去的 40 年里，在假体设计、材料、器械和手术技术方面，TKA 领域取得了相当大的创新。来自国家登记系统和大型病例系列研究的 TKA 长期生存率数据表明，对 TKA 的需求在不断增加，假体的使用寿命也足够持久。在对 TKA 全因生存率超过 15 年的研究进行回顾时，汇总了 47 项基于注册研究的预估生存率：299 291 例 TKA 在 25 年时生存率为 82.3%（95%CI 81.3～83.2）[1]。

在对 52 项研究的回顾中，包括注册库研究（333 727 例初次 TKA 和 12 907 例 rTKA）及队列研究（54 777 例初次 TKA 和 2145 例 rTKA），年翻修率为 0.49%（95%CI 0.41～0.58）[2]。在全球范围内，预计初次和翻修 TKA 的数量将在未来数十年对许多发达国家和经济体的未来医疗保健系统造成巨大负担[3-7]。

在美国，2005—2006 年间进行了 60 355 次 rTKA，最常见的手术指征是感染（25.2%）、假体松动（16.1%）和假体失败/断裂（9.7%）[8]。在 2009—2013 年的后续研究中，报道了 337 597 例 rTKA，感染再次成为最常见的翻修指征（20.4%），其次是机械松动（20.3%）[9]。过去几年在许多医疗机构中同样出现了类似的趋势，感染和无菌性松动是当代 TKA 失败的最常见原因[10-13]。总体而言，与假体本身相关的失败（如聚乙烯磨损）已大大减少。目前大多数中短期失败是由于感染、不稳定和力线不良[14-17]。

在本章中，我们将讨论一些当代的翻修指征，总结我们自己的实践经验以应对 rTKA 当前面临的挑战。假体周围感染将在专门的章节中讨论（见第 16 章）。

二、我们的系列研究

在 2003—2019 年的系列研究中，我们使用前瞻性的本地数据库及通过国家联合登记系统（UK-NJR）收集的全国数据，对 1254 例患者进行了 1298 次 rTKA。44 例患者进行了双侧翻修。945 例患者（75.4%）进行了 985 次无菌性翻修，309 例患者（24.6%）进行了 313 次感染性翻修。无菌性松动和感染是我们在三级中心进行翻修工作的主要指征（表 4-1）[18]。

表 4-1　在我们的系列中 rTKA 的指征

手术指征	rTKA 的数量（百分比）
无菌性松动	511（39.37%）
感染性松动（一期和二期翻修）	309（23.8%）
关节不稳	207（15.95%）
关节僵硬	59（4.55%）
单髁换全膝	50（3.85%）
假体周围骨折	37（2.85%）
力线不良	37（2.85%）
聚乙烯磨损	35（2.7%）
二次髌骨置换	31（2.39%）
假体组件分离	14（1.08%）
假体断裂	8（0.61%）
总计	1298

重要提示：如果在不了解问题的情况下进行膝关节翻修，最终 X 线检查的表现可能会有所不同，但结果没有改变！

三、聚乙烯磨损

从历史上看，由于聚乙烯分层失效和随后导致的松动是失败的主要机制（图 4-1 和图 4-2）。手术中常常在股骨后髁发现明显的骨溶解，而这在平片上很难看到。同样，这也是在初次 TKA 中难以实现骨水泥充分填充的区域。简单地说，当我们植入股骨假体时，假体在后髁上的滑动会切掉骨水泥层，并在该区域很难获得可靠的加压。在大多数翻修病例中，我们

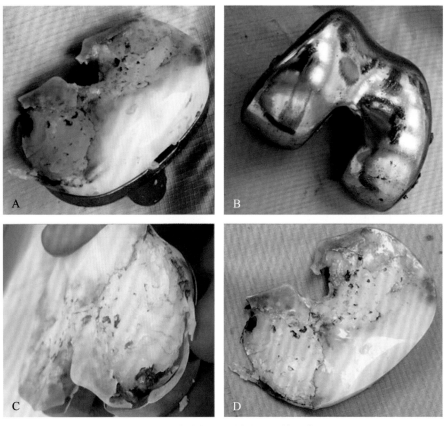

▲ 图 4-1　灾难性聚乙烯分层失效的病例

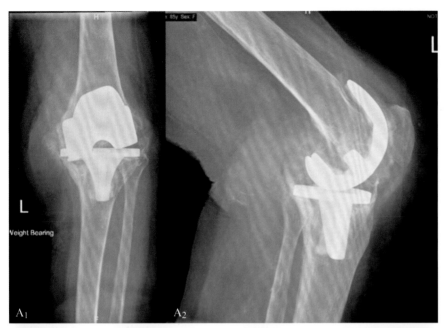

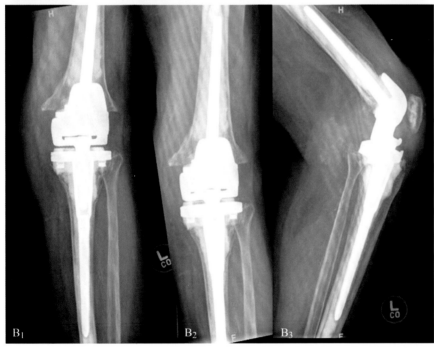

◀ 图 4-2　**A. 85 岁患者，**失效 **TKA** 左膝术前 **X** 线片表现，因灾难性聚乙烯失效而出现明显的骨量丢失和松动；**B.** 翻修后 **2** 年的术后 **X** 线片表现，由于关节显著不稳，并且假体设计（股骨组件）允许在不添加垫块的情况下恢复关节线，因此使用骨水泥旋转铰链假体。骨质减少的体弱患者选择骨水泥假体效果更好

往往会在后髁区域发现大量碎屑和厚厚的滑膜，并沿后关节囊向下延伸至胫骨形成一层肉芽组织；在翻修手术时清理后方空间是非常重要的。

骨溶解会侵袭股骨髁前方滑车翼下区域，使该区域产生松动，并且在没有生理负荷的情况下发生骨吸收。与后髁不同，当我们加压并叩击假体组件以获得良好的骨水泥微交锁后，

股骨远端不会轻易发生松动。

在聚乙烯分层损伤中，表面的薄层与深层产生分离。常见原因是在空气中进行伽马射线辐照灭菌垫片的过程中产生的自由基损伤导致聚乙烯氧化[19]。在具有里程碑意义的论文中，Anderson 骨科研究所（Anderson Orthopaedic Research Institute，AORI）的 Gerard Engh 博士

及其同事研究了胫骨基托表面光洁度及灭菌方法对聚乙烯垫片的影响。他们报道了1987—1998年进行初次全膝关节置换术的5～10年结果，共计纳入365例CR解剖型组配膝关节假体。在空气中进行伽马射线照射产生骨溶解可能性是氮气中伽马射线照射的4倍，使用钛基托产生骨溶解的可能性是钴铬基托的2.6倍。膝关节过伸（导致撞击）也增加了骨溶解的风险[20]。检索研究还表明，基托表面光洁度和锁定机制设计之间存在复杂的相互作用。带有牢固锁定机制的抛光基托产生的垫片背面损伤和聚乙烯磨损发生率最低[21]。聚乙烯制造、灭菌和包装工艺的改进也使得聚乙烯相关失效显著减少。

在初次全髋关节置换术中，高交联聚乙烯（highly crossed-linked polyethylene，HXLPE）的随机对照试验在5年、10年和15年的随访中显示比传统聚乙烯更具优势，其磨损率更低[22]。然而，在初次TKA中实际情况并非如此。来自Kaiser Permanente全关节置换登记系统的数据显示，在5年的随访中，钴铬胫骨托与HXLPE（$n=11\,048$）或与传统聚乙烯（$n=60\,841$）组合的翻修风险没有差异[23]。同样，传统聚乙烯（$n=513\,744$）与HXLPE（$n=36\,914$）的NJR数据显示，在最长12年的随访后，HXLPE没有总体生存获益。但HXLPE可能在特定的"更高需求"组发挥了一定的作用，如年龄<60岁和（或）BMI>35kg/m^{2}的患者[24]。目前也引入使用加入维生素E的HXLPE和抗氧聚乙烯垫片，目前早期数据表明这些材料具有一定的抗疲劳损伤性和抗氧化性[25]。然而，这些新的创新是否会对假体的长期生存率产生影响还有待观察。

从实际角度来看，我们过去经常看到的聚乙烯垫片氧化降解在逐渐消失，并且聚乙烯磨损不再是假体失败的主要原因。目前使用的传统聚乙烯垫片总体上具有较好的耐磨性和抗多向运动性。将来，使用加入抗氧化剂的交联聚乙烯的垫片可能会更好。从假体的角度来看，我们通常需要更好的锁定机制来降低固定式垫片的微动。这些都是确保TKA拥有更好寿命的重大进步。

四、固定和无菌性松动

骨水泥固定仍然是金标准并被广泛使用，但非骨水泥膝关节使用率正在增加，特别是在北美和澳大利亚更为显著。世界上一些中心在使用非骨水泥假体方面拥有丰富的经验，并有着良好的长期效果[26-28]。然而，包括英国、瑞典、澳大利亚和新西兰在内的国家登记数据都显示骨水泥TKA的生存率更高[29]。这与大量非骨水泥假体使用者发布的系列研究结果形成鲜明对比。然而值得注意的是，登记系统提供了不同厂家整体的非骨水泥膝关节数据，某些非骨水泥型膝关节比其他厂家的产品表现更好[30]。

骨水泥固定效果很好，但鉴于只在胫骨表面进行"水泥黏合"的原因，也存在一些早期固定失败的问题。为了尽量减少这个问题，骨水泥技术显得至关重要。早在2000年就已证实，将骨水泥在面团早期植入到假体的下表面可增加假体-骨水泥界面的固定强度。因此，我们应先在早期黏性较高时将骨水泥涂抹到假体组件上，之后再将其置入骨面[31]。工作期的骨水泥与盐水或血液等液体不相容，遇到液体会降低其黏合强度[32]。骨水泥中混有血液也会降低其机械强度[33]。假体 – 骨水泥界面的脂质浸润也可能导致早期失败[34]。我们作为外科医生，可以用技术减少这些问题的发生，确保一个洗净 / 干燥的骨床以去除脂肪和脂质，将骨水泥压入松质骨并渗入孔隙结构内，并且对龙骨也进行骨水泥固定，该方法已被证实可以进一步增加假体 – 骨水泥界面的结合强度[35]。

然而，假体 – 骨水泥界面仍然是薄弱环节。在一项对 149 例因胫骨假体无菌性松动行 rTKA 的研究（2005—2017 年）中显示出两种不同的失败模式，假体失败率在假体 – 骨水泥（94%）界面比骨水泥 – 骨界面（6%）更普遍；近 65% 的患者出现内翻塌陷，35% 的患者在没有成角畸形的情况下出现假体 – 骨水泥界面的失败[36]。

骨水泥黏度是一个在世界范围内进行大量讨论并在持续变化的领域。在英国和大多数欧洲国家，高黏度骨水泥是最常用的，而大多数北美外科医生使用低或中黏度骨水泥。我们通常使用含抗生素的高黏度骨水泥。尽管低黏度骨水泥可以更好地流入松质骨，但它往往会从假体流出。具有黏性的高黏度骨水泥会确保假体 – 骨水泥界面更牢靠地固定，它对保持界面干燥和清洁提供了良好的保护，而不会被碎屑或夹层组织干扰，并最终增加拔出强度。与在龙骨周围放置更厚的骨水泥覆盖层相比，线对线的骨水泥准备也增加了拔出强度[35, 37]。

膝关节在骨水泥凝固过程中活动不利于界面稳定。由于当代膝关节设计更具运动学特性，随着我们运动范围的增加，接触点在前后方向上会发生变化，因此没有一个接触点可以使骨水泥保持加压。如果在运动范围内移动膝关节使胫骨摆动，它会开始吸入脂质或血液，然后

这些脂质或血液会扩散到界面上，并可能削弱假体的拔出强度。

所有骨水泥固定最终都会失败，因为薄弱环节仍然是假体 – 骨水泥界面，我们可以通过加强假体下表面的黏合来改善这一点，以更好地将载荷传递到骨水泥 – 骨的界面。我们应该如何妥协呢？我们是希望假体能更持久，还是希望在翻修时可以轻松取出呢？我们是否希望有一个非常牢靠的生物型固定假体呢（寿命可以持续一生，但如果需要翻修则将难以取出）？

Hugh Cameron 是非骨水泥生物型固定的先驱，他于 1971 年开始研究多孔金属，并通过实验确定多孔金属的参数，最终促成了髋 AML 股骨柄的发展。在 ICLH 膝关节假体、不同版本改进的 Tricon 假体及 Profix（首次植入于 1995 年）等假体的推出过程中，我们遇到并克服了许多临床问题。这里学到的重点内容是股骨假体组件应该是一个开口楔形设计，并可允许一些错误，因为这一设计在加压时可被更牢地固定在骨面上。如果设计开口是平行的，则根本没有容错的余地。Profix 设计是平行的，与原版 Tricon 开口楔不同，后者不会轻易发生股骨松动。然而，更大的问题在于胫骨。因为胫骨平台是一个平坦的柔性平面，当受力加压时因泊松比的存在，轴向载荷必然会导致水平位移。我们可以使用平坦的平面组件，但这种设计不能允许有任何误差，使用加压螺钉可将基托紧紧地固定到骨面上。作为另一种选择，Profix 的模块化粗糙表面及深凹槽干骺端柄设计具有出色的效果，无论是否安放螺钉都没有出现胫骨松动。需要注意的是，如果在胫骨假体中使用螺钉，后外侧螺钉可能会穿出到上胫

腓关节中，应注意避免神经血管损伤。在针对 Profix 设计的系统综述中，共纳入了 8 项研究，987 例患者（1152 个膝关节），以全因的翻修作为终点，总体假体生存率为 5 年 98.6%，10 年 94.2%。平均 / 中位数术前 KSS 评分从基线水平时的 39.2/24.7 分提高到最后一次随访时的 91.4/92.1 分[38]。

同样，据报道 LCS RP 膝关节取得了令人满意的结果，15 年生存率为 98%[39]。在使用 LCS RP 进行的 500 例 TKA 中（均使用非骨水泥胫骨托），David Beverland 报道了以全因翻修作为终点，在平均随访 18.1 年（17～21.8 年）时，生存率为 97.4%。13 例膝关节需要翻修：3 例因感染而翻修、3 例因衬垫旋出而仅行衬垫翻修、3 例因胫骨托下沉而翻修、2 例行二次髌骨置换、1 例无菌性松动，以及 1 例因疑似无菌性松动而入组但最终显示固定良好[40]。

为什么我们会看到骨水泥固定占优的注册数据与大量非骨水泥使用者的数据之间存在这种差异？对此的答案是，非骨水泥膝关节没有容错的余地。非骨水泥固定作为一种外科技术，它的容错率较低，这使得对初级外科医生的教学和培训更具挑战性。不同厂家器械的改进使得非骨水泥技术操作变得容易，但仍然存在容错率低的情况，即使假体组件仅有轻微摆动，假体也无法稳定。

非骨水泥固定的应力遮挡情况怎么样？膝关节的问题并不像髋关节的问题那么严重。在膝关节方面，我们没有绕过任何受力结构，本质上还是初次的关节表面重建。因此，无论我们用生物界面 / 多孔涂层完成手术还是将薄薄的骨水泥层加压注入骨面都没有什么区别。事实上从理论上讲，由于后髁也会获得负载，因此生物固定会得到更好的结果[40]。

因此，如果采用良好的聚乙烯垫片及持久耐用的非骨水泥生物固定（未来可能会变得更加普遍），翻修的适应证将仅限于长期不稳定（主要是手术问题）、感染及磨损。如何取出假体的问题仍然存在，但我们应该担心吗？我们仍然可以把假体取出来，而且我们做得越多，我们就会做得越好。在这里，将翻修工作集中于三级翻修中心是更加有利的。同样，问题是我们是否希望在大多数功能良好且永远不需要翻修的患者中植入固定良好的假体［前提是关节平衡良好（这是主刀医生的主要职责）］，还是希望在翻修手术中假体更容易取出，但可能没有那么长的使用寿命。一些非骨水泥膝关节（1%～2%）将不得不因感染进行翻修，而另外一些则需要针对其他出现的情况进行翻修（创伤、力线不良等）。这是外科医生必须做出的选择，因为根据目前的预测，未来膝关节翻修的负担可能会大幅增加。

相关病例见图 4-3 至图 4-6。

五、不稳定

早期不稳定通常与手术技术有关。在这里我们需要弄清它是由力线不良引起还是与软组织失败有关。后期的不稳定可能是由 TKA 严重松动导致，但这并不意味着一定有软组织或韧带失效。

> **重要提示：**后部不稳定（反屈）很少见，实际上，后关节囊失效或 MCL 失效一定需要铰链假体来纠正。

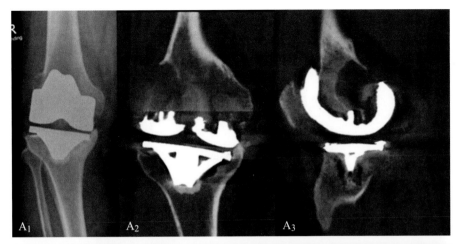
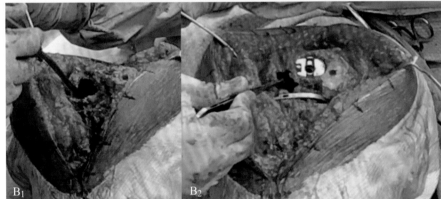
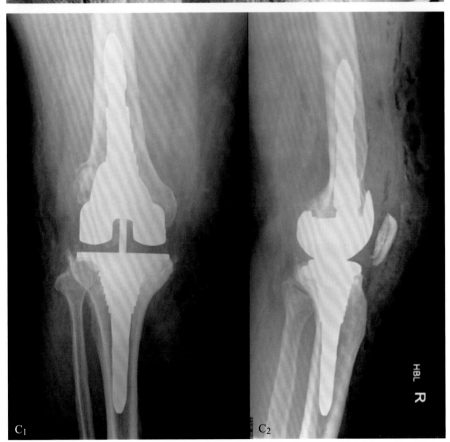

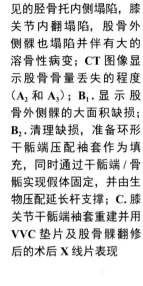

◀ 图 4-3 **A.** 松动失败的 **TKA** 患者，展示了常见的胫骨托内侧塌陷，膝关节内翻塌陷，股骨外侧髁也塌陷并伴有大的溶骨性病变；**CT** 图像显示股骨骨量丢失的程度（A_2 和 A_3）；**B₁.** 显示股骨外侧髁的大面积缺损；**B₂.** 清理缺损，准备环形干骺端压配袖套作为填充，同时通过干骺端 / 骨骺实现假体固定，并由生物压配延长杆支撑；**C.** 膝关节干骺端袖套重建并用 **VVC** 垫片及股骨髁翻修后的术后 **X** 线片表现

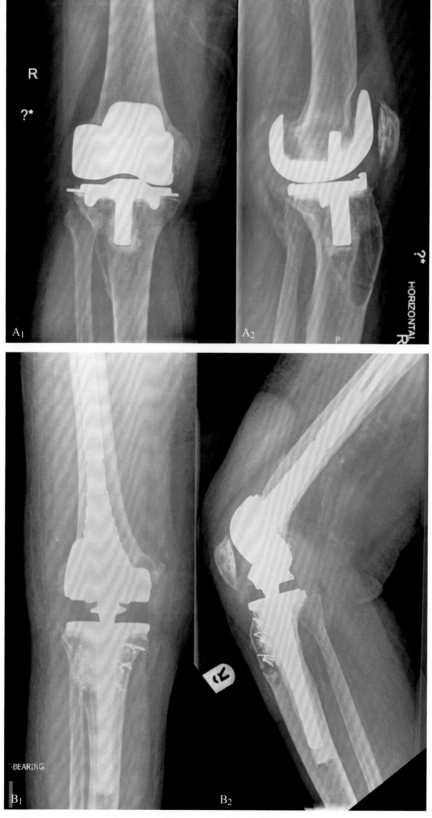

▲ 图 4-4　**A.** 73 岁男性，右侧 **TKA** 失效的翻修术前 **X** 线片表现，胫骨近端有继发于聚乙烯磨损的明显骨溶解，患者出现疼痛及不稳定症状；**B.** 采用混合固定技术重建术后 **1** 年的 **X** 线片表现，使用骨水泥胫骨假体和非骨水泥股骨袖套

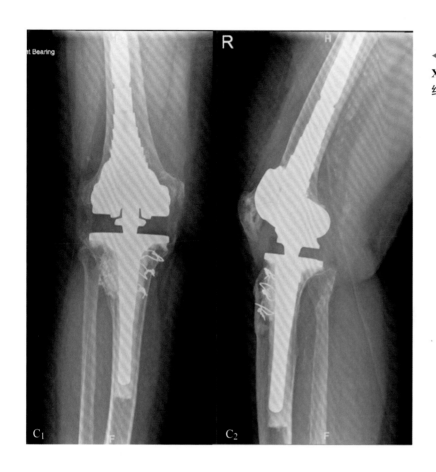

◀ 图 4-4（续） C. 术后 7 年随访的
X 线片表现，假体固定良好，临床
结果令人满意

相关病例见图 4-7 至图 4-9。

屈曲中段位不稳定：EUA 有助于评估轻微的不稳定，尤其是在中度屈曲位时更是如此。我们必须找出不稳定的原因，以便能够纠正并进行修复，而不是直接增加关节限制性。胫骨截骨高度会影响屈曲间隙和伸直间隙，因此不必在问题较少的情况下翻修胫骨假体。如果胫骨固定良好、对线良好、与新的股骨组件兼容并可以安装翻修的垫片，则可以选择保留假体。然而我们更倾向将其取出，因为这样可以更容易地显露和清理后方空间。

我们可以在股骨侧能纠正中度屈曲位不稳定。在这里，我们需要用回到间隙平衡的方法。首先显露膝关节，取出假体组件，清除所有肉芽组织，特别是膝关节后方的肉芽组织，刮除后关节囊中的所有瘢痕和增厚组织，并通过过度屈膝以显露股骨后髁。这允许后方血管回落。之后会注意到增厚的肉芽肿软组织向后髁及周围侵入。这些软组织黏在后髁上，使用电刀将瘢痕组织前面剥离以显露两个后髁（图 4-10）。这会在瘢痕组织和宿主骨之间形成一个分离层面，后方才是后关节囊。一旦确定了这个层面，就可以使用刮匙进一步进行显露，将增厚的组织从后髁清理到后关节囊，顺序是从近端到远端，直至胫骨近端关节囊止点。很多时候，这种肉芽组织也会侵入胫骨和胫骨假体组件之间的界面。在胫骨近端水平附近，可以切除已经剥离下来的组织。不处理后方空间对伸直间隙有显著影响。由于内侧髌旁入路可以更早显露内侧区域，因此从该处开始处理更容易，但最终必须彻底清理整个后方空间。如果开始看到干净的脂肪，应该担心可能已经破坏了靠近神经血管结构的后关节囊。

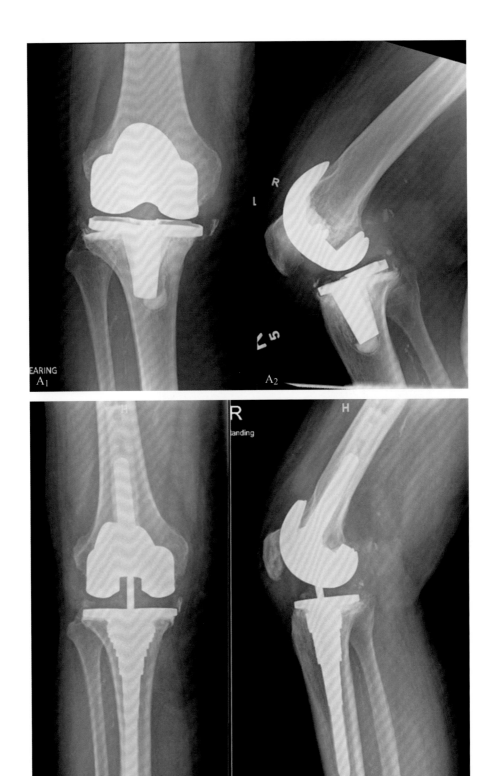

▲ 图 4-5 **A.** **73** 岁男性，右膝无菌性松动失败的术前 **X** 线片表现，使用的骨水泥 **CR** 假体因循环负荷下的疲劳失效导致胫骨托断裂；**B.** 术后 **2** 年随访的 **X** 线片表现，使用带有非骨水泥干骺端胫骨袖套和骨水泥股骨短柄（混合固定技术）的髁限制性翻修假体（内翻 – 外翻 – 限制）

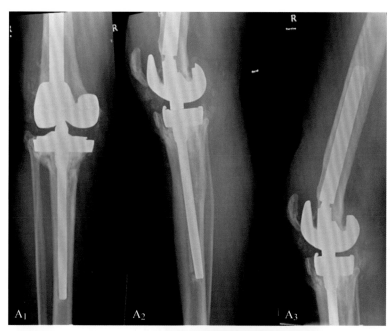

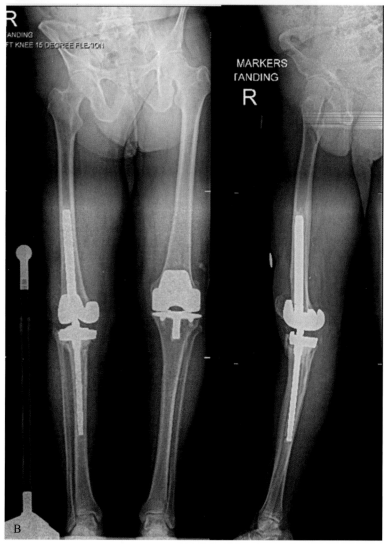

◀ 图 4-6　**A.** 右侧翻修 **TKA**（**Kinemax, Stryker**）失效的术前 **X** 线片表现，伴有松动和胫骨近端塌陷，以及股骨远端和胫骨近端的显著的骨量丢失，在股骨柄和股骨髁组件之间的组配连接处也存在髓内植入物断裂；**B.** 双侧膝关节失效的机械力线视图（右侧翻修，左侧初次），请注意骨盆倾斜，右侧肢体明显短缩，关节线处于不同水平

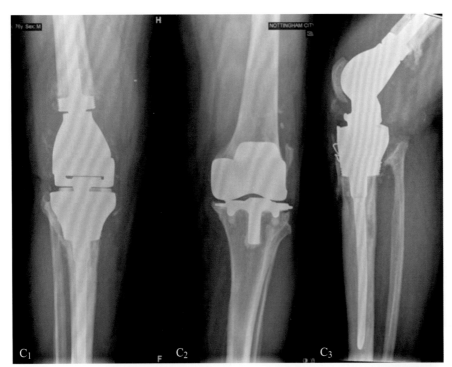

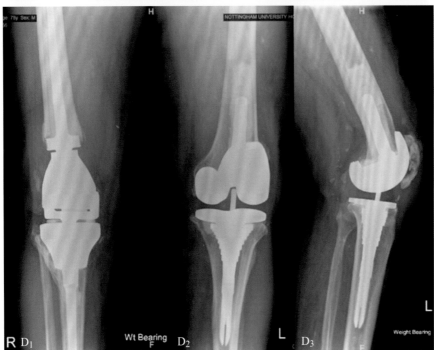

◀ 图 4-6（续） C. 右侧翻修 TKA 的术后 X 线片表现，使用旋转铰链假体并进行了股骨远端及胫骨近端置换；D. 左侧翻修 TKA 术后 3 年随访，采用带袖套胫骨假体和骨水泥股骨短柄假体混合固定的髁限制性翻修假体

重要提示：在清除瘢痕和肉芽 / 增厚组织的后方空间时，我们不喜欢使用咬骨钳，而是需要从保持完整的后关节囊中分离瘢痕组织。

下一步是根据股骨大小和位置重新建立股骨的 AP 尺寸；大多数膝关节系统在利用偏心距和垫块方面具有多样性，可以通过稳定的胫骨平台重建后髁偏心距来确保屈曲间隙的充分平衡。在大多数情况下，必须通过在股骨远端

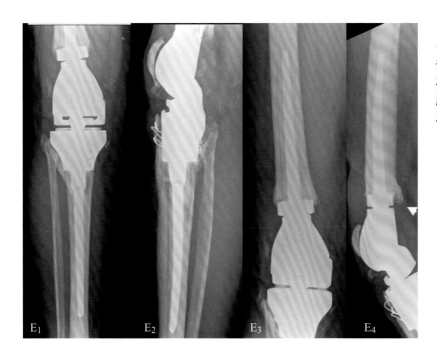

▲ 图 4-6（续）　E. 在 5 年随访时功能结果良好，羟基磷灰石（hydroxyapatite，HA）涂层颈领出现长入，这也提供了二次固定点

使用垫块来降低关节线。下一步我们再来评估伸直间隙。

我们的理念是，当假体组件取出并完成软组织清理后，需要虚拟一条关节线，然后以该关节线为基准安放假体。如果我们知道需要使用远端垫块，那么首先准备这些垫块以恢复关节线。我们不能准确知道在初次置换时的截骨量，或者有多少骨量因清创和拔除假体而丢失，或者可能有多少重塑。在缺乏可靠、可重复且易于操作的手术技术的情况下，我们使用即使在补救病例中位置也相当稳定的半月板瘢痕来指导恢复关节线。一个常见的错误是截骨至正常骨的边缘，仅是根据系统中提供的垫块厚度将关节线建立于截骨线远端 5～10mm 处。我们的方法是相反的，应找到计划的关节线然后进行重建（详见其他章节）。在侧副韧带完整的情况下，这种方法类似于初次间隙平衡的方法。

六、僵硬

这里的挑战是理解关节僵硬的原因。原发性僵硬（真正的关节纤维化）很少见，术前很难诊断，除非在连续的 X 线片上看到了逐渐缩短的髌腱。然而，更常见的是由假体旋转不良、位置或尺寸错误造成的，我们会看到不平衡的僵硬膝关节或"不稳定的僵硬膝关节"。不稳定通常会引起软组织激惹、滑膜炎及随后的炎症反应，并伴有反复渗出、进行性纤维化和僵硬。任何可能导致关节积血的事件都是有风险的。僵硬膝关节翻修的主要挑战之一是显露。对于严重僵硬膝关节，应考虑早期进行胫骨嵴截骨术，以获得安全的显露；与此同时经常需要进行大量松解，并且可能需要铰链假体。在所有情况下，都需要进行广泛的滑膜切除术，内侧和外侧沟很容易清理，不要忘记切除髌腱后面的瘢痕，这些瘢痕容易限制胫骨近端的活动；将其全部清理掉很重要，这样就可以安全地侧向滑动髌骨，但如果膝关节真的很僵硬，请考虑截骨。

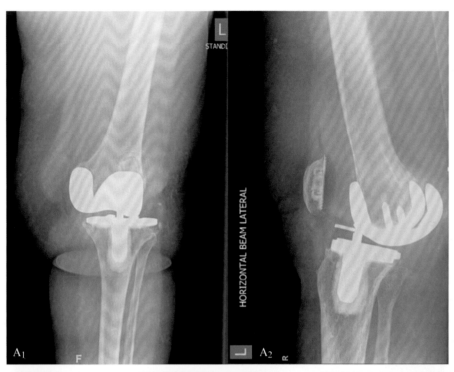

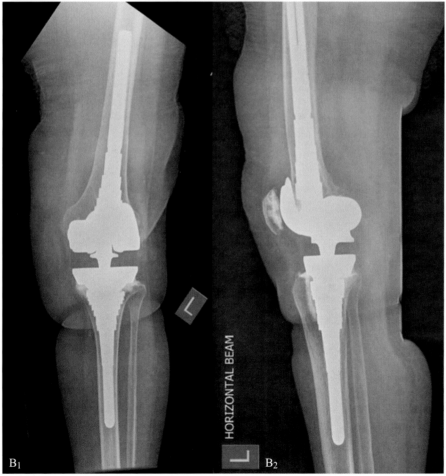

▲ 图 4-7　**A.** 76 岁女性，左膝关节不稳定伴后关节囊失效的术前 **X** 线片表现；**B.** 使用带干骺端袖套的铰链假体翻修后术后 **8.5** 年随访时的 **X** 线片表现

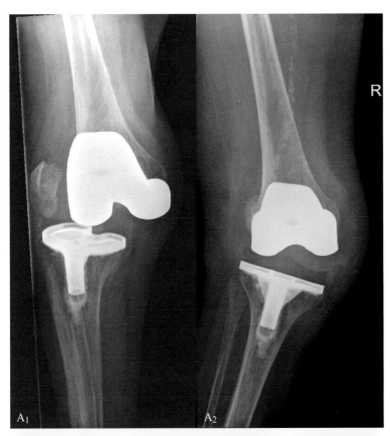

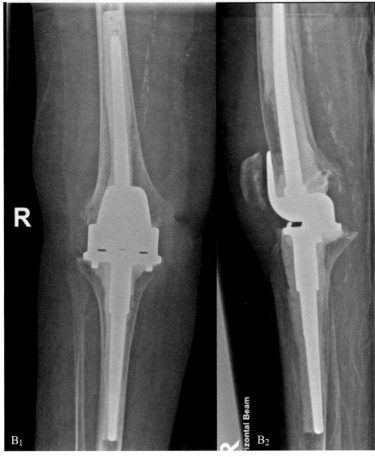

◀ 图 4-8　**A. 82 岁女性，右膝关节不稳定伴 MCL 失效的术前 X 线片表现；B. 使用骨水泥固定铰链假体翻修后术后 3 年随访时的 X 线片表现**

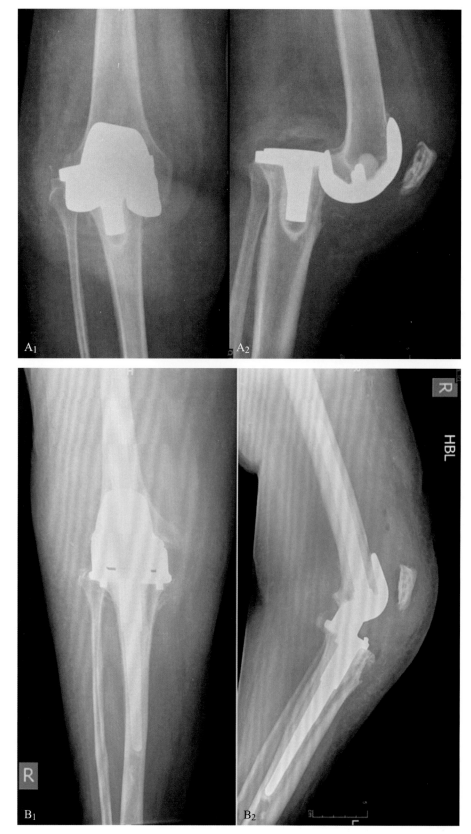

▲ 图 4-9　**A.** 48 岁高 **BMI** 的女性，外伤跌倒后 **CR-TKA** 脱位的急诊 **X** 线片表现；
B. 采用固定铰链设计的翻修手术后的 **X** 线片表现。在这种情况下，假体的选择取决于
她的髓腔直径和可供使用的膝关节系统

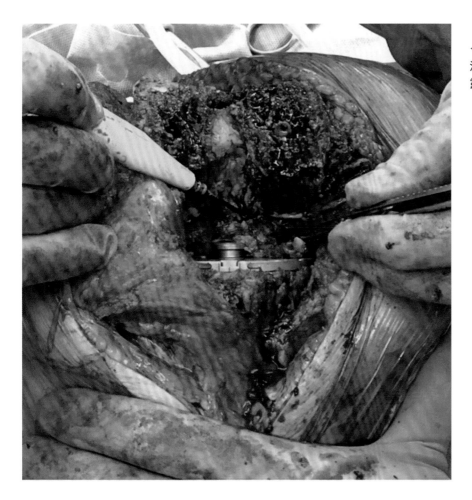

◀ 图 4–10　从后髁剥离、清除瘢痕和肉芽组织以显露后部空间的技术

重要提示：除非能找到可以在翻修时纠正的僵硬原因，否则 rTKA 的结果和预后是非常不确定的。

总之，表现不佳的 TKA 存在多种翻修适应证。在开始翻修手术之前，了解膝关节表现不佳的原因并能够解决问题是必不可少的先决条件。

参考文献

[1] Evans JT, et al. How long does a knee replacement last? A systematic review and meta-analysis of case series and national registry reports with more than 15 years of follow-up. Lancet. 2019;393(10172):655–63.

[2] Chawla H, et al. Annual revision rates of partial versus total knee arthroplasty: A comparative meta-analysis. Knee. 2017;24(2):179–90.

[3] Klug A et al. The projected volume of primary and revision total knee arthroplasty will place an immense burden on future health care systems over the next 30 years. Knee Surg Sports Traumatol Arthrosc. 2020:1–12.

[4] Inacio MCS, et al. Increase in total joint arthroplasty projected from 2014 to 2046 in Australia: a conservative local model with international implications. Clin Orthop Relat Res. 2017;475(8):2130–7.

[5] Inacio MCS, et al. Projected increase in total knee arthroplasty in the United States - an alternative projection model. Osteoarthritis Cartilage. 2017;25(11):1797–803.

[6] Kalson NS, et al. Provision of revision knee surgery and calculation of the effect of a network service reconfiguration: an analysis from the national joint registry for England, Wales, Northern Ireland and the Isle of Man. Knee. 2020;27(5):1593–600.

[7] Patel A et al. The epidemiology of revision total knee and hip arthroplasty in England and Wales: a comparative analysis with projections for the United States. A study using the National Joint Registry dataset. Bone Joint J. 2015; 97-b(8):1076–81.

[8] Bozic KJ, et al. The epidemiology of revision total knee arthroplasty in the United States. Clin Orthop Relat Res. 2010;468(1):45–51.

[9] Delanois RE, et al. Current epidemiology of revision total knee arthroplasty in the United States. J Arthroplasty. 2017;32(9):2663–8.

[10] Koh CK, et al. Periprosthetic joint infection is the main cause of failure for modern knee arthroplasty: an analysis of 11,134 Knees. Clin Orthop Relat Res. 2017;475(9):2194–201.

[11] Abdel et al. Contemporary failure aetiologies of the primary, posterior-stabilised total knee arthroplasty. Bone Joint J. 2017; 99-b(5):647–52.

[12] Labek G, et al. Revision rates after total joint replacement: cumulative results from worldwide joint register datasets. J Bone Joint Surg Br. 2011;93(3):293–7.

[13] Sharkey PF, et al. Why are total knee arthroplasties failing today–has anything changed after 10 years? J Arthroplasty. 2014;29(9):1774–8.

[14] Pietrzak J, et al. Have the frequency of and reasons for revision total knee arthroplasty changed since 2000? Comparison of two cohorts from the same hospital: 255 cases (2013– 2016) and 68 cases (1991–1998). Orthop Traumatol Surg Res. 2019;105(4):639–45.

[15] Sadoghi P, et al. Revision surgery after total joint arthroplasty: a complication-based analysis using worldwide arthroplasty registers. J Arthroplasty. 2013;28(8):1329–32.

[16] Le DH, et al. Current modes of failure in TKA: infection, instability, and stiffness predominate. Clin Orthop Relat Res. 2014;472(7):2197–200.

[17] Thiele K, et al. Current failure mechanisms after knee arthroplasty have changed: polyethylene wear is less common in revision surgery. J Bone Joint Surg Am. 2015;97 (9):715–20.

[18] Matar HE et al. Septic Revision Total Knee Arthroplasty Is Associated With Significantly Higher Mortality Than Aseptic Revisions: Long-Term Single-Center Study (1254 Patients). J Arthroplasty. 2021.

[19] Bell CJ, et al. Effect of oxidation on delamination of ultrahigh-molecular-weight polyethylene tibial components. J Arthroplasty. 1998;13(3):280–90.

[20] Collier MB et al. Osteolysis after total knee arthroplasty: influence of tibial baseplate surface finish and sterilization of polyethylene insert. Findings at five to ten years postoperatively. J Bone Joint Surg Am. 2005; 87(12):2702–8.

[21] Sisko ZW, et al. Current total knee designs: does baseplate roughness or locking mechanism design affect polyethylene backside wear? Clin Orthop Relat Res. 2017;475(12):2970–80.

[22] Matar HE et al. Overview of Randomized Controlled Trials in Primary Total Hip Arthroplasty (34,020 Patients): What Have We Learnt? J Am Acad Orthop Surg Glob Res Rev. 2020; 4(8): e2000120.

[23] Paxton EW, et al. Is there a difference in total knee arthroplasty risk of revision in highly crosslinked versus conventional polyethylene? Clin Orthop Relat Res. 2015;473(3):999– 1008.

[24] Partridge TCJ, et al. Conventional versus highly cross-linked polyethylene in primary total knee replacement: a comparison of revision rates using data from the national joint registry for England, Wales, and Northern Ireland. J Bone Joint Surg Am. 2020;102(2):119–27.

[25] Spece H, et al. Reasons for revision, oxidation, and damage mechanisms of retrieved vitamin E-stabilized highly crosslinked polyethylene in total knee arthroplasty. J Arthroplasty. 2019;34(12):3088–93.

[26] Drexler M et al. Cementless fixation in total knee arthroplasty: down the boulevard of broken dreams - opposes. J Bone Joint Surg Br. 2012; 94(11 Suppl A):85–9.

[27] Napier RJ, et al. A prospective evaluation of a largely cementless total knee arthroplasty cohort without patellar resurfacing: 10-year outcomes and survivorship. BMC Musculoskelet Disord. 2018;19(1):205.

[28] Mont MA, et al. Long-term implant survivorship of cementless total knee arthroplasty: a systematic review of the literature and meta-analysis. J Knee Surg. 2014;27(5):369–76.

[29] Porter M. The registries: what do they tell us about knee arthroplasty? A narrative review of six national arthroplasty registers. Orthopaedics and Trauma. 2021;35(1):30–8.

[30] National Joint Registry National joint Registry for England, Wales, and Northern Ireland; 17th annual report. 2020. 18/01/2021]. Available from https://reports.njrcentre.org.uk/Portals/ 0/PDFdownloads/NJR%2017th%20Annual%20Report%202020.pdf.

[31] Shepard MF, Kabo JM, Lieberman JR. The Frank Stinchfield Award. Influence of cement technique on the interface strength of femoral components. Clin Orthop Relat Res. 2000 (381):26–35.

[32] Rudol G, et al. The effect of surface finish and interstitial fluid on the cement-in-cement interface in revision surgery of the hip. J Bone Joint Surg Br. 2011;93(2):188–93.

[33] Tan JH, et al. Compression and flexural strength of bone cement mixed with blood. J Orthop Surg (Hong Kong). 2016;24(2):240–4.

[34] Mason JB. Lipid infiltration. In AAOS Annual Meeting 2018.

[35] Billi F et al. Techniques for improving the initial strength of the tibial tray-cement interface bond. Bone Joint J. 2019; 101-b(1_Supple_A):53–8.

[36] Martin JR et al. Where Is the "Weak Link" of Fixation in Contemporary Cemented Total Knee Replacements? J Arthroplasty. 2021.

[37] Refsum AM, et al. Cementing technique for primary knee

arthroplasty: a scoping review. Acta Orthop. 2019;90(6):582–9.

[38] Viganò R, et al. A systematic literature review of the Profix in primary total knee arthroplasty. Acta Orthop Belg. 2012;78(1):55–60.

[39] Hopley CD, Crossett LS, Chen AF. Long-term clinical outcomes and survivorship after total knee arthroplasty using a rotating platform knee prosthesis: a meta-analysis. J Arthroplasty. 2013; 28(1):68–77.e1–3.

[40] McMahon SE, et al. Seventeen to twenty years of follow-up of the low contact stress rotating-platform total knee arthroplasty with a cementless tibia in all cases. J Arthroplasty. 2019;34(3):508–12.

第 5 章　手术显露的挑战
Challenges of Surgical Exposure

孙天闻　译

如果你只在遇到麻烦时祈祷……你就真有麻烦了！

——佚名

一、概述

获得足够的显露是全膝关节翻修术的第一步，也是最重要的一步。这意味着我们应该能够完全看到膝关节，并且在丢失最小骨量的情况下安全地移除关节组件。应同时保护皮肤、韧带、神经血管结构和伸肌机制，以使我们能够获得关节平衡，并使用稳定且耐用的结构重建关节。在本章，我们将通过实际病例展示我们在膝关节翻修中所选择的显露方法。

皮肤切口：尽可能使用原切口。当有多个纵向切口时，建议使用最外侧的原手术入路作为切口，因为血流通常是从外侧向内侧流动[1]。但是，如果切口过于偏外侧可能会影响术野显露。因此，如有相关疑问请先咨询整形外科医生。这里的要点是避免形成浅表皮瓣。应该全层切开至伸肌装置下方，之后将全厚皮瓣整体掀起。不要尝试通过微创方法在皮瓣上施加过大的张力，因为翻修手术需要足够的显露。通常应将原手术切口向近端和远端延伸几厘米，这将有助于术者更好地确定软组织平面并到达原手术区域。可以用刀来掀开皮瓣，但我们更倾向选择使用尖端绝缘的低能量电刀。

关节切开：主要入路是内侧髌旁入路。该入路非常成熟，并且可延伸，医生对其更为熟悉且可提供充分的显露。建议翻修手术不要使用股四头肌中间入路、股四头肌下方入路或膝关节外侧入路。

滑膜切除：侧副韧带是至关重要的结构，因此在膝关节进行滑膜切除术应在伸直位进行，并从更容易处理的内侧开始。从股骨远端掀起瘢痕组织并将其从股内斜肌的下表面解剖游离，保留其筋膜完整。继续在内侧显露膝关节假体的所有交界面，这部分手术操作的主要目的是重新构建膝关节内侧沟。

我们继续显露膝关节外侧沟，该操作会更加困难。为了得到更好的显露，外科医生通常需站在对侧。首先从清理髌骨开始，从它的内侧边缘清理瘢痕组织，沿内侧缘转向髌骨近端直至髌上囊，再向远端至髌腱，清除该范围内所有瘢痕组织，同时还需要清除任何限制伸肌机制的前外侧粘连瘢痕组织。

如果关节很紧，应该屈曲膝关节并先取出

聚乙烯垫片，然后在伸直膝关节之前，分离股骨与伸膝装置之间的横行纤维束，这将有助于清除剩余的瘢痕组织。再次屈曲膝关节，将髌骨向外侧半脱位有利于更好地显露股骨假体，同时清除附着在其上的组织。取出股骨假体之前，注意尽量减少骨量丢失。

将膝关节转为伸直位，现在已经去除了至少厚9mm的股骨组件，以及5～10mm的聚乙烯垫片（原位初次假体情况下），这将会更易于完成清理并重建外侧沟。回到膝关节屈曲状态，清理股骨髁间窝的瘢痕组织，这样胫骨就会更好的显露，并允许向前方半脱位并取出植入物。重建外侧沟是成功显露的重要一步，我们发现在移除了每个组件后，反复地屈伸膝关节可以更好地清理和显露外侧，这样可以确保安全地完成清理工作并保护重要的外侧稳定装置。本步骤的目的是获得移动性好且不会粘连于股骨外侧的伸肌装置。

后侧间室：由于已移除膝关节假体并清除了内侧和外侧沟，现在会有很好的后侧间室视野。之后的任务是清除所有附着在后关节囊上的瘢痕组织和肉芽组织。此外，在对胫骨进行再新鲜化截骨时，要非常小心地将牵开器放在胫骨后面，截骨要到达胫骨后侧骨皮质，之后把锯片向上倾斜，抬起骨片但不要拉出锯片。当抬起时，会看到瘢痕组织附着在骨骼上面，持骨器或骨钳抓取骨片，使用电刀将附着其上的瘢痕组织清除。后侧间室的内侧更容易处置，可以基于后内侧不断扩大清理范围，这有助于进一步清理后内侧和后外侧角。如前所述（见第4章），刮除所有瘢痕和后关节囊增厚的组织，膝关节过度屈曲能更好的显露股骨后髁，允许腘窝血管向后方下沉。如果进行后髁

周围清理，需注意到后方软组织对骨质的侵蚀。如果开始看到清晰的脂肪组织，则可能已经十分深入，这样会接近神经血管结构。使用电刀紧贴后髁骨面，并在前后方向上掀起瘢痕组织，显露两侧后髁，之后可以使用刮匙进一步处理这一范围，从近端到远端将瘢痕组织从骨面剥离直至后方关节囊。开始时内侧更容易处置，一旦胫骨假体去除后，就可以看到胫骨近端边界并可明确进行进一步显露的方向，如果位置正确，可以轻柔地将瘢痕组织从后方关节囊剔除。在显露胫骨近端并进行新鲜化截骨后，可以进一步辨别后方的瘢痕组织，并可对后侧间室进行清理。

扩大入路：入路的目的是在完整保护伸肌装置的情况下，尽可能地充分清理内外侧沟，并且能够安全取出假体。如果无法通过上述步骤实现目标，则可扩大入路来实现这些目标。首选的技术是胫骨嵴截骨术，干扰近端伸肌装置。这是因为在全膝关节翻修术中，后外侧是操作的难点。而髌骨近端扩大显露，如果股四头肌切断或翻转，逻辑上并不会增强对后外侧的显露。与之相反，胫骨嵴截骨有助于关节外侧的显露，并可以在严重僵硬或低位髌骨的情况下同时保护伸肌机制，手术操作可靠且可重复，并发症发生率较低且愈合率较高[2-6]。

二、胫骨嵴截骨术

这种截骨术最初由 Dolin 于 1983 年描述[7]，并由 Whiteside 等进一步发展[5]。这里的理念是让截骨块绕纵轴翻转，使髌骨随着伸膝装置一起向外侧移动。保持外侧软组织附着的完整性（筋膜、前间室肌肉），对于维持血液供应和稳

定性均至关重要。截骨应该足够厚以防止碎裂，足够长以确保大接触面的骨愈合和稳定，并且足够宽使截骨区域远离髌腱容易损伤的附着点。很多文献报道了这种截骨方法的优秀结果，即并发症发生率较低且愈合率高[3, 4, 6]。事实上，对先前接受过截骨术的病例进行二次翻修再次截骨时发现，先前的截骨在所有翻修病例中均已愈合[2]。

我们的技术

适应证：严重的低位髌骨（图5-1），二期重建占位器植入后状态稳定的关节（关节融合髓内针），僵直膝，无法获得足够显露并安全取出假体。

长度：10～15cm，具有较宽的表面积，有利于更好地愈合和稳定（图5-2）。

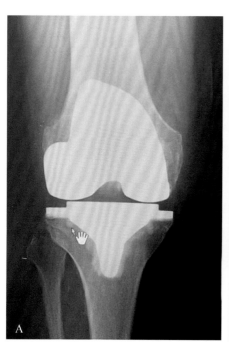
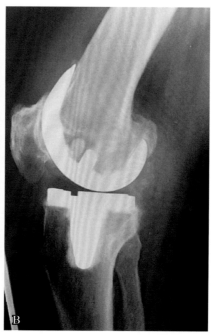

◀ 图5-1 初次关节置换术后关节僵硬纤维化、严重低位髌骨，活动范围仅40°

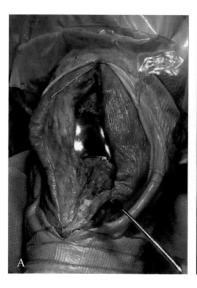
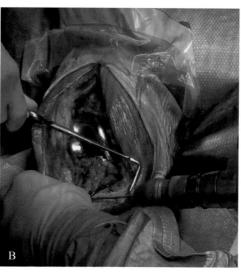

◀ 图5-2 术中临床照片
A. 关节切开和滑膜切除术后，皮肤切口向远端延伸，计划并显露胫骨嵴截骨部位，使用电刀进行标记；B. 使用2.5mm钻头双皮质连续钻孔，孔间相距1cm

截骨技术：找到胫骨结节，在其上方显露并清除任何附在髌腱后的瘢痕，将皮肤切口向远端延伸，露出足够长的胫骨嵴。使用电刀测量并做好标记。目标是在截骨近端靠近关节线处保留横向骨桥或边界。这有助于指导复位，防止任何近端移位，并为愈合提供第二个界面。

接着使用 2.5mm 钻头，沿截骨线由内向外横向行多个钻孔，钻孔间隔 1cm。在正确平面上间隔 1cm 打穿至对侧，穿过内侧和外侧皮质。截骨平面应该是锥形的，截骨远端逐渐变窄以防止应力上升（图 5-2）。之后，使用非常薄的短锯片紧靠内侧骨皮质将钻孔相连。我们使用摆锯（厚度为 0.4mm），仅连接内侧的钻孔入口，不要穿至外侧皮质（图 5-3）。使用往复锯（图 5-4）在靠近关节线的髌腱后面进行横向截骨，这将帮助复位、增强稳定性并防止近端移位。

然后插入多把宽 [1 英寸（约 2.54cm）] 骨刀，不断敲击直至到达外侧骨皮质，最后用骨刀将外侧骨皮质切开。先前进行的钻孔能控制截骨向外侧延伸，通过可控性皮质骨折防止骨折扩

展至胫骨后外侧。这样的操作可形成下表面和外侧边缘的不规则形状，使得截骨块更容易复位，并且比光滑的平面更容易获得稳定的固定。同时抬起所有骨刀，胫骨嵴截骨块将向上打开（图 5-5 和图 5-6）。再次确认保留骨膜和附着于外侧骨皮质的软组织袖套，这样有助于截骨块的稳定性并保留截骨块的血液供应，从而实现可靠的骨愈合。

当截骨块连同伸膝装置被牵拉向外侧后，会在关节线附近看到一些附着于胫骨近端的瘢痕组织，这些瘢痕组织导致在清理外侧沟时并不容易（在此完成软组织清理工作，并为之后的重建做好准备）。接着可以向外侧旋翻转截骨块，给予关节充分显露（图 5-7），并允许膝弯曲超过 90°。

固定：将胫骨试模植入胫骨髓腔内，把截骨块放回原位，用缝合线临时固定截骨块并检查屈膝时的张力。经检查张力满意后，将假体组装并准备好，接着进行骨块固定。尽管也可以使用其他技术，但我们更喜欢使用钢丝进行固定。我们习惯在胫骨近端内侧钻 3 个孔，将钢丝穿过孔并贴近胫骨后皮质，这样钢丝将位

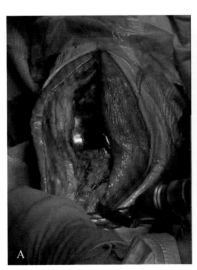
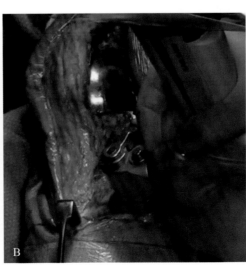

◀ 图 5-3　术中临床照片
A. 完成钻孔至计划的截骨面的远端，截骨面为锥形；B. 使用摆锯（厚度为 0.4mm），仅切割内侧皮质以连接钻孔

于最终植入假体的后方。将这些钢丝从截骨孔中牵引出来（图 5-8 和图 5-9）。一旦植入了最终的假体，在胫骨嵴截骨块上钻孔并穿过 3 根钢丝（至少需要 2 根，我们使用 3 根是防止其

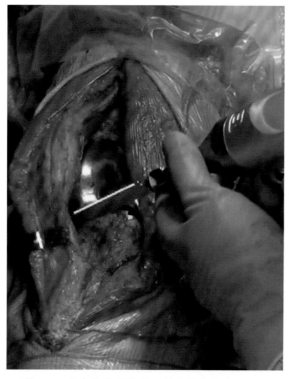

▲ 图 5-4 术中临床照片显示使用往复锯靠近关节线近端截骨，以利于复位截骨端，并减少截骨端移位。注意，一定要保护好髌腱

中有 1 根由于拧得过紧而导致断裂），之后尽可能在胫骨后内侧打结。尾端向下折叠，软组织袖套在其上闭合（图 5-10 至图 5-12）。这样，钢丝会牵拉胫骨嵴截骨块，确保骨对骨接触，而不是环形绞杀髌腱和软组织。外侧完整的软组织附着可保持外侧张力，钢丝将提供内侧张力，确保骨与骨接触的稳定性以利于愈合，截骨块近端边缘会将其原位锁定。如果把钢丝拧得过紧，导致其中 1 根断裂，剩下的 2 根也足够固定，如果你折断 2 根……如果有足够空间，那么可以使用螺钉固定，否则需要其他方法来固定截骨块，如使用 Ethibond 缝合线，但强烈建议在收紧钢丝时小心，避免这种情况发生。

并发症：如果胫骨嵴截骨块碎裂，考虑到外侧软组织袖套完好，仍然可以使用上述方法环扎固定。带有伸膝装置的胫骨近端截骨块通常足够结实，但锥形截骨块的下半部分相对较弱。

术后处置：截骨术后在负重及外固定方面无特殊要求，鼓励进行常规康复和早期屈曲运动。

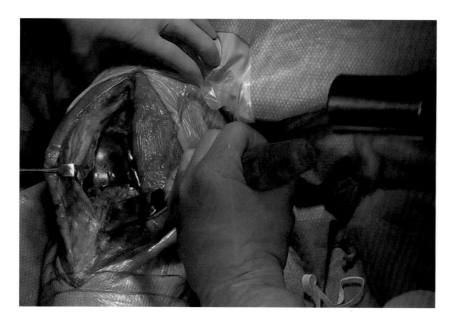

◀ 图 5-5 使用 1 英寸（约 2.54cm）宽的骨刀，完成截骨直至外侧皮质，并将骨刀留在原处

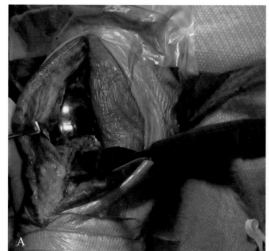
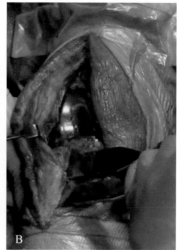

◀ 图 5-6　**A.** 将第一把骨刀留在原位；**B.** 以同样的方式植入第二把骨刀，同时翘起两把骨刀以松解胫骨嵴

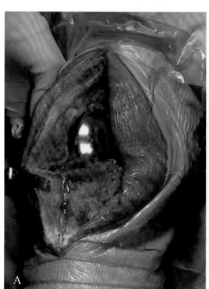
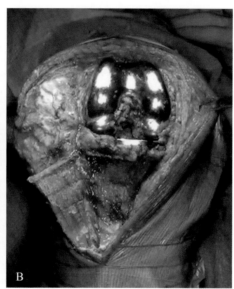

◀ 图 5-7　完成截骨，保持外侧软组织完整并连同伸膝装置一起向外侧牵拉，这样可提供良好的关节视野

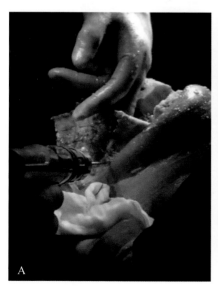
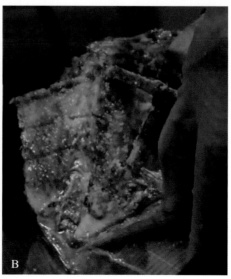

◀ 图 5-8　关节清理和张力试验后，准备使用钢丝捆扎截骨块

A. 在植入最终假体之前，使用 2.5mm 钻头在内侧骨皮质钻孔；B. 需要 3 个钻孔并穿过钢丝

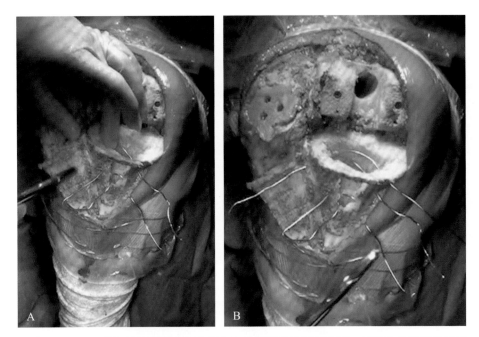

▲ 图 5–9　A. 三根钢丝从胫骨内侧皮层穿入并靠近胫骨后侧皮质，然后由外侧骨皮质穿出；B. 最终假体以常规的方式植入

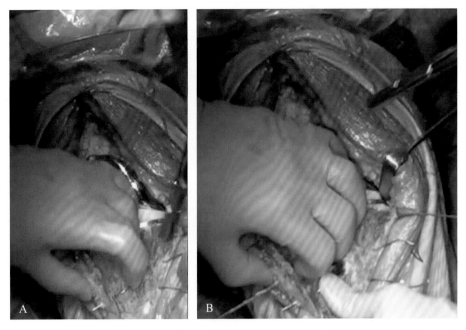

▲ 图 5–10　A. 植入假体后，钢丝穿过胫骨嵴截骨块上的钻孔，并确保骨对骨复位；B. 钻头从外侧向内侧制作钻孔，然后由内侧向外侧引出钢丝

金属物突出：多年来我们共取出过 1～2 个病例的钢丝，多见于瘦弱的老年患者，此种并发症罕见但确实存在。我们不使用螺钉固定截骨块，这是因为我们会使用胫骨袖套固定胫骨近端组件，如果有足够的空间，螺钉也是一种固定选择。

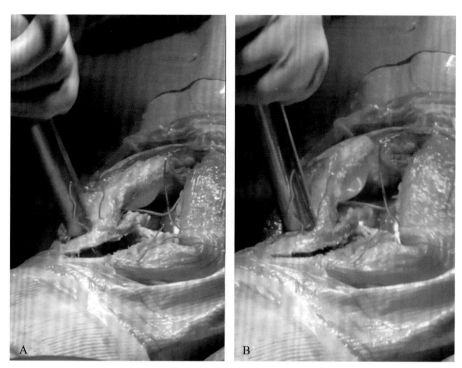

▲ 图 5–11　以靠近关节线的胫骨缘为参照，复位胫骨嵴截骨块并轻轻扣实截骨边缘

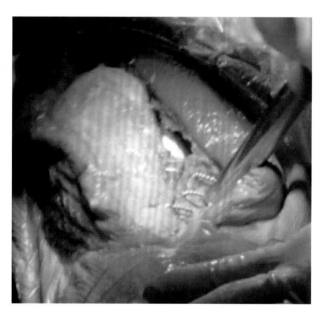

▲ 图 5–12　将钢丝在胫骨内侧收紧并打结，压平至骨面防止内侧软组织下方的刺激，之后在其上方将软组织缝合

结果：多年来，我们使用这种技术取得了出色的效果，截骨端在 6 个月内都能可靠愈合（图 5-13）。文献中的结果也支持这种技术。

总之，对于 TKA 翻修时显露困难这一问题，胫骨嵴截骨术是一种可靠且安全的技术，其扩大了关节显露并保护了伸膝装置，同时具有出色的愈合率和良好的临床结果。

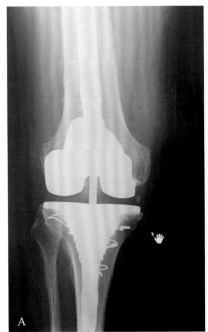
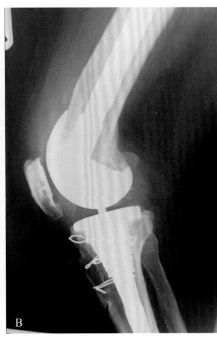

◀ 图 5-13　术后随访 6 个月的 X 线片显示截骨块愈合

参考文献

[1] Haertsch PA. The blood supply to the skin of the leg: a post-mortem investigation. Br J Plast Surg. 1981;34(4):470–7.

[2] Chalidis BE, Ries MD. Does repeat tibial tubercle osteotomy or intramedullary extension affect the union rate in revision total knee arthroplasty? A retrospective study of 74 patients. Acta Orthop. 2009;80(4):426–31.

[3] Le Moulec YP, et al. Tibial tubercle osteotomy hinged on the tibialis anterior muscle and fixed by circumferential cable cerclage in revision total knee arthroplasty. Orthop Traumatol Surg Res. 2014;100(5):539–44.

[4] Punwar SA, Fick DP, Khan RJK. Tibial Tubercle Osteotomy in Revision Knee Arthroplasty. J Arthroplasty. 2017;32(3):903–7.

[5] Whiteside LA, Ohl MD. Tibial tubercle osteotomy for exposure of the difficult total knee arthroplasty. Clin Orthop Relat Res. 1990;260:6–9.

[6] Zonnenberg CB, et al. Tuberositas osteotomy for total knee arthroplasty: a review of the literature. J Knee Surg. 2010;23(3):121–9.

[7] Dolin, M.G., Osteotomy of the tibial tubercle in total knee replacement. A technical note. J Bone Joint Surg Am, 1983. 65(5): p. 704–6.

第6章　去除固定良好的假体
Removal of Well-Fixed Components

孙天闻　译

明智而缓慢，欲速则不达。

——William Shakespeare

一、概述

植入物取出是全膝关节翻修术的关键步骤。在安全、有效且最小化骨丢失的前提下取出假体后，膝关节重建手术才可按照术前计划顺利进行。另外，如果显露不充分或手术医生不熟悉植入物及取出技术，则取出植入物的过程可能很耗时，导致医源性骨质流失或软组织损害，这样可能会使重建手术复杂化[1-3]。在假体取出阶段，耐心绝对是一种美德。在本章中，我们描述了实际操作方法（关于我们的），以及成功移除初次、翻修组件和袖套的技巧。

二、移除假体的先决条件

获得足够的显露是减少骨质流失且安全移除植入物的主要先决条件。要确保能够重建内外侧沟并清楚地显露股骨假体的两侧。如果显露异常艰难，应尽早采用扩大入路的手术方法，如胫骨嵴截骨术可保护伸肌机制、改善显露并节省时间。在骨水泥假体方面，主要理念是破坏假体 – 骨水泥界面，并将假体从骨水泥壳中取出（图 6-1）。在非骨水泥假体情况下，则只需要处理骨 – 假体界面。软组织及瘢痕被清除、有了清晰地显露后，松动的假体很容易被取出。在大多数情况下，假体松动在术前影像学检查中表现明显，显露关节时会看到关节组件的松动，仅需轻微的力量就可以取出组件。另外，取出固定良好的植入物需要详细的术前计划，并对植入物有深入了解。首次接触某一假体时，请务必联系制造商询问植入物设计、界面、固定点、取出工具等。必须准备替代方案以供选择，尤其是在面对二次翻修假体更是如此。

三、骨水泥初次 TKA 的取出

如前所述，显露是翻修手术的第一步，手术入路必须可以扩展。我们采用内侧髌旁入路，并且必要时可行胫骨嵴截骨。再次强调清理内外侧沟及显露股骨组件两侧的重要性；内侧沟很容易显露，但股骨外侧沟同样需要清理以显露假体所有界面，因此伸膝装置必须向外侧推开足够远，以便显露股骨假体滑车翼、假体前后斜角及股骨假体远端。如果是 CR 假体，还必须清理髁间窝。

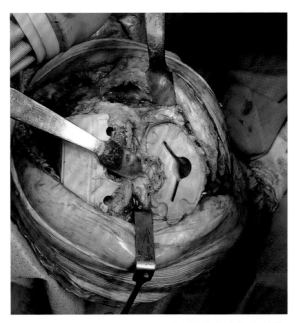

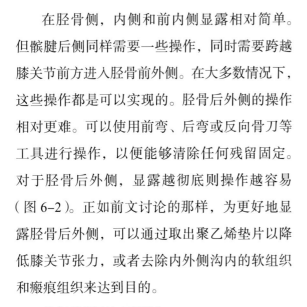

▲ 图 6-1　去除骨水泥后膝关节翻修的术中临床照片
破坏假体－骨水泥界面，并将假体从骨水泥壳中取出

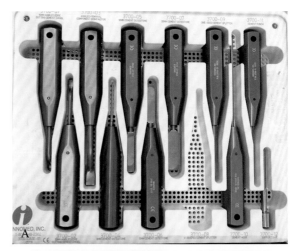

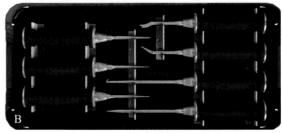

▲ 图 6-2　A. 不同尺寸、形状和角度的骨刀以辅助假体的取出；B. HP 膝关节假体取出器械（DePuy）示例

在胫骨侧，内侧和前内侧显露相对简单。但髌腱后侧同样需要一些操作，同时需要跨越膝关节前方进入胫骨前外侧。在大多数情况下，这些操作都是可以实现的。胫骨后外侧的操作相对更难。可以使用前弯、后弯或反向骨刀等工具进行操作，以便能够清除任何残留固定。对于胫骨后外侧，显露越彻底则操作越容易（图 6-2）。正如前文讨论的那样，为更好地显露胫骨后外侧，可以通过取出聚乙烯垫片以降低膝关节张力，或者去除内外侧沟内的软组织和瘢痕组织来达到目的。

我们的顺序如下所述。

1. 显露。

2. 取出垫片。

3. 重建内侧和外侧沟。

4. 股骨。

为了显露股骨假体周围的界面，必须清除任何残留的滑膜或肉芽组织，之后才能清楚地看到假体－骨水泥界面、骨水泥－骨界面及假体内侧和外侧下方的骨质。有时会在界面周围遇到坚硬的瘢痕组织，这时可适当地使用锯或骨刀进行显露。假体取出时，锯必须平行于界面（图 6-3）。我们使用小型摆锯（厚度为0.4mm）在假体－骨水泥界面进行操作，目的是使假体与骨水泥界面解离，并将骨水泥留在骨表面。这有助于保护下面的骨质。当所有的组件都取出来后，我们就可以在直视下去除这些骨水泥（图 6-1）。避免在骨水泥与骨界面进行分离及敲击假体，因为一些仍与骨质紧密连接的骨水泥可能会导致取出假体时骨质被带出而丢失，我们的目的旨在减少医源性骨丢失（图 6-4）。

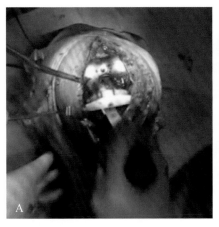 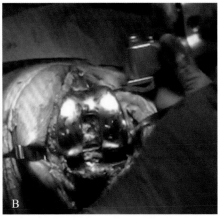

◀ 图 6-3　在进行滑膜切除后显露股骨假体各界面

A. 取出垫片会减轻一些张力并有助于清理外沟；B. 使用摆锯（厚度为 0.4mm）从内侧或外侧开始系统地操作，将假体 - 骨水泥界面分离，一直分离到假体后斜面

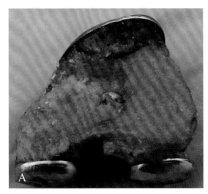 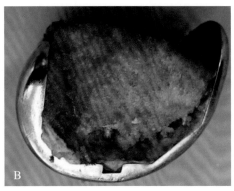

◀ 图 6-4　具有显著医源性骨丢失的不良手术技术示例

在分离假体 - 骨水泥界面之前，假体被猛烈打拔

> **重要提示：** 当在界面进行手术操作取出关节假体时，切勿将锯或骨刀向骨面倾斜、成角，始终保持锯或骨刀平行或指向假体。

我们在这一步喜欢使用锯，这些薄而短的锯片较弯曲骨刀更准确、更高效，可以获得更好地控制。骨刀往往很长且纤细脆弱，同时力臂较长，因此更容易滑出操作界面并进入相对较软的骨质。此外，相较敲击骨刀，摆锯在切割时可以更好地控制平面和方向（图 6-3 和图 6-5）。我们在假体股骨翼的内侧 / 外侧开始进行手术操作，之后处理前斜面。在内侧对假体股骨翼 - 骨水泥界面进行操作可以获得较大范围分离，因为假体前部固定通常很差，因此能

够轻松进行假体与骨水泥的平面分离。另外，假体的斜面转角通常是固定良好的区域，当获得切入点并了解假体的内部尺寸后，就可以在正确的界面内调整锯片的角度以匹配假体的内部形态。

> **重要提示：** 始终保持与假体平行并偏向假体的方向进行切割。

接着处理股骨远端，这里通常较为困难，因为经常有一些假体的立柱会夹住或挡住锯片。这种情况下，需使用较窄的锯片或细骨刀绕立柱来进行操作。对于 CR 设计的假体，股骨远端的切割也可以使用带有角度的骨刀从髁间进行辅助操作。处理假体后斜面，应用相同的原

则进行切割分离。后髁常被侧副韧带阻挡、不容易显露，但通常固定不会太牢。该界面上进行手术操作时，要注意保护邻近的侧副韧带。根据经验，只要清理好其他的大部分区域，即使担心侧副韧带损伤而没有完全清理好后斜面，打出假体时也不会导致骨量丢失，因为此处的骨水泥固定并不坚固。

下一步处理髁间窝，弯曲或有偏距的骨刀在清理髁间窝周围时非常好用，特别在清理外表面无法触及的立柱周围时更是如此。

> 重要提示：锯片磨损得很快，需要及早更换。

接着处理假体内侧，需站到对侧进行操作

或交给经验丰富的助手，以完成上述重复操作的步骤（图 6-6）。

通常完成围绕整个股骨组件周围的手术操作后，假体应该已经足够松动，之后使用冲击器（图 6-6）抵住股骨假体股骨翼，手柄平行于股骨远端，与股骨翼平行方向轻轻敲击。在助手协助下观察假体各个界面，确保没有骨水泥的黏附。

如果现阶段假体仍固定牢固，下一步可以使用弹性骨刀。利用摆锯制作的空隙推进骨刀，进一步分离假体 – 骨水泥界面。这里可以更好地控制骨刀，并清除所有可以感受到的需要进行进一步分离的区域。清除任何阻挡在假体取出方向上的软组织同样重要，不应该忽视。这一阶段，根据我们的实践经验，绝大多数初次

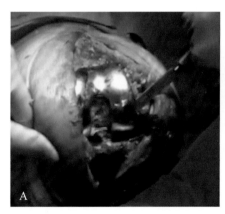
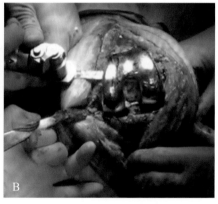

◀ 图 6-5 **A.** 摆锯制作出分离界面以后，接下来可以使用弹性骨刀；**B.** 在内侧完成相同的手术操作

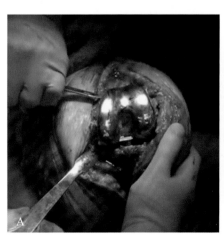
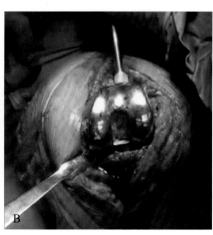

◀ 图 6-6 **A.** 再次使用弹性骨刀在假体两侧进行操作，以确保完全分离假体 – 骨水泥界面；**B.** 确定假体 – 骨水泥界面彻底分离后，即可以使用冲击器敲击股骨假体

骨水泥股骨假体都能取出，并且骨质损失不多。关键是要耐心、彻底地分离界面，之后才尝试敲击取下假体。

> 重要提示：在取出骨水泥的 TKA 假体时，在确定所有的假体 – 骨水泥界面已经松动前不要敲击假体。

盒式初次 PS 膝关节假体往往没有立柱，可以通过各个路径围绕股骨远端到达假体中间的髁间盒结构，靠近髁间盒相邻的区域无法进行太多处理。但髁间盒周围通常很光滑，没有骨水泥附着其上，只要彻底分离了假体 – 骨水泥界面，之后通常可以用类似处理 CR 的方式进行假体取出。如果盒式膝关节假体有远端立柱，问题会大一些，因为立柱会阻挡对股骨远端假体 – 骨水泥界面的完全分离。将可以操作的区域全部清理干净，在仅剩一些确实无法清理的界面时，可以尝试冲击取出假体。股骨假体另一个难以处理的区域是股骨滑车的小斜槽，这里通常因为无法够到而不能进行分离。令人欣慰的是，即使这个区域存在骨量丢失，但该区域通常是翻修假体髁间盒所在的区域，因此对于翻修假体所需的股骨远端、后侧固定方面，不会有任何影响。当进行磨挫及髁间窝准备时，无论如何都会失去这些骨量。滑车斜槽区很难分离，但即使丢失了一定骨量，对后续的重建手术应该不会有太大影响。

至此，我们已经成功去除了股骨假体，但愿骨水泥仍留在股骨远端。现在暂时把骨水泥留在股骨远端，它可以提供坚固并能放置牵开器的股骨远端表面，直至完全取出胫骨假体后再进行取出。

5. 胫骨。

使用最宽的牵开器压在股骨远端表面来分散应力，防止任何医源性骨破坏，并使胫骨向前半脱位。确实清除胫骨托周围所有的软组织，锐性分离并显露假体 – 骨水泥、骨水泥 – 骨界面及骨骼。用小摆锯在假体 – 骨水泥界面进行切割，围绕胫骨托龙骨从前内到后内、从前外并尽可能地分离到后外侧（图 6-7）。再使用弹性骨刀完成分离，当使用小摆锯完成分离平面的第一步后，该间隙将使术者很好地控制和操作弹性骨刀。

在后内侧和后外侧角尽可能使用反向骨刀进行分离。取最宽的骨刀（类似壁纸刀）置于假体 – 骨水泥界面中，轻轻敲击至胫骨托龙骨，这时会看到胫骨托慢慢抬起。后在第一把骨刀上面置入第二把骨刀，再次轻轻敲击会看到胫骨托从骨水泥壳中撬起（图 6-8）。用钳子夹住

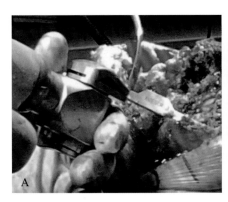
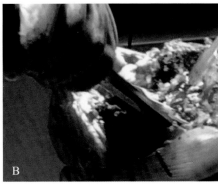

◀ 图 6-7　**A.** 另外 1 例固定良好的胫骨假体，在取出松动的股骨假体以后，使用摆锯在显露良好的假体 – 骨水泥界面进行操作；**B.** 分离完成后，叠加宽骨刀并楔形插入间隙，将胫骨假体从骨水泥壳中撬起

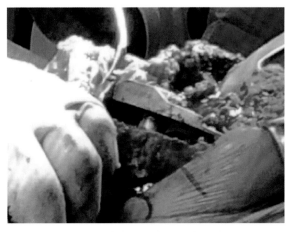

▲ 图 6-8　取出通道清理干净后，使用冲击器取出胫骨假体

胫骨托，再次确认取出通道已经完全清理干净，并且牵开器在股骨远端对股骨后髁保护良好，之后拔出胫骨托。

　　同样，在整个过程中都需要耐心。最困难的部分是后外侧角，始终确保没有软组织/瘢痕/肉芽组织束缚该区域、阻碍胫骨托拔出，必要时对其进行处理，直到充分松解分离假体－骨水泥界面（图 6-9）。

　　6. 骨水泥清除。

　　使用锋利的骨刀去除骨表面的骨水泥，目标是在骨水泥表面制造小裂隙（水泥的张力较弱），裂隙会向骨水泥内部产生裂缝，此时骨水泥会产生松动并易于取出。比较困难的区域是骨水泥表面和龙骨/延长杆之间的过渡区，必须使用骨刀轻轻地破坏、分离龙骨骨水泥与表面骨水泥的连接。可以使用骨水泥剥离器，直视下劈裂龙骨周围水泥，纵向产生多个裂口从而将骨水泥去除，整个过程反复使用盐水冲洗胫骨髓腔。最后处理骨水泥塞子，如果远端塞子固定良好，在其上钻穿以减少骨水泥壳的环形应力，进而将其劈裂。一旦其中的一块塞子被取出，剩下的很快就会取出来。

> 重要提示：合适的骨水泥剥离器是非常有用的工具，可在骨水泥柱中造成放射状裂隙，之后可以使用凿子纵向置于骨水泥后面，利用小杠杆力将骨水泥块推入髓腔中心。

　　取出初次关节假体面临的挑战：无论是胫骨侧或是股骨侧假体附有延长杆，均需要了解假体结构。较老的假体下表面被设计成粗糙面，这时问题会比较大，因为假体－骨水泥界面比骨水泥－骨界面要坚硬得多，并且难以分开。在这种情况下，应做好实施其他补救措施的准备。

四、取出全聚乙烯胫骨假体

　　相同的原则也适用于这类假体，并且因为可以锯开龙骨，所以更易取出。

五、髌骨假体的取出

　　即使髌骨假体和翻修假体来源于不同的制造商，如果髌骨假体固定及状态良好，可以考虑不取出假体[4]。如果因假体松动、磨损严重或感染确实需要取出假体，需要清理假体周围所有软组织，辨别并显露假体－骨水泥界面。可以使用髌骨截骨夹具导引锯片，或者采用通常的徒手操作，在假体下方使用薄锯片进行切割。使用锯片切割会在原位留下三个桩。在直视下，可以用钻头钻入取出残留假体桩，或者用双头剥离器（McDonald）及小咬骨钳将假体桩取出。最重要的是，保护所有骨质和骨水泥层完好。

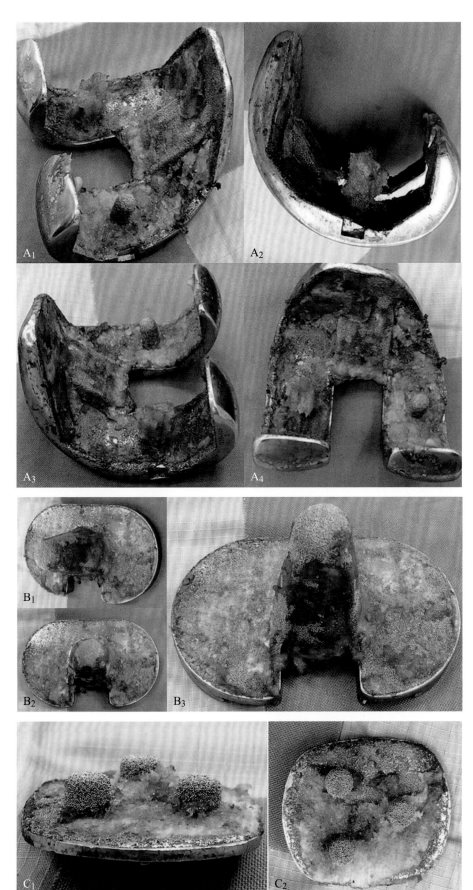

▲ 图 6–9　**A.** 去除非骨水泥初次股骨假体示例，骨丢失较少；**B.** 去除非骨水泥初次胫骨假体的示例，骨丢失较少；**C.** 去除非骨水泥髌骨假体的示例，骨丢失较少

六、非骨水泥初次假体的取出

从理论上讲，这类假体更难取出，因为没有保护性次级界面的存在，仅靠假体和骨质相连。首先要尽可能了解非骨水泥假体的情况，包括金属成分及假体的固定机制，特别是固定桩的位置会影响术者如何安全取出假体。同样，必须知道假体哪里有骨长入界面。这些准备工作在胫骨假体方面更为重要，任何全涂层的中央锥体或龙骨都会造成假体取出异常困难。如果是这种情况，我们更倾向使用胫骨嵴截骨以获取该界面的确实显露，并防止在取出假体时发生灾难性的骨丢失（图 6-9）。

尽管钽涂层的胫骨托有良好的骨长入，但可以使用摆锯切开来锯断固定桩，然后使用锋利的骨刀破碎剩余的固定桩。所以正如前文所述，首先使用薄摆锯来制作分离平面，当到达固定桩时，使用摆锯和锋利骨刀进行截断。4根固定桩胫骨托的后外侧或2根固定桩胫骨托的外侧通常是最难以处理的。在尝试打出假体之前，应确保所有的柱桩都被截断。

> 重要提示：如果使用骨刀破坏生物型胫骨托上的固定桩，力量可以通过胫骨托传导到其后面的骨质而引起骨折。通过胫骨冲击器或类似装置施以轴向压力稳定胫骨托，从而最大限度地分散后皮质的分离能量。

其他一些假体可能不存在任何固定桩，而是通过全涂层的锥体固定，如 LCS 假体；这里的困难是假体周围在普通 X 线片上可能会看到一些透亮带，我们可能认为假体松动且容易取出。这种情况通常由应力遮蔽造成，而中心锥体周围则均固定良好。在此，必须围绕胫骨周围尽可能分离、破坏假体 – 骨界面连接。在这种设计下，中心锥体是钴铬合金制成，并且不能截断。因此必须提前制定干骺端骨量丢失的重建计划，并考虑使用干骺端辅助固定措施，胫骨袖套通常是首选技术。这里的重点是，要保持胫骨完整的骨边缘以用于袖套的固定。

另外，还有 4 根固定桩的钴铬胫骨托，如非骨水泥 Attune RP 假体。胫骨托中心锥体上的涂层不是全长的，这至少是一种可取之处！但是固定桩是全涂层的，此时再次使用弯曲或反向骨刀清除后部固定桩周围。为此我们需要进行确实的清理及显露，以及具备从后正中到后内和后外侧的手术操作能力。这些操作不可避免地会造成干骺端的骨丢失，因此必须在重建计划中考虑到这一点。如果显露这些部位非常困难，可考虑及早进行扩展显露技术，即胫骨嵴截骨术。

在股骨侧，与骨水泥假体取出过程类似，需要结合摆锯和弹性骨刀围绕假体进行手术操作，以破坏假体和骨之间的连接。虽然术前有相应预期及计划，但是与骨水泥假体相比，骨丢失可能更多。

随着非骨水泥膝关节假体越来越受欢迎，我们将不可避免地碰到感染病例。急性感染可以选择清创、抗生素和植入物保留（debridement, antibiotics, and implant retention, DAIR）进行处理，但在术后数年血源性感染的情况下，则不得不进行翻修。一些必须取出固定良好假体的其他情况同样会出现。随着处理更多此类病例，我们将能够发展出更好的应对技术。然而，作为关节置换外科医生群体，我们确实需要研发更好的技术和仪器来帮助取出这类假体，现代膝关节假体更多使用了可以通过锯和骨刀切割的材料。此外，一些新假体设计中，假体固定桩可能是空心的。它们在应力传导方面很有优势，而且是"可切割"的。这种设计包括通过等离子喷涂或 3D 打印 [7, 8] 制造的多孔钽 [5] 及多孔钛 [6] 金属。

七、翻修假体的取出

相同的第一原则同样适用不同的髓腔杆、袖套和髓内固定装置。了解需要取出的假体系统是最重要的。困难在于假体的显露，因为不能改变假体的取出角度，特别在胫骨侧。其中一个问题是如何取出胫骨垫片。在大多数系统中都有一个锁定螺栓固定胫骨托，所以不能将垫片滑动取出，必须向前方脱位胫骨以清理假体取出路径。

大多数假体都能整体取出，其他一些类型的假体则可以先取出表面组件，之后再取出延长杆。后者仅用于莫氏锥度连接而不能用于螺纹连接。翻修假体中的延长杆通常都是定位杆而不是固定杆，这与用于固定目的的袖套不同。延长杆通常由粗糙钛表面制成，并附有刻线以增强稳定性，通常不会产生骨长入。虽然不存在沿着延长杆方向上的骨长入，但是在交界处可能有一些骨长入。大多数膝关节翻修系统具有可用于连接到杆尾的取出器，之后可使用滑锤取出。在极少数情况下，可以使用一些髋关节翻修取柄技术，如使用克氏针钻入骨槽，或者围绕断柄环形清理以获得足够的长度用于套筒扳手连接。

> **重要提示**：当取翻修假体时，请充分了解这一翻修系统，为这套翻修系统准备足够的取出器械，并进行足够的显露。

另一个具有挑战性的问题是如何取出翻修假体的骨水泥型延长杆。在术前 X 线片上很明显，如果杆的直径比与之相连的基座宽，在两者之间的交界处会残留骨水泥，延长杆则无法安全取出。只有杆的直径比基座窄或与之平行，这种情况下才可以安全地将杆取出来。

> **重要提示**：在使用骨水泥柄时，切勿使用比基座直径粗的柄。基于同样原因，慎重使用带有偏距的柄。

在骨水泥假体中使用带偏距的连接座时，也会出现类似挑战。这种情况下，除非可以将股骨假体从偏距座中分离取出，并获得清理骨水泥的通道，否则取出假体时通常伴有明显的骨丢失。幸运的是，这是一种罕见情况，但偶尔还是会遇到。水泥型髓腔杆不需要偏距，髓腔杆可以在髓腔的骨水泥层内偏心放置。必须准备挽救性的肿瘤假体以供不时之需。

八、干骺端袖套的取出

袖套能提供出色的固定效果，骨长入良好的袖套很难取出。现代袖套系统是适用于二次翻修的挽救性措施。取出袖套的唯一真正指征是慢性感染。理论上讲，袖套是可以松动的，尽管在我们的一个感染病例中，其骨长入非常良好（图 6-10）。

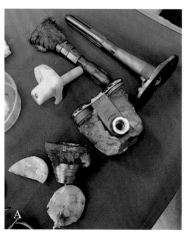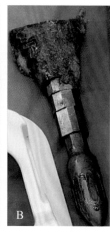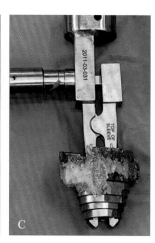

▲ 图 6-10　在感染 **TKA** 翻修病例中取出干骺端袖套的病例。该患者曾因感染而进行二期翻修，并用袖套重建胫骨。**1** 年后感染复发，尝试了 **DAIR** 术式，但没有起效。唯一的选择是再次进行二期翻修手术

A. 胫骨旋转平台不能取出，因此将聚乙烯垫片切开以使其旋转并撬起；B. 胫骨杆＜14mm，因此可以使用音叉从袖套中取出胫骨柄，并打开胫骨托和袖套之间的莫氏锥度；C. 使用骨刀和袖套取出器取出袖套。在股骨侧，将股骨假体和袖套分开，然后再次使用骨刀和滑锤将袖套取出。如前所述，即使在这种慢性感染的情况下，袖套也会出现骨整合

　　在股骨侧，袖套覆盖于髁间盒上方，并向近端延伸到股骨髓腔。在胫骨侧，虽然袖套与关节面相邻，但会被胫骨托覆盖。尽管使用干骺端袖套的历史已经接近 20 年，但我们只有在极少数情况下才必须取出袖套。以下要点提示适用于我们多年来使用的系统（S-ROM、TC3、Attune）。

　　1. 清除骨水泥并松动表面组件，操作方式类似初次 TKA，使用摆锯和弹性骨刀等工具。

　　2. 股骨侧：解锁股骨假体和袖套之间的莫氏锥度。

　　(1) 在 S-ROM 和 TC3 假体中，清除骨水泥界面后，只能通过直接敲击股骨假体来实现取出。有专门设计的骨水泥剥离器可以使用，但将它们插入股骨假体与袖套交界处非常困难。股骨前方开窗可能是一种选择。

　　(2) 在较新的 Attune 系统中，在关节面平面上可以通过一个特殊设计的器械穿过基座，利用顶住袖套的阳螺纹将其拧到股骨组件上，然后将其连接到大杠杆上，施加力量使莫氏锥度解离，使股骨组件与套筒分离。

　　(3) 现在剩下带有骨长入的袖套，可以使用弹性骨刀或克氏针轻轻围绕袖套进行操作，从涂层表面去除长入的骨质。袖套试模可以用来指导骨长入的位置，有助于这一步的手术操作。

　　(4) 将拔出装置穿入袖套，并使用滑锤取出袖套。对于 S-ROM 和 TC3，可以使用挂钩装置进行取出，或者可以使用大力钳连接滑锤取出。

　　3. 胫骨侧：胫骨托和袖套顶部之间通常存在间隙。找到该间隙，插入骨水泥剥离器就可以将胫骨托与袖套分离。

　　(1) 在 S-ROM 和 TC3 中，可以插入类似音叉形状的骨水泥剥离器，将其作为楔子敲入并取出胫骨托。

　　(2) 在 Attune 系统中，使用带有杠杆的新型

剥离器来施加分离力量，解锁莫氏锥度。

(3) 在这两种情况下，髓腔柄都连接于胫骨托上，因此胫骨托和髓腔柄可作为整体被取出，只留下具有骨长入的袖套。需要上一次的手术医生不要选择过大的胫骨髓腔杆，否则如果胫骨杆直径＞14mm 就不能轻易穿过袖套。这时，可能需要进行围绕胫骨袖套前内侧和前外侧的广泛胫骨嵴截骨；或者使用 Midas Rex 金属切割器打穿髓腔杆与胫骨托下表面的连接，以便能够取下胫骨托并留下髓腔杆。如上所述，取出袖套。

(4) 目前有一套用于胫骨袖套专用的袖套取出工具，该工具在袖套的远端具有向上张开的

爪子，并可以连接滑锤（Attune）。

> **重要提示**：要预期长期植入的袖套可能会出现冷焊的问题，解锁莫氏锥度的操作可能会造成骨破坏，因此必须要有挽救策略。

总而言之，以最小的骨丢失安全取出假体在进行全膝关节翻修术时是至关重要的，这为高效和成功的重建手术铺平了道路。特别是对于不太熟悉的非骨水泥假体或翻修系统，一定要确保在术前收集所有相关信息。这一步的首要原则是要有耐心，耐心确实是一种美德。

参考文献

[1] Uggen JC, Engh CAJ. Getting out the well-fixed knee: all hands on deck. Sem Arth. 2013;24:160–6.

[2] Firestone TP, Krackow KA. Removal of femoral components during revision knee arthroplasty. J Bone Joint Surg Br. 1991;73(3):514.

[3] Mason JB, Fehring TK. Removing well-fixed total knee arthroplasty implants. Clin Orthopaed Relat Res. 2006;446:76–82.

[4] Lonner JH, et al. Fate of the unrevised all-polyethylene patellar component in revision total knee arthroplasty. J Bone Joint Surg Am. 2003;85(1):56–9.

[5] De Martino I, et al. Total knee arthroplasty using cementless porous tantalum monoblock tibial component: a minimum 10-year follow-up. J Arthroplasty. 2016;31(10):2193–8.

[6] Winther NS, et al. Comparison of a novel porous titanium construct (Regenerex®) to a well proven porous coated tibial surface in cementless total knee arthroplasty-a prospective randomized RSA study with two-year follow-up. Knee. 2016;23(6):1002–11.

[7] Sultan AA, et al. Cementless 3D printed highly porous titanium-coated baseplate total knee arthroplasty: survivorship and outcomes at 2-year minimum follow-up. J Knee Surg. 2020;33 (3):279–83.

[8] Kamath AF, et al. Cementless fixation in primary total knee arthroplasty: historical perspective to contemporary application. J Am Acad Orthop Surg. 2020; Publish Ahead of Print.

第 7 章　外科重建的原则：又一次从头开始
Principles of Surgical Reconstruction: Back to the Beginning... Again

张　卓　译

专家是知道在他们的学科中可能犯的一些最严重的错误，以及如何避免这些错误的人。

——Werner Heisenberg（诺贝尔奖获得者）

一、概述

全膝关节翻修术（revision total knee arthroplasty，rTKA）转归与耐久性受很多因素的影响：良好、确实的固定，尽可能恢复接近自然状态下膝关节的运动学，以及确保膝关节整个活动范围内的稳定性[1-3]。换句话说，即功能、稳定性、固定，而这三者密不可分。如果可以完美地达到这三个基本要求，那么也一定可以得到一个耐久度更佳的假体和良好的患者满意度。在这一章中，我们将专注于重建关节过程中的框架原则。

二、全膝关节翻修术的理念

翻修手术时重建膝关节的理念与初次全膝关节置换时完全相同。我们的共识有以下几点：在任何翻修过程中均不保留交叉韧带，处理股骨与胫骨时尽量降低骨丢失，翻修中必须保证侧副韧带的完整性。现在，让我们回顾一下针对于所有类型的髁型假体翻修的"框架原则"。我们的目的是恢复关节伸直和屈曲过程中的关节线，并平衡伸直、屈曲间隙，特别是屈曲中段的间隙，以期望得到整个活动范围内均稳定的膝关节和更优秀的运动学表现。在这一过程中，与初次 TKA 不同，我们此时已经失去了原始的骨性标志。如果副韧带受损（特别是内侧副韧带），我们就需要使用铰链假体来进行翻修，因为采用髁型假体翻修肯定会失败。

三、髁型假体翻修的方法

对于一个成功的髁型假体翻修，我们一定要保证一个稳定的胫骨和股骨固定平台，以及完整的副韧带。此时，我们已经完成了充分的显露并在尽可能降低骨丢失的前提下取出假体。

重建过程中，我们使用解剖标志作为重建的基石可能会遇到许多问题。这是因为我们并没有一种可靠、可复制、易于传授的方法去了解在初次 TKA 时到底损失了多少骨组织，而有可能那时就有很多错误的决定导致了现在的失败。如果我们在这些错误上进行重建，那么只会再次得到一个不理想的结局。因此，为了更好的预后，我们需要一个策略以确保在可以忽视这些多样性的同时建立稳定的膝关节结构，从而获得假体稳定性、正确的关节线、确实的固定、良好的运动学表现。

首先，我们要确定内侧副韧带和外侧副韧带的完整性。其次，我们相信清除后方的所有瘢痕和肉芽组织是重建关节的关键步骤，但是这一过程是经常被忽略的。其目的是将周围的软组织环境尽可能恢复至接近初次手术时的状态。一旦我们拥有了清晰的后方空间和完整的副韧带，那与初次 TKA 的平衡方法还有什么不同之处吗？唯一的区别就是我们要处理股骨和胫骨侧的骨丢失。

我们不接受在大多数的翻修术中屈曲间隙都是松弛的前提，除非副韧带强度减弱或功能不全。侧副韧带是连接股骨远端和胫骨近端的纽带。那么翻修术中出现的膝关节屈曲松弛是什么原因造成的呢？

首先，通常情况下股骨后髁的骨丢失会造成屈曲间隙的明显增大。通过使用股骨后方的垫块可以弥补这类骨丢失，从而恢复屈曲状态下的关节线，并获得一个平衡、紧张度良好的屈曲间隙。

其次，如前所述，翻修时由于肉芽组织从股骨髁后方横跨至胫骨近端的后方，后方关节囊往往会有明显的增厚。当膝关节伸直时，关节囊会像后方系绳一样收紧膝关节。正是出于这个原因，我们认为后方关节囊清除是 rTKA 的重要早期步骤。

所以我们会说，翻修术中不是屈曲间隙松，而是伸直间隙紧。正是这两个因素导致了屈曲与伸直间隙的不匹配。胫骨近端对屈伸间隙有相同的影响，我们能做的就是在股骨侧（后髁）和后方关节囊进行处理，以纠正这种不匹配。

> **重要提示：**一丝不苟地对后方区域进行清理是实现相等间隙的一个重要因素。

聚焦伸直状态下关节线使这一问题变得更加复杂。在彻底清理后方区域之前，如果我们仅仅依靠解剖标志去恢复伸直时的关节线，则很有可能需要降低胫骨端植入物的厚度以达到我们预先设计好的伸直关节线。此时，膝关节在伸直状态下是稳定的，但当屈膝时后方关节囊会冗余，这样就会更加依赖副韧带去维持屈曲和屈曲中段状态下的稳定。如果选择了薄的胫骨垫片，侧副韧带就不会被充分紧张，一旦后方关节囊松弛，会造成屈曲和中度屈曲状态下的不稳定。大多数临床医生在这种情况下会通过延长杆的偏心距将股骨假体后移，或者是接受这种屈曲松弛在翻修中不可避免而选择使用高立柱假体去控制稳定；这在更好的运动学表现和患者预后方面是次优的选择。然而这种方法改变不了屈曲中段的空间，会导致持续性的不稳定，同时会增加限制性翻修假体需求概率。尽管大部分翻修假体确实可以应对一部分屈曲松弛的问题，但我们坚信在术中遵循与框架原则一致的平衡方法是更好的选择。

> **重要提示：**翻修不是屈曲时松弛，而是伸直时相当紧张。关键是通过处理后髁的骨丢失来减少屈曲间隙，以及通过处理后方的瘢痕来解决伸直时的紧张。

四、屈曲优先方法

上述观点可以总结为充分显露膝关节和按照框架原则重建膝关节。当我们有了完整的侧副韧带和清晰的后方间隙的先决条件后，与初次 TKA 相似，必需是一个绝对稳定的胫骨平台。在我们的方法中，这一过程需要通过胫骨髓腔锉、胫骨袖套和胫骨试模来实现。

完成框架中唯一缺失的一面，其实也就是在哪里放置股骨假体才能在尊重关节线的前提下平衡屈曲、伸直、屈曲中段的问题。我们的出发点是使髓腔内的股骨定位器有一定的稳定性，然后需要确定使用股骨假体的型号。这一过程需要考虑以下情况：①先前正常膝关节的X线片表现；②术前X线检查假体内外侧和后方偏心距以判断假体大小是否正常、偏大还是偏小；③观察残余股骨远端的内外径大小和相应股骨假体前后径的大小，保证内外侧均不悬出。患者自身的解剖结构将决定股骨假体的大小。在这个阶段，使用广泛可用的软件进行术前模板测量是有益的。

目前为止，我们已经得到了股骨髓腔内一定的稳定性，并估计了股骨假体的型号。现在我们可以选择使用截骨模块、可以截骨的试模或任何术者喜欢的其他翻修系统来进行间隙平衡。接着可以尽可能靠后地放置正确型号的股骨假体，避免前方吃髁，并检查屈曲间隙。一旦正确型号的股骨假体已被合适地安装以恢复股骨后髁偏心距（尽可能靠后），再想从股骨侧调整屈曲间隙就很困难了。这可以提示我们想得到稳定屈曲间隙所需的垫片厚度。此时我们仍旧可以再次通过解剖标志确认，如到股骨上髁或半月板瘢痕的距离。这一屈曲间隙最终应

与伸直间隙相等。

一旦对后方清理和屈曲时关节线已经满意时，我们将注意力转向伸直间隙。我们将忽略远端股骨现有截骨，并评估伸直的关节线。实际上，我们会有意把股骨试模置于预估关节线远端 4mm 的水平（对应我们翻修系统中股骨远端最薄垫块的厚度）。我们期望伸直间隙紧一些。接下来的步骤是测量伸直间隙，并与已完成的屈曲间隙进行比较。逐步移动股骨试模以打开伸直间隙，并反复测量以达到屈伸间隙的平衡。在任何时候，我们都会交叉检查解剖标志和软组织张力，从而最大限度地提高准确性。现在，我们通过将假体放置在完整的侧副韧带框架内，在整个运动范围内恢复了与软组织袖套相关的关节线。这与初次 TKA 的间隙平衡方法并无差异。

一旦关节线被确定后，按照关节线来处理股骨宿主骨，在股骨远端和后髁使用垫块保证骨性接触。这种有意将股骨试模远置的技术保证了在向近端推进股骨试模以打开伸直间隙的同时可以增强髓内固定。与此相反的技术是不实用的。想象一下，如果我们放置股骨假体的位置正好是位于我们认为的屈曲位置的关节线，而我们已经将股骨成型好以适应一个压配的杆或袖套，随后发现伸直间隙是松弛的，此时即使是将假体向远端移动几毫米也会危害到压配。

这种屈曲优先翻修的方法有着明显的优点，因为我们不会被在不同的翻修病例中不一致的解剖标志影响，也不会依赖于剩余骨表面进行截骨，这样就不会在重建膝关节运动学时过于武断。相反，这种方法可以无须关注丢失的骨量，仅仅依赖清晰的后方间隙和完整的副韧带

系统、稳定的胫骨平台和最终将假体与前方股骨皮质贴合良好的放置来决定屈曲间隙。这反过来也会决定伸直间隙。我们可以使用垫块解决骨丢失的问题，它们使骨与假体相接触，保证垫块以关节线作为参考而不是相反的方式。

现在，我们拥有了稳定的胫骨平台、完整的副韧带，而且框架的第四条边与股骨假体也联系起来。再次检查运动学、稳定性、解剖标志（如果存在的话）以确保关节线已经被合理的重建。

五、注意

如果医生选择缩小号股骨假体去补偿股骨后方的骨丢失，可能会导致屈曲间隙平衡并不是依靠重建后髁偏心距，而是依靠增加衬垫的厚度。如果这种情况未被发现而伸直间隙由于聚乙烯衬垫的厚度变紧，外科医生很有可能会抬高伸直位关节线去平衡膝关节。这可能会导致髌股关节出现问题或不理想的胫股关节运动学表现。

> 重要提示：正确的股骨假体型号和定位对于成功的屈曲间隙优先平衡流程十分关键。

六、处理脆弱的副韧带

髁型假体翻修的绝对禁忌证是内侧副韧带的不完整或缺如。根据我们的经验，我们并没有发现在大多数翻修病例中出现内侧副韧带的拉长或减弱。我们也确实遇到过 MCL 不完整的病例，特别是一些外翻畸形被忽视的老年女性患者。在我们的观点中，MCL 只有两种情况，即完整或不完整。

大多数 TKA 因胫骨内侧平台塌陷而失败，最终导致一定程度的内翻畸形。在这种情况下，外侧副韧带也有可能出现强度降低；这不是由于 LCL 本身，而是由外侧软组织复合体造成的。所以我们不得不接受外侧副韧带在一些病例中会存在不同程度的强度减弱，需要检查其对间隙平衡的影响。这可能会导致屈曲位时过度的外旋截骨。

这在术中是很明显的。在外侧，动态稳定结构（如 ITB）可以帮助在步态中稳定膝关节。对于外侧结构的强度是否足以接受髁型假体翻修或需要铰链假体，需要进行判断。

七、垫块与骨丢失

胫骨侧的骨丢失是否需要垫块与关节线的位置有关。通常，胫骨内侧的骨丢失可能需要垫块。我们可以从术前 X 线片中清楚地了解相关情况。使用垫块、袖套或锥体创建稳定的胫骨平台十分重要。如果打算使用垫块，就要考虑翻修系统中的胫股关节处胫骨的旋转和后方撞击。理想状况下，翻修系统应该能建立稳定的胫骨平台，然后在步骤结束时进行旋转的设置。

在股骨侧，我们知道关节线所处的位置和剩余骨的位置，所以需要通过使骨与假体相接触而将两者连接起来。这与在正常膝关节上建立关节线是截然不同的。当两者都需要垫块时，关节线的重建应该优先考虑，并由软组织而不是残余的骨组织支配。严重的股骨后髁骨丢失是一种非常有挑战性的情况，会导致固定欠佳或屈曲不稳定。非常重要的是，后髁处要有足够强的固定才能抵抗施加于股骨组件上的扭力。

如果不能实现这一点，会引起过早松动。由于垫块的使用数量有一定的限制，因此为了保证骨接触，术者会产生选择小号股骨假体的冲动。这可能会导致不平衡的重建和屈曲不稳定。实际上，我们认为有两点是非常重要的：①无论骨丢失的情况如何，均需保护关节线；②增强干骺端固定，因为此处的骨量良好。使用干骺端袖套来对抗扭转和达到持久的稳定是很好的选择，也有一些会选择锥体或骨移植，而在一些其他有着严重屈伸不匹配的系统中，唯一的选择即是铰链假体。

八、恢复股骨后髁偏心距

对于一个压配的长延长杆使用者，其延长杆和股骨峡部啮合的实际结果是入髓点的前移，从而导致股骨假体的前移。

需要增加偏心距才能得到想要的结局。这就是偏心距的工作原理，即不是因为它缩小了屈曲间隙，而是因为它可以允许股骨假体的位置不受延长杆位置的影响，从而被安置在合适的位置。如果使用骨水泥重建，则不需过多担心，选择小一号延长杆就可以将股骨假体置于合适的位置。

对于股骨袖套，有两种方法，即最后磨挫或更偏后的磨挫。对前者来说，我们将股骨假体放置在需要的位置上，确定该位置的轴线，并按照这个轴线进行磨挫。最好采用后一种技术，轻度后移入口，这与应用压配型长延长杆需要前移扩髓去加强近端皮质骨接触而后使用

偏心距的理念不同。有袖套时可以减少髓内结构的长度，因为固定主要依靠干骺端。可以采用偏后的扩髓点并向后方磨挫，这样可无须应用偏心距。我们的偏好是通过磨挫获得一定稳定性，定位股骨假体，进行检测，然后从这个位置扩大磨挫，这样就可以在不影响假体位置的情况下优化固定。

九、限制性与平衡的方法

正常情况下，所有的髁翻修系统都存在一定的限制性。然而，当我们的框架中有着完整的副韧带时，限制性理论上来说不是必需的。内外翻限制性的增加对于外科医生处理软组织袖套功能不全和难以平衡膝关节是有帮助的。

如果在侧副韧带完整的情况下采用软组织平衡技术，单独使用后稳定型假体也是足够的，因为重建关节线和间隙的过程与初次 TKA 相似。此时 VVC 更多是在外科医生对于外侧结构强度有所担心时的一种提供稳定性和确实性的安慰。另外，如果确有 MCL 缺失或不完整，那么 VVC 注定失败。事实上，大多数系统中都没有带杆的后稳定型股骨假体；必须选择一个翻修股骨假体，可以将其与后稳定衬垫进行匹配。作为固定平台手术的医生，应该认真考虑一下这种选择，否则可能会使关节的旋转活动度丧失。

VVC 的限制性由盒中的立柱提供，它可以提供侧向稳定性，但是也会限制旋转。VVC 会有一定程度的旋转限制（固定平台 VVC 系统一般允许 1°～4° 旋转），这可能会对固定界面产生潜在的危害，所以了解所使用的翻修系统的 VVC 限制性对旋转限制的影响非常重要。

这可以通过使用旋转平台的假体避免，这种假体可以抵消旋转力并保护固定界面，同时还会保留 VVC 的优点。而这种旋转平台假体的缺点对于屈曲不稳定的容忍度较低，存在潜在的旋出可能。我们确信我们的屈曲间隙稳定并常规使用 RP-VVC 假体，因为它可以提供额外的稳定性且没有旋转限制性的缺点，不会将异常应力传递到固定界面。这确实是一种精妙的平衡，我们必须将其放在所使用的翻修系统的特征中加以理解。

> 重要提示：VVC 限制性会带来一定的旋转限制，并且可能对固定界面造成潜在的影响，特别是在固定平台衬垫。

十、髌股关节

如果建立了正确的关节线，并且在平衡间隙中建立正确的股骨旋转，那么髌股关节的运动也是正确的。此处合理的建议是，尽可能保留初次 TKA 的髌骨假体，除非磨损非常严重。如果确实损坏严重，那么只能在保留骨量的前提下取下假体，小心地清理骨水泥并使用新的假体。一些系统中有圆形而不是偏心假体，后者可以通过转动固定柱实现与宿主骨的匹配。确保在轨迹中没有横向拉力，再次检查外侧沟，确认束缚性的瘢痕组织和肉芽组织都已经清理干净。在我们的临床实践中，我们对未置换的髌骨也进行了置换，以降低髁间盒撞击的风险。

总之，我们的髁翻修流程遵循与初次 TKA 相似的框架原则，良好显露，清理后方间隙，建立稳定的胫骨平台，在完整的副韧带结构中平衡屈曲位的膝关节，接着平衡伸直位膝关节，设置股骨旋转，最后进行股骨截骨与安置假体。

十一、病例展示

相关病例见图 7-1 至图 7-8。

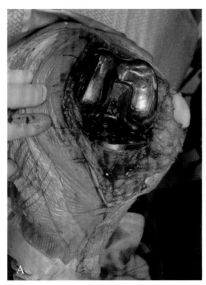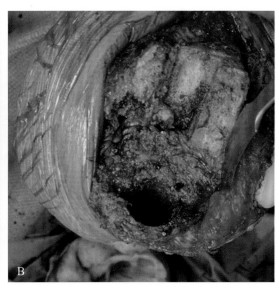

▲ 图 7-1　临床图片

A. 显露完成后；B. 在最小骨丢失的前提下取下假体，并为干骺端袖套进行胫骨准备

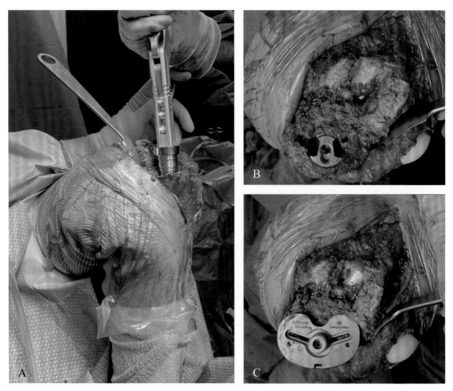

▲ 图 7-2 通过三个简单步骤做胫骨的准备

A. 为袖套进行磨挫（压配型）；B. 在髓腔锉的近端水平进行胫骨的新鲜化截骨；C. 安装合适型号的胫骨平台假体试模

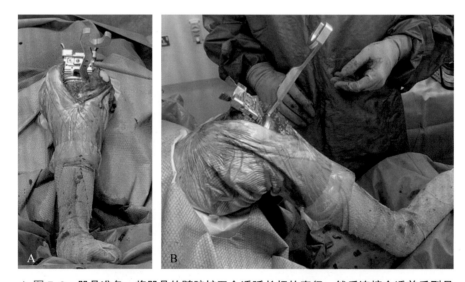

▲ 图 7-3 股骨准备，将股骨的髓腔扩至合适延长杆的直径，然后连接合适前后型号的截骨板；90° 屈曲位时，在稳定的胫骨平台和完整的副韧带（框架原则）中平衡膝关节，使用间隙模块建立平衡的屈曲间隙。当膝关节屈曲伸直均被平衡后，进行股骨旋转的设定

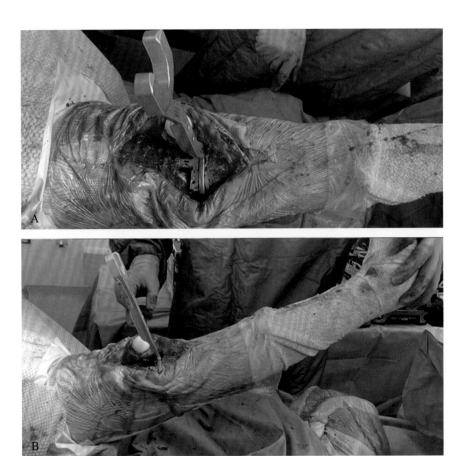

▲ 图 7-4　当屈曲间隙平衡后，对伸直间隙进行检查

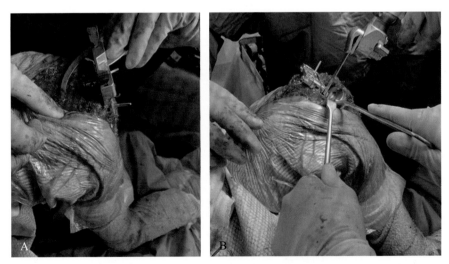

▲ 图 7-5　**A.** 在任何截骨之前，最后一步是在屈曲间隙平衡的基础上设定股骨假体旋转，并用镰刀再次确认；**B.** 完成股骨侧截骨，并测量是否需要垫块

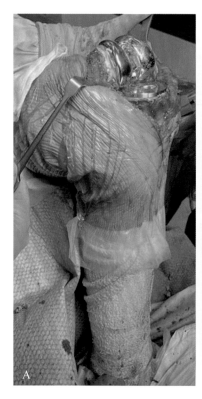
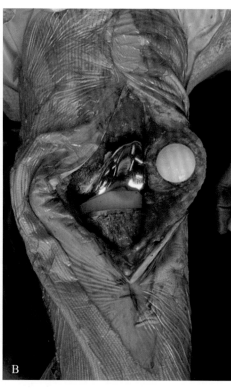

◀ 图 7-6 A. 最终假体已植入时的深屈曲位视角，显示胫骨袖套假体和水泥型股骨短柄假体（此病例中为混合固定）；B. 平衡好膝关节的伸直位视角

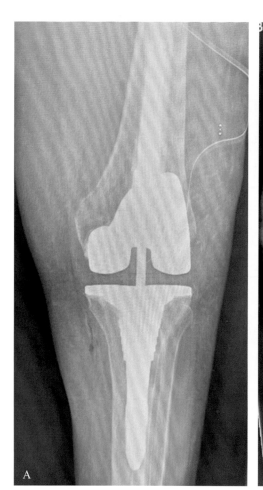
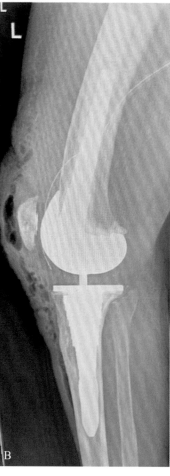

◀ 图 7-7 术后 X 线片表现（水泥型股骨假体、袖套型胫骨假体、活动平台 VVC 衬垫）

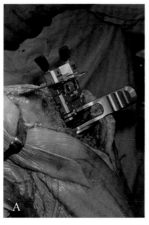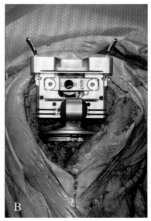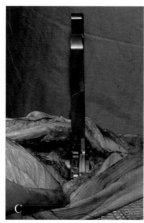

▲ 图 7-8　其他类似的可以进行平衡的器械（马蹄形撑开器）

<h1>参考文献</h1>

[1] Ghomrawi HM, et al. Patterns of functional improvement after revision knee arthroplasty. J Bone Joint Surg Am. 2009;91(12):2838–45.

[2] Fehring TK, et al. Stem fixation in revision total knee arthroplasty: a comparative analysis. Clin Orthop Relat Res. 2003;416:217–24.

[3] Edwards PK, et al. Are cementless stems more durable than cemented stems in two-stage revisions of infected total knee arthroplasties? Clin Orthop Relat Res. 2014;472(1):206–11.

第8章　全膝关节翻修术中的固定技术
Fixation in Revision Total Knee Arthroplasty

孙嘉阳　译

你应该看到的不仅仅是建筑的美丽，唯有地基的牢固建设才能经受住时间的考验。

——David Allan Coe

一、概述

全膝关节翻修术的疗效和使用寿命受多种因素的影响，其中包括结构稳定性、关节线恢复、运动学恢复、骨丢失处理、植入物固定[1-3]。尽管人们普遍认同在股骨髁翻修中需要使用延长杆来加强内植物固定，但固定相关问题仍是文献中争论的焦点。延长杆组件可以降低受损干骺端界面的应力，跨过骨丢失区，并为固定提供额外的假体表面积[2, 4, 5]。文献中描述了全膝关节翻修术模块化的三种固定技术：所有部件及延长杆的非骨水泥固定技术、所有部件及延长杆的骨水泥固定技术和混合固定技术。其中骨水泥用于胫骨或股骨侧的"表面固定"，而延长杆可以为水泥或非水泥固定[6-8]。而在大多数现代全膝关节翻修术系统中，均使用混合或完全骨水泥固定技术。在有明显干骺端巨大骨丢失的病例中，袖套或锥体助固定具有良好的长期疗效[9-11]。本章将重点介绍不同固定技术的原理，以及我们首选的方法。我们力图实现持久固定，利用胫骨干骺端袖套重建关节，并根据软组织框架原则，可靠地建立稳定的胫骨平台。

二、固定技术的原理

全膝关节翻修术的固定原则是将假体稳定固定在骨骼上，同初次 TKA 时一样，理想情况下应在关节线水平上或靠近关节线进行固定。在翻修时，虽然关节线附近的骨可能会丢失，但我们仍然必须将固定集中在关节线附近，并在干骺端和骨干处进行辅助加强固定。

在股骨侧，如前所述，我们应放置合适尺寸的股骨假体，配合进行植骨，并用垫块提高牢固性。垫块的使用对股骨后髁尤为重要，以确保关节线上股骨组件的旋转稳定性。垫块可以填充假体与骨之间的间隙，但是垫块与骨界面的固定有局限性。因此，我们需要通过安全的髓内固定来补充这种表面固定问题。

从机械角度讲，股骨组件会承受所有类型的载荷（轴向、扭转扭矩、约束等），问题是我们如何使固定尽可能坚固且稳定。可以考虑采用带有骨干压配的非骨水泥延长杆，其通常具有凹槽的长柄，不具有骨长入能力，并且植入时经常需带有偏心距。这种设计的缺点是在骨干近端有一小段固定，在关节线附近有一些固定，但中间则缺乏固定。在如此长力臂的情况下，如果在组件近端出现任何微动，它将会在较短的固定部位处（组件远端）转变为较大的活动，从而导致早期松动和失败。因此从机械角度来说，当股骨远端骨受损时，使用一个长的压配型假体并不能保证长期的耐久性。我们应使固定位置更接近关节线，即缩短固定力臂更符合直观。这可以通过在骨骺固定之外引入干骺端固定来实现。

> **重要提示**：在靠近关节线处进行持久固定，也要在关节线处进行固定，特别是在股骨后髁处采用垫块更为重要，即使在使用股骨干骺端袖套时也是如此。

在胫骨侧与股骨侧类似，固定界面尽可能靠近关节线以抵抗旋转扭矩，从而实现结构的最佳稳定性。就像初次置换时一样，我们不能只是简单地将锥体固定在髓腔内，因为圆锥旋转不稳定，而是需要使用龙骨来进一步提供稳定性。在翻修病例中，如果有明显的骨丢失，则可以用垫块填充，但需要在其下方植入延长杆，可以是较长的压配杆，也可以是骨水泥固定杆。固定应沿着加长杆的长轴方向，这与股骨侧不同，因为股骨端是一个多面关节，具有5个面的复杂几何形状。胫骨是一个扁平的表面，像一个扁平的托盘，当胫骨组件被移除时，经常会出现中心骨丢失。所以，单纯依靠延长杆进行固定，则龙骨无法维持牢靠的固定。如果使用了垫块，则依靠胫骨延长杆进行胫骨固定。这里的问题是，如何增强结构的旋转稳定性。特别是使用垫块时，在大多数情况下，垫

块重建后仅获得一个由很薄的皮质边缘支撑的平面结构。因此，我们需要使用一个较长的压配式固定杆来提供结构的稳定性。然而，我们又得到了更长的力臂结构，在活动受限的关节中，旋转扭矩最终将导致机械松动。

有一个很好的现实示例进一步说明了这一问题，即橄榄球运动。在橄榄球比赛的并列争球中，所有的压力都要传递给支柱前锋，他们是体型最大、最重、最结实的球员，他们所有的力量都会传递给交战点。我们永远不会看到一个又高又瘦、很容易被撞倒的支柱前锋！

> **重要提示**：固定越靠近关节线，就越能抵消长力臂对结构的影响。

三、干骺端固定

缩短结构的力臂意味着需要将固定更接近关节线，即干骺端位置。有三种技术可以实现干骺端固定：干骺端袖套、锥体或短骨水泥杆结构。后两者在原理上相似，因为它们提供了闭合的重建髓腔，据此可以获得干骺端固定。另外，袖套则是整套组件不可分割的一部分，因此可以提供坚固的干骺端固定。

干骺端袖套固定的概念是使用髓内装置来增强假体对干骺端和骨干的贴合性，促进髓内负荷分布，在完好的骨质内获得固定，并在骨丢失的情况下规避应力集中的部位。对比其他改进，袖套在第三代 S-ROM 旋转铰链全膝关节假体（DePuy，Warsaw，IN）中更体现出了相应优势，以应对早期铰链设计中出现的高失败率。干骺端袖套是阶梯式的，并涂有钛颗粒，

以利于骨长入[12, 13]。通过莫氏锥度连接固定在股骨或胫骨组件上。2001 年，Jones 和 Barrack 等[14]联合报道了他们应用模块化、旋转铰链膝关节及干骺端袖套用于挽救性手术的病例，其在袖套的效果方面获得良好的中期结果。因此，进一步的工程发展使得干骺端袖套与半限制性活动平台翻修假体可以获得联合应用。从那以后，大量的临床系列研究报道了在中短期及最近的中长期随访中具有良好的骨整合和生存率，因此干骺端袖套的使用越来越受欢迎[9, 15-18]。

干骺端血供丰富，在翻修手术中能避免类似于骨髓常出现的损伤。这为骨水泥渗入及假体骨整合提供了优势[19]。当出现骨长入后，袖套便可将载荷传导至干骺端，因此可保护骨髓固定，并提高结构的旋转稳定性。与带槽的圆柱形延长杆相比，袖套的性能更优越[20]。此外，袖套还有一个额外的优点，即可以在手术中作为器械使用。与生物型髋关节置换术中股骨近端准备相似，髓腔需要磨锉并扩大，以实现旋转和轴向稳定。当干骺端被填充时，可以作为稳定的切割平台，从而不再需要夹持器械和切割导向器。截骨可以直接通过连接于合适长度延长杆试模的髓腔锉的近端平面来进行，有效地确保适当的力线。

四、干骺端锥体效果

骨小梁金属锥体（Zimmer，Warsaw，IN）与最近来自不同制造商不同材料的类似产品都可以有效地减少骨水泥的用量，与单纯应用骨水泥相比，其在骨长入方面具有更大的优势。它们在锥体 – 骨界面提供了极佳的稳定性，并且可以在骨水泥 – 锥体界面实现骨水泥的镶嵌

连接。骨丢失区域首先使用金属锥体填满，之后将假体结构在锥体内进行骨水泥固定。尽管多孔钽制成的锥体具有良好的孔隙率、高摩擦系数、较低刚度和较高的骨整合率[21]，但它们还是需要通过添加骨水泥层将其固定或"整合"到翻修组件上。因此，它们的作用更像一个"金属骨移植物"，并不属于假体固定范畴。

五、短骨水泥杆结构效果

虽然有很好的证据支持在股骨侧使用短骨水泥延长杆结构，但在胫骨侧则并非如此。在我们的系列研究中，我们报道了使用短骨水泥股骨延长杆及胫骨干骺端袖套结合旋转平台混合固定的良好效果。我们报道了 72 例（72 个膝关节）连续患者（至少 5 年随访），在髁翻修中使用短骨水泥股骨杆的生存率较高，并且股骨干骺端无明显骨丢失；平均随访 6.87 年（中位数 6.7 年，范围 5～11.8 年），只有 2 例患者因感染需要进行翻修。以"全因假体翻修"为终点，该结构在中位数 6.7 年时假体生存率为97.2%[22]。我们的经验表明，在具有良好股骨髁骨量的全膝关节翻修术中，短骨水泥股骨杆结合活动平台假体及胫骨袖套可以实现高生存率。这样做的好处是，减少翻修结构的长度，并将固定机制保持在关节线周围以确保耐久性。

然而，胫骨侧则不同。在这里，支撑龙骨的中心区域常丢失。剩余的骨质通常质量较差，因此需要依靠骨水泥支撑龙骨，然后依靠骨水泥 – 骨界面进行固定，但这样在抵抗旋转扭矩方面仍然存在一些问题。我们处理胫骨的首选技术是使用干骺端袖套。与股骨侧类似，袖套是将植入物固定到骨上的一个必需组成部分，可以填充干骺

端，提供旋转稳定性。袖套不仅仅是一种空隙填充物，依靠骨长入，其更加提供了持久的生物固定。此外，袖套还有承重能力，由于其锥形几何结构可以产生环形应力，可以在关节线附近以径向方式加载胫骨近端，为持久固定创造理想环境。我们会将干骺端袖套与旋转平台联合用于翻修，目前包括我们自己的研究在内的多个系列研究的长期生存率都很好[9, 15, 16, 18, 20]。

六、我们把握的干骺端袖套适应证

在我们的实践中，我们常规在胫骨侧使用袖套，因为它提供了最好的固定方式，并且简化了手术过程，可以获得一个完全稳定的胫骨平台来构建重建。在股骨侧，我们选择在干骺端骨丢失严重的病例中使用袖套。在大多数常规翻修病例中，通常有足够的股骨远端骨量使假体表面在骨骺上进行固定，在这些病例中，我们会使用短骨水泥股骨杆结构。然而，如果关节线附近的骨质量差，影响了部件的稳定性，那么我们使用干骺端袖套进行处置。

Anderson 骨科研究所分类系统（Anderson Orthopaedic Research Institute，AORI）被广泛用于术前和术中骨丢失的分类[23]。较小的丢失（AORI Ⅰ）可以通过骨水泥或局部骨移植来处理；较大的干骺端骨丢失（AORI Ⅱ/Ⅲ）可以通过金属垫块（袖套或锥体）、结构性同种异体骨移植或打压植骨进行处理；严重的骨丢失无法处置的情况下，可以使用股骨髁置换假体[24-26]。该系统可以作为外科医生的指南来使用。

> **重要提示**：使用限制性假体和（或）垫块需要进行加强固定。

七、袖套的实用优势

袖套可以简化手术程序，袖套的准备是通过一种类似于准备生物型髋关节股骨柄类似的髓腔锉原理进行的。髓腔锉会与最终的袖套型号相匹配，可以在两侧获得适当的压配。即使使用试模器械，袖套同样可以提供坚固的髓内稳定性，并且提供绝对稳定的胫骨平台。如前所述，在该平台上，可以采用屈曲优先的方法进行软组织平衡。因此，除了固定作用外，袖套在术中还可以作为器械使用。在胫骨侧，可以使用髓腔锉锉至获得足够的轴向和旋转稳定力，直到能够用锉刀手柄将腿抬离手术台。参照试模袖套对胫骨进行新鲜化截骨，之后可以连接并固定胫骨平台，从而完成手术的胫骨准备步骤（图 8-1 至图 8-6）。

骨接触：最小骨环形接触面积为 60%～70%[27-29]。在股骨侧，即使考虑到任何前方骨丢失的情况下，我们也几乎总是可以获得＞90% 的骨接触，因为股骨袖套被安放在股骨髁间盒上方。在胫骨侧，更具有挑战性的情况是那些有巨大内侧骨丢失的病例，需要确保胫骨结节仍然完整，内侧副韧带胫骨骨性止点仍然完整，并且在实践中均有足够的后内侧骨覆盖。在外侧面，总会获得足够的覆盖。

选用部分涂层或全涂层袖套：根据我们的经验，90% 的情况下使用部分涂层袖套都能解决问题。这种袖套可以使固定更接近两侧的关节线，在关节线附近允许更多的骨负荷更容易进行修正，并在最终植入时降低术中骨折的风险。

在股骨侧，使用全涂层袖套。当骨质质量

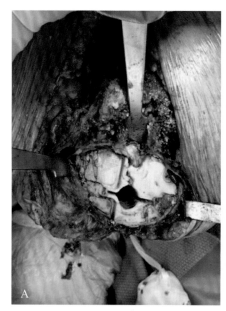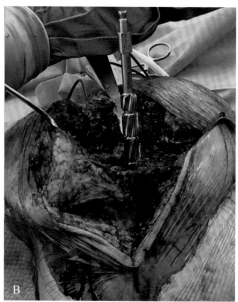

◀ 图 8-1 **A.** 显露并去除组件后，表面骨水泥以标准方式去除；**B.** 首先使用胫骨髓腔钻，要确保正确的力线

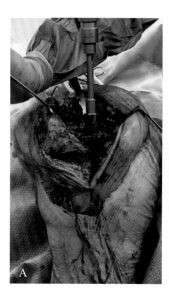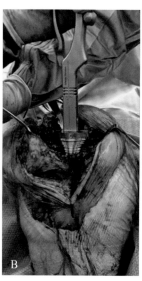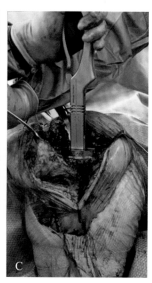

◀ 图 8-2 **A.** 首先使用锥形髓腔钻；**B.** 袖套锉按顺序使用；**C.** 进至与胫骨近端齐平

较差时，我们想要在更大的表面积上获得更好的压配。在胫骨侧，对于内侧骨丢失较大的病例，使用全涂层袖套以确保骨与涂层表面有足够的接触。在上述这些情况下，也可以选择缩小袖套尺寸并将其放置在更远端，以获得更好的覆盖；当然，要位于胫骨结节上方，然后使用倒边的增厚平台以重建正常胫骨近端几何形状。在使用较厚的聚乙烯衬垫的情况下，首选后面的方案。

八、骨水泥袖套

骨水泥袖套具有不同的作用原理，它更像是一种空隙填充物，具有可以构成结构部分的额外优势。骨水泥袖套重建是一种复合梁结构，因此失败仅会发生在骨水泥–骨界面。使用旋转平台有助于降低胫骨侧的部分扭矩，而股骨侧则需要更长的骨水泥结构来保护固定。在我们的实践中，骨水泥袖套有一定辅助作用，但

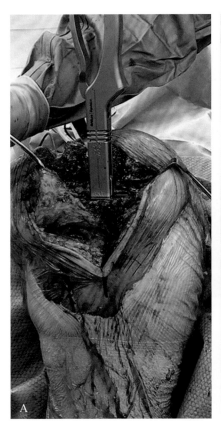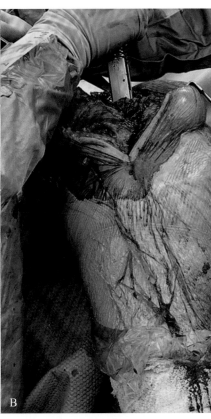

◀ 图 8–3 **A.** 使用压配锉确保旋转稳定性；**B.** 提离试验（通过拉袖套锉手柄将腿从手术台上提离）作为辅助检查，以确保轴向稳定性

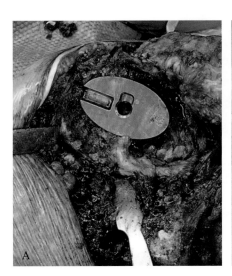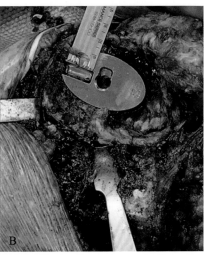

◀ 图 8–4 **A.** 稳定的髓腔锉试模留在原位；**B.** 使用髓腔锉试模作为模板进行胫骨截骨

仅在特定情况下少量使用，特别是在应用铰链重建过程中。因此，对于需求较低的老年体弱患者，可以使用骨水泥袖套配合铰链膝关节进行重建。同样，在一些干骺端大量骨丢失的病例中，考虑到获得生物型压配比较困难，可以使用骨水泥袖套来减少所需的骨水泥量。此外，骨水泥袖套的阶梯几何结构可以提供极好的旋转稳定性。还有一种适应证是在某些人中干骺端 – 骨干连接处很短，骨架较小，即使是使用最小压配袖套也难以植入。这种情况下，骨水泥袖套可以帮助填充空腔，并且不存在医源性骨折的风险。最后，骨水泥袖套更便宜，可以降低重建的总体成本。

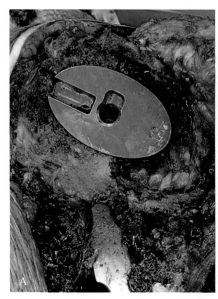 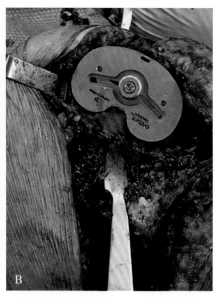

◀ 图 8-5　**A.** 截骨完成；**B.** 将胫骨试模附着在髓腔锉柄上，胫骨准备完成，并且获得了稳定的胫骨平台

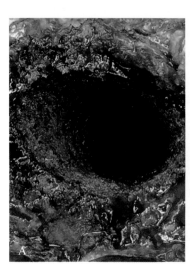 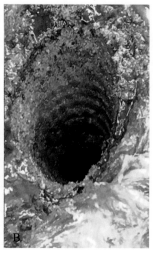 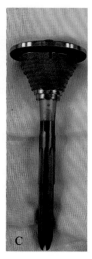

◀ 图 8-6　**A** 和 **B.** 放置最终假体前干骺端骨床的视图；**C.** 注意干骺端打压出的松质骨阶梯状圆环，确保骨与涂层袖套充分接触，并促进骨长入

九、并发症

当移除松动组件后存在硬化骨时，会使磨锉髓腔变得非常困难，我们建议使用磨钻或刮匙清除硬化骨，避免扩髓过程中医源性骨折的风险。在术中磨锉时，关节线附近的骨折会偶尔出现，但非常少见。如果遇到这种情况，通常会发生单皮质劈裂。轴向稳定性不受影响，但会产生轻微的扭转抗性降低。

多年来，我们看到一些胫骨侧关节线附近的小骨折线，它们通常不需要辅助固定。然而，如果骨折向远端延伸超出袖套，则需要根据情况进行骨折辅助固定。

在股骨侧，随着髓腔锉顺次磨锉以达到压配，我们偶尔会在前皮质上看到细微骨折线，但很少需要环扎钢丝固定。

> 重要提示：磨锉袖套时，要常规清理锉牙，并去除任何中央硬化或新生皮质骨，以防止骨折或袖套尺寸过小。

十、我们在 rTKA 中使用袖套的病例

在单医生病例系列（Peter James）中，我们报道了 319 例使用干骺端袖套的 rTKA 患者在 10 年（2006—2016 年）期间的结果，并进行了至少 2 年的随访[9]。我们使用的是 DePuy Synthes rTKA 系统，它提供不同的关节限制级别。PFC Sigma PS 系统限制最小，但允许在需要时使用延长杆和袖套。接着是 TC3-RP 系统，即一种内外翻限制系统，具有更具限制性的凸轮和立柱结构、高顺应性的活动平台。最后，当存在韧带缺损或明显的屈伸不匹配时，可使用 S-ROM Noiles 旋转铰链系统，保肢系统（Limb Preservation System，LPS）股骨远端置换用于大型骨丢失或假体周围骨折。所有这些股骨组件都可与旋转平台翻修胫骨组件（mobile bearing tibia，MBT）及干骺端袖套系统兼容。所有 319 例翻修患者均采用胫骨干骺端袖套，以解决移除胫骨后中心骨丢失问题。其中有 146 例使用了股骨袖套。当股骨存在大量骨丢失时，我们会使用股骨干骺端袖套；如果可以通过垫块重建关节线并有足够的股骨髁骨量进行支撑，我们会选择水泥或生物型延长杆，而不会使用袖套。

5 例膝关节（1.57%）需要再次翻修，平均 35 个月（中位数 18 个月）。4 例为感染，其中 3 例需要移除假体，而第 4 例则通过 DAIR 术式成功治愈；1 例因不稳定而进行翻修。没有袖套因无菌松动需要翻修。但在随后的影像学随访中，与术后即刻的影像学检查相比，12 例胫骨袖套（3.7%）显示影像学沉降＞1mm。所有病例均达到了稳定固定状态，在随后的 X

线检查中没有发现进一步下沉，无须进行翻修。以再次翻修为终点，我们的假体生存率在 3 年时为 99.1%，5 年时为 98.7%，10 年时为 97.8%。

相关病例见图 8-7 至图 8-10。

十一、文献中的干骺端袖套概述

文献中有越来越多的证据支持在 rTKA 中使用干骺端袖套。最近的一些系统综述总结了现有的证据，并得出了类似的结论，尽管这些研究不可避免地存在重叠，而Ⅳ级证据也存在一些固有局限性。Zanirato 等[30] 回顾了 1079 例 rTKA（13 项研究），囊括了 1554 例袖套，平均随访 4 年。他们报道，假体和袖套的无菌生存率分别为 97.7% 和 99.2%。

Bonanzinga 等[18] 报道了 928 例翻修患者（10 项研究），平均随访 45 个月，888 例使用胫骨袖套，525 例使用股骨袖套。有 36 例（4%）感染再翻修，其中 5 例袖套在感染再翻修过程中发现松动；有菌性袖套松动率为 0.35%。此外，有 27 例无菌再翻修（3%），其中 10 例袖套在无菌再翻修期间发现松动；无菌松动率为 0.7%。他们还报道了术中整体骨折率（3.1%）。

Roach 等[11] 报道了 27 项干骺端袖套及锥体的相关研究（12 例袖套及 15 例锥体）。1133 例 rTKA 患者中共植入 1617 例袖套。再次手术率为 110/1133（9.7%），袖套的无菌性松动率为 13/1617（0.8%）。他们还报道了 620 例 rTKA 中使用的 701 例锥体，总再手术率为 116/620（18.7%），锥体的无菌松动率为 12/701（1.7%）。

这些系统综述中纳入的研究规模和随访时间均不同。我们的系列病例[9] 没有出现在

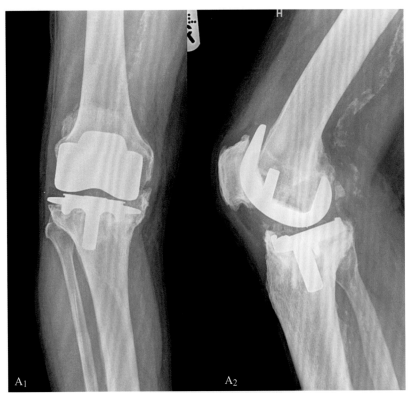

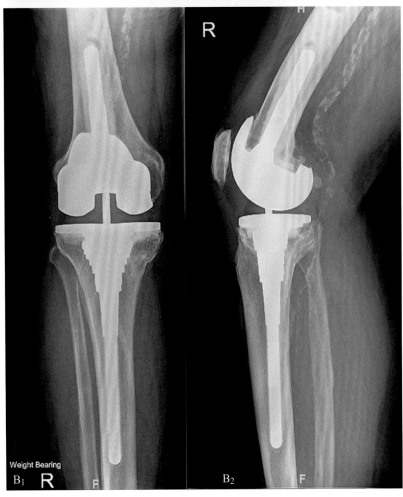

▲ 图 8-7　A. 74 岁女性，骨水泥 TKA 失败、胫骨组件塌陷伴内侧骨丢失的正侧位负重 X 线片表现；B. 使用胫骨干骺端袖套、短骨水泥延长杆股骨组件、半限制性及旋转平台假体重建后 8 年随访的 X 线片表现。股骨假体和骨水泥杆固定良好，无松动迹象

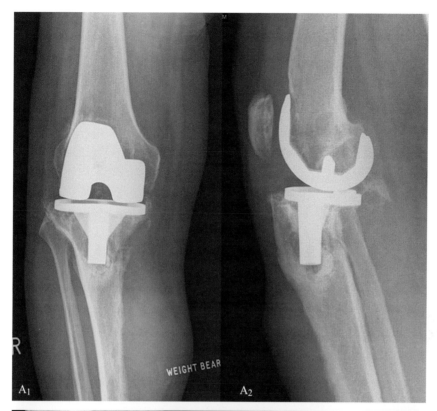

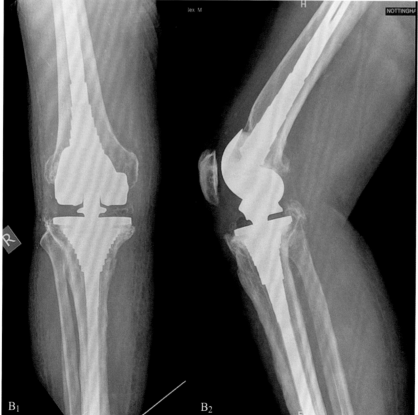

▲ 图 8-8　**A. 75** 岁男性，正侧位负重 X 线片显示右侧 TKA 失效，聚乙烯严重失效，胫骨侧假体严重松动，排除了感染的可能性；**B.** 翻修术后 **4** 年随访的正侧位 X 线片表现，两侧均采用铰链假体及干骺端袖套固定

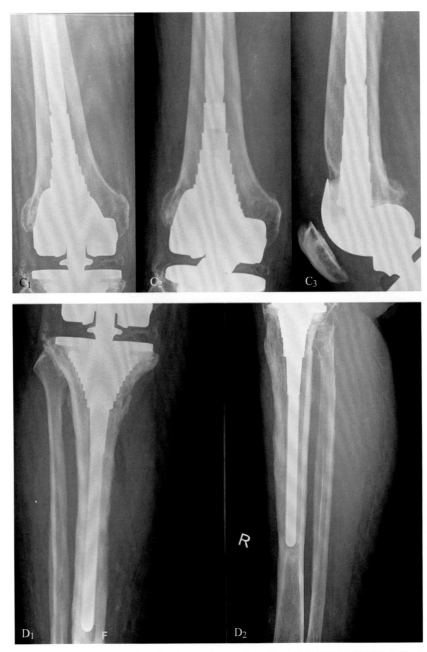

▲ 图 8-8（续） C. 股骨假体 2 年、4 年和 6 年时的 X 线片显示干骺端袖套骨长入良好；D. 6 年随访时胫骨 X 线片显示胫骨袖套骨长入良好，因骨长入后袖套可传导压力，因此胫骨内侧出现骨重塑

这两篇综述中。Chalmers 等[15] 报道了他们在 2006—2014 年期间在 Mayo 诊所对 280 例患者使用 393 例干骺端袖套（144 例股骨，249 例胫骨），平均随访 3 年。他们的袖套通常使用骨水泥固定（55% 股骨，72% 胫骨）。以再次翻修为终点，他们报道无菌性松动股骨袖套和胫骨

袖套的 5 年生存率分别为 96% 和 99.5%。

尽管上述研究在适应证、手术技术和随访时间方面存在差异性，但干骺端袖套在成功实现骨整合和良好生存率方面的共识是相同的。

总之，假体固定是维持膝关节翻修结构的重要支柱之一。在骨丢失和骨髓受损的情况下，

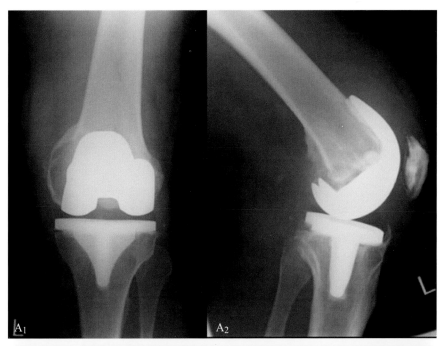

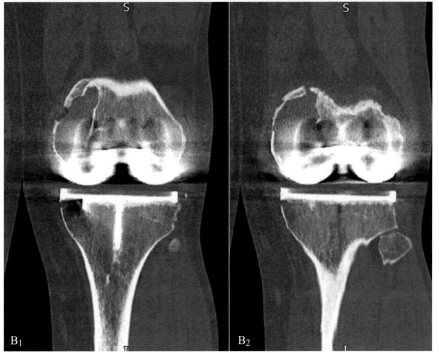

◀ 图 8-9　**A.** 76 岁 男 性，正侧位负重 **X** 线片显示左侧 **TKA** 松动，股骨内侧髁有大片骨溶解导致的缺损；**B.** 冠状位图像显示受累范围

表面骨水泥不足以支持假体，需要辅助干骺端固定。我们的首选方法是使用干骺端袖套，不仅可以实现持久固定，还可以通过常规使用胫骨袖套帮助重建稳定性，利用软组织框架原则可以可靠地建立稳定的胫骨平台。在混合固定技术中，较短的骨水泥延长杆结构在股骨干骺端骨丢失较少时可作为首选。当遇到严重的骨丢失时，可以使用股骨袖套进行干骺端骨丢失的重建。

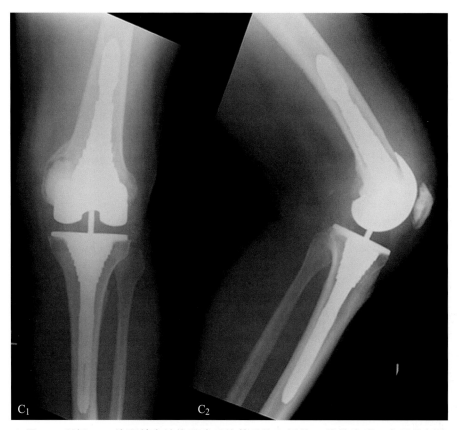

▲ 图 8-9（续） C. 使用袖套结构重建后的前后位和侧位 X 线片表现，在股骨侧绕过干骺端骨丢失区域实现固定，袖套与前 / 外 / 后方及近端骨质接触，空隙通过骨水泥填充

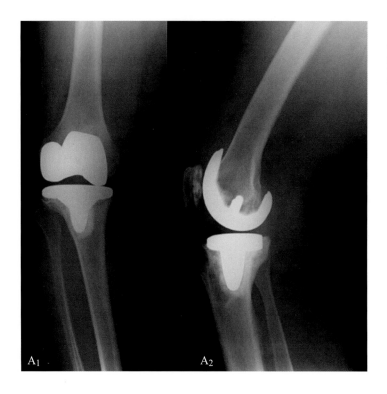

◀ 图 8-10 A. 64 岁 TKA 失效女性，正侧位负重 X 线片表现，患者身材矮小，骨架细小

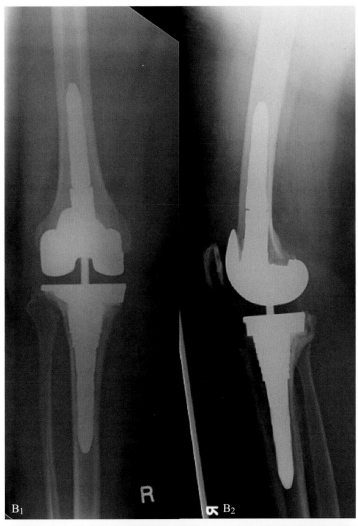

◀ 图 8-10（续）　B. 胫骨侧增加袖套结构重建后的术后 X 线片表现，使用最小的袖套（29mm）才可能实现重建；C. 同一病例左侧 TKA 失败患者左侧正侧位 X 线片表现

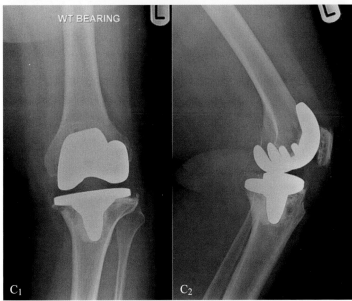

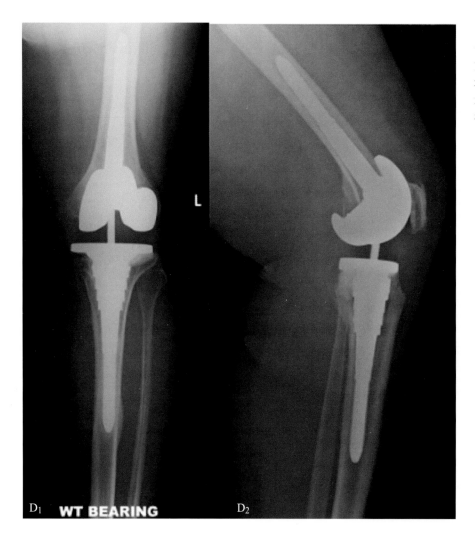

◀ 图 8-10（续） **D.** 类似重建方式但未放置胫骨垫块的术后 **X** 线片表现，骨水泥填充缺损，假体通过袖套固定于干骺端

参考文献

[1] Ghomrawi HM, et al. Patterns of functional improvement after revision knee arthroplasty. J Bone Joint Surg Am. 2009;91(12):2838–45.

[2] Fehring TK, et al. Stem fixation in revision total knee arthroplasty: a comparative analysis. Clin Orthop Relat Res. 2003;416:217–24.

[3] Edwards PK, et al. Are cementless stems more durable than cemented stems in two-stage revisions of infected total knee arthroplasties? Clin Orthop Relat Res. 2014;472(1):206–11.

[4] Elia EA, Lotke PA. Results of revision total knee arthroplasty associated with significant bone loss. Clin Orthop Relat Res. 1991;271:114–21.

[5] Whaley AL, et al. Cemented long-stem revision total knee arthroplasty. J Arthroplasty. 2003;18(5):592–9.

[6] Mabry TM, et al. Revision total knee arthroplasty with modular cemented stems: long-term follow-up. J Arthroplasty. 2007;22(6 Suppl 2):100–5.

[7] Kang SG, Park CH, Song SJ. Stem Fixation in Revision Total Knee Arthroplasty: Indications, Stem Dimensions, and Fixation Methods. Knee Surg Relat Res. 2018;30(3):187–92.

[8] Heesterbeek PJ, Wymenga AB, van Hellemondt GG. No Difference in Implant Micromotion Between Hybrid Fixation and Fully Cemented Revision Total Knee Arthroplasty: A Randomized Controlled Trial with Radiostereometric Analysis of Patients with Mild-to-Moderate Bone Loss. J Bone Joint Surg Am. 2016;98(16):1359–69.

[9] Bloch BV, et al. Metaphyseal Sleeves in Revision Total Knee Arthroplasty Provide Reliable Fixation and Excellent Medium to Long-Term Implant Survivorship. J Arthroplasty. 2020;35(2):495–9.

[10] Matar HE, Bloch BV, James PJ. Role of metaphyseal sleeves in revision total knee arthroplasty: Rationale, indications and long-term outcomes. J Orthop. 2021;23:107–12.

[11] Roach RP, et al. Aseptic loosening of porous metaphyseal

sleeves and tantalum cones in revision total knee arthroplasty: a systematic review. J Knee Surg, 2020.

[12] Barrack RL, et al. The use of a modular rotating hinge component in salvage revision total knee arthroplasty. J Arthroplasty. 2000;15(7):858–66.

[13] Jones RE, et al. Total knee arthroplasty using the S-ROM mobile-bearing hinge prosthesis. J Arthroplasty. 2001;16(3):279–87.

[14] Jones RE, Barrack RL, Skedros J. Modular, mobile-bearing hinge total knee arthroplasty. Clin Orthop Relat Res. 2001;392:306–14.

[15] Chalmers BP, et al. Survivorship of Metaphyseal Sleeves in Revision Total Knee Arthroplasty. J Arthroplasty. 2017;32(5):1565–70.

[16] Watters TS, et al. Porous-Coated Metaphyseal Sleeves for Severe Femoral and Tibial Bone Loss in Revision TKA. J Arthroplasty. 2017;32(11):3468–73.

[17] Huang R, et al. Revision total knee arthroplasty using metaphyseal sleeves at short-term follow-up. Orthopedics. 2014;37(9):e804–9.

[18] Bonanzinga T, et al. Are metaphyseal sleeves a viable option to treat bone defect during revision total knee arthroplasty? Syst Rev Joints. 2019;7(1):19–24.

[19] Haidukewych GJ, Hanssen A, Jones RD. Metaphyseal fixation in revision total knee arthroplasty: indications and techniques. J Am Acad Orthop Surg. 2011;19(6):311–8.

[20] Nadorf J, et al. Tibial revision knee arthroplasty with metaphyseal sleeves: The effect of stems on implant fixation and bone flexibility. PLoS One. 2017;12(5):e0177285.

[21] Bobyn JD, et al. Characteristics of bone ingrowth and interface mechanics of a new porous tantalum biomaterial. J Bone Joint Surg Br. 1999;81(5):907–14.

[22] Matar HE, Bloch BV, James PJ. High survivorship of short cemented femoral stems in condylar revision total knee arthroplasty without significant metaphyseal bone loss: minimum 5-year follow-up. J Arthroplasty. 2021;Online-ahead of print.

[23] Engh GA, Ammeen DJ. Bone loss with revision total knee arthroplasty: defect classification and alternatives for reconstruction. Instr Course Lect. 1999;48:167–75.

[24] Huff TW, Sculco TP. Management of bone loss in revision total knee arthroplasty. J Arthroplasty. 2007;22(7 Suppl 3):32–6.

[25] Bush JL, Wilson JB, Vail TP. Management of bone loss in revision total knee arthroplasty. Clin Orthop Relat Res. 2006;452:186–92.

[26] Backstein D, Safir O, Gross A. Management of bone loss: structural grafts in revision total knee arthroplasty. Clin Orthop Relat Res. 2006;446:104–12.

[27] Awadalla M, et al. Influence of varying stem and metaphyseal sleeve size on the primary stability of cementless revision tibial trays used to reconstruct AORI IIA defects: a simulation study J Orthop Res. 2018;36(7):1876–86.

[28] Awadalla M, et al. Influence of stems and metaphyseal sleeve on primary stability of cementless revision tibial trays used to reconstruct AORI IIB defects. J Orthop Res. 2019;37 (5):1033–41.

[29] Fonseca F, Sousa A, Completo A. Femoral revision knee Arthroplasty with Metaphyseal sleeves: the use of a stem is not mandatory of a structural point of view. J Exp Orthop. 2020;7 (1):24.

[30] Zanirato A, et al. Metaphyseal sleeves in total knee arthroplasty revision: complications, clinical and radiological results: a systematic review of the literature. Arch Orthop Trauma Surg. 2018;138(7):993–1001.

第 9 章　限制性髁翻修假体的运动学：实用观点

Kinematics of Constrained Condylar Revision Implants: A Practical Perspective

孙嘉阳　译

对人来说，最大的不幸莫过于命运的束缚。

——Sophocles

一、概述

关节不稳定是除无菌性松动和感染之外最常见的翻修原因。真正的机械不稳定可能由松动、骨丢失、假体断裂、假体大小或位置问题、骨折、磨损或副韧带失效引起，而仅最后一种通常需要完全限制性假体[1]。此外，一些假体设计问题及用于软组织平衡的手术技术可能会潜在地诱发屈曲中段位不稳定，韧带在 0° 和 90° 屈曲时保持平衡，但在中间范围内出现松弛并出现不稳定症状，特别是当患者爬楼梯或从坐姿到站立过程中更为明显[2]。在这种情况下使用限制性假体，并不能完全解决导致临床结果不佳的潜在不稳定因素[3]。在本章中，我们将重点讨论在不稳定的情况下，rTKA 中实施限制的实际含义，并着重介绍股骨髁翻修假体的运动学。

二、限制性的含义

限制性定义为膝关节假体的一种设计元素

效应，可以在软组织袖套功能不全[4]时提供所需的稳定性。众所周知，膝关节假体的内在限制程度可以从最小到最大进行分类。

1. 保留后交叉韧带假体。

2. 后交叉韧带替代或后稳定型假体。

3. 非铰链型限制（半限制）或内翻 - 外翻限制性假体。

4. 旋转铰链假体。

5. 固定铰链假体。

早在 20 世纪 80 年代，Hugh Cameron 等[5]和一些其他人[6]的研究也证实，随着限制量的增加，传递到假体 - 骨界面的应力也会增加，最终导致假体松动和失效。因此，我们总是建议使用最少的限制来获得满意的结果。

三、限制性与运动学

在翻修病例中，尽管初次失败或重复手术会导致骨量和软组织袖套受损，我们仍旧希望得到接近正常的膝关节运动学表现。因此，我们需要一种翻修系统，允许股骨和胫骨侧以不同的方案进行骨修复及假体固定。表面 / 骨骺区域的骨储备往往有不同程度的丢失，而且还会遇到干骺端甚至节段性骨丢失的情况。因此，一定程度的模块化设计对于任何翻修系统来说，在模块填充及增强固定方面都是至关重要的。

在股骨侧，需要股骨组件能够进行延长杆连接；通常的假体设计仅能把延长杆连接到假体中心位置。我们需要一个组件使髓内部分和股骨组件之间建立牢固的连接。大多数翻修系统都是通过在稳定的植入物背面安装一个固定的基座和一个适配螺栓或类似的装置来实现的。目前，我们没有可以在 CR 翻修股骨假体上进行延长杆可靠固定的相关设计。因此，我们把目光转向了盒式股骨假体，因为其可以更好地安装延长杆。所以，从运动学上讲，我们在翻修术中所能应用的最小限制性为 PS关节。

从运动学角度来看，股骨翻修假体的关节几何形状应与该产品系列中的 PS 初次膝关节置换相同。股骨侧关节设计的运动学模式应与胫骨侧 PS 关节兼容。下一个层次的约束是 VVC垫片，相应股骨髁运动模式应该与 PS 垫片相匹配。PS 和 VVC 假体之间的唯一区别是立柱的高度和大小。因此，股骨髁间盒应设计得更深以适应立柱高度，但也应该能够提供与使用普通 PS 垫片下相同的运动学模式。换句话说，VVC 股骨应该兼容 VVC 和 PS 垫片。股骨髁的运动特征在凸轮 - 立柱啮合与立柱接触模式上在 PS 和 VVC 设计之间不应存在差异。值得注意的是，功能缺失或不全的内侧副韧带是应用 VVC 假体的绝对禁忌证[7]。

在大多数现代的翻修系统中，膝关节的初始运动模式是通过股骨髁几何形状及其与胫骨垫片的相互作用来实现的。关节的几何形状是关节稳定的初始驱动力，同时其也驱动回滚并

为接下来的机制提供空间。组件间缓慢接合，并可掌控股骨髁控制机制和凸轮 - 立柱控制机制之间的过渡位点。在深度屈曲中，运动学由凸轮 - 立柱机制控制，而不由股骨髁机制掌控。重要的是，当凸轮 - 立柱机制起效时，要避免股骨髁机制和凸轮 - 立柱机制之间发生任何冲突。考虑到这一原则，在设计膝关节翻修假体时，上述这种运动模式应该是可预测且可复制的。

> 重要提示：翻修膝关节假体的理想特征应是股骨髁控制机制可无冲突地过渡到凸轮控制机制中。

四、需要凸轮 - 立柱机制的原因

我们在翻修手术中遇到的问题是，除了所需的固定参数外，还需要获得平衡的屈伸间隙。即使在 PS 关节中，我们也能更好地控制屈曲，因为它为反常的前滑提供了物理屏障。凸轮 -立柱为后滚提供了控制机制，因此，我们便不会太依赖股骨髁控制机制。在这种机制下，即使存在关节线位置的小幅波动，仍可以保证更好的屈曲稳定性。

五、固定平台在翻修手术中的表现

在 rTKA 中应用固定平台的首要原则是需要使旋转限制最小化。VVC 假体的缺点是内外翻稳定性好，但同时也产生了一定程度的旋转限制。因此，我们建议在固定平台的 rTKA 中尽可能少地引入限制性，因此要谨慎依赖 VVC

关节来弥补稳定性的缺乏。因为在稳定性方面，应该首先通过手术来解决关节线位置及软组织平衡问题。VVC 假体可以在短期内解决问题，但在长期来看会出现早期松动与失效。

理想情况下，我们需要生理性内翻 – 外翻限制来支持韧带结构，并且不应具有旋转限制性，因为在生理屈伸过程中，膝关节会自发地发生旋转。旋转限制通常会导致偏心后磨损和边缘高载荷，并最终会出现假体松动。

> 重要提示：在使用固定平台 VVC 关节中，重要的是考虑对旋转限制及固定界面的影响。

六、旋转平台 VVC 假体

解决固定平台 VVC 存在旋转限制这一困境的解决方案之一是使用旋转平台。早期的固定铰链有较高失效和松动率，而旋转铰链设计的引入大大改善了这一问题。运动学上，旋转平台 VVC 组件的优点在于提供了冠状面限制，同时没有旋转限制这一缺陷，以及相应的无菌性松动和失效的潜在问题。国家联合登记处已经报道了 80%～85% 的固定平台 VVC 股骨髁翻修生存率。虽然无菌性失效是一个多因素过程，在假体特征、固定方法、手术技术和患者因素之间存在复杂的相互作用，但有新的证据表明，通过旋转平台理念可以有效提高寿命。当然，我们在股骨髁翻修和旋转平台 VVC 的经验表明，随着对固定界面保护的增加，10 年良好生存率的预期＞95%[8]。Mayo 诊所及其他机构也报道了类似的结果[9, 10]。

七、限制性对髌股关节的影响

更深股骨髁间盒的缺点是，其对髌股力学会产生影响，并降低了对 PFJ 的保护。股骨假体髁间盒的角度由延长杆的出口点控制，杆的出口点必须以给定的角度附着在髁间盒之上，以实现在髓腔中的中心位置。更深的深度意味着翻修假体的髁间盒在屈曲范围内比初次 PS 组件更早地接触 PFJ。而在初次假体中，股骨髁间盒可以倾斜，而且更浅，能够在深度屈曲位的时候保持滑车槽完整。

优化 PFJ 力学、恢复关节线、处理髌骨周围的软组织（清除和切除可能撞击股骨假体的瘢痕组织）都是重要的手术步骤，将有助于改善患者的结果。我们认为，翻修时应该进行髌骨表面置换。在这里进行表面置换的目的是真正优化髌骨假体相对于关节线的位置。

> 重要提示：在翻修假体中，PFJ 与股骨髁间盒的相互作用要早得多。因此，我们进一步强调将关节线恢复到尽可能接近原始状态的重要性，目的是获得更好的 PFJ 力学性能。

总之，在大多数情况下，全膝关节翻修术中使用限制性组件是必要的。了解限制性对假体固定界面及结构耐久性的影响，对于在每个病例中进行假体的决策和选择是至关重要的。

图 9-1 的病例证明了 VVC 假体的局限性。

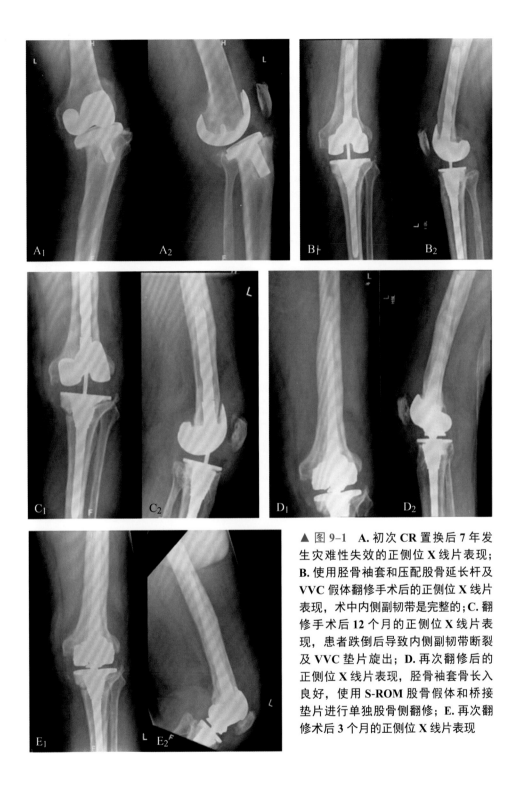

▲ 图 9-1　**A.** 初次 **CR** 置换后 **7** 年发生灾难性失效的正侧位 **X** 线片表现；**B.** 使用胫骨袖套和压配股骨延长杆及 **VVC** 假体翻修手术后的正侧位 **X** 线片表现，术中内侧副韧带是完整的；**C.** 翻修手术后 **12** 个月的正侧位 **X** 线片表现，患者跌倒后导致内侧副韧带断裂及 **VVC** 垫片旋出；**D.** 再次翻修后的正侧位 **X** 线片表现，胫骨袖套骨长入良好，使用 **S-ROM** 股骨假体和桥接垫片进行单独股骨侧翻修；**E.** 再次翻修术后 **3** 个月的正侧位 **X** 线片表现

参考文献

[1] Vince KG, Abdeen A, Sugimori T. The unstable total knee arthroplasty: causes and cures. J Arthroplasty. 2006;21(4):44–9.

[2] Athwal KK, et al. Clinical biomechanics of instability related to total knee arthroplasty. Clin Biomech (Bristol, Avon). 2014;29(2):119–28.

[3] Wilson CJ, et al. Knee instability as the primary cause of failure following Total Knee Arthroplasty (TKA): A systematic review on the patient, surgical and implant characteristics of

revised TKA patients. Knee. 2017;24(6):1271–81.

[4] Morgan H, Battista V, Leopold SS. Constraint in primary total knee arthroplasty. J Am Acad Orthop Surg. 2005;13(8):515–24.

[5] Cameron HU, Hunter GA. Failure in total knee arthroplasty: mechanisms, revisions, and results. Clin Orthop Relat Res. 1982;170:141–6.

[6] McAuley JP, Engh GA. Constraint in total knee arthroplasty: when and what? J Arthroplasty. 2003;18(3):51–4.

[7] Athwal KK, et al. An in vitro analysis of medial structures and a medial soft tissue reconstruction in a constrained condylar total knee arthroplasty. Knee Surg Sports Traumatol Arthrosc.

2017;25(8):2646–55.

[8] Bloch BV, et al. Metaphyseal Sleeves in revision total knee arthroplasty provide reliable fixation and excellent medium to long-term implant survivorship. J Arthroplasty. 2020;35 (2):495–9.

[9] Reina N, et al. Varus-Valgus Constrained Implants With a Mobile-Bearing Articulation: Results of 367 Revision Total Knee Arthroplasties. J Arthroplasty. 2020;35(4):1060–3.

[10] Gurel R et al. Good clinical and radiological outcomes of the varus-valgus constrained mobile-bearing implant in revision total knee arthroplasty. Int Orthop, 2021.

第 10 章　旋转铰链假体
Rotating-Hinge Implants

张云峰　译

流水不腐，户枢不蠹。

——Ming-dao Deng

一、概述

在全膝关节翻修术实践中，使用旋转铰链假体的适应证包括韧带功能不全或缺失（尤其是内侧副韧带缺失），韧带附着点处骨丢失，屈伸总体不平衡，膝关节反屈，以及膝关节多向不稳定[1]。早期的铰链设计限制性高，只允许屈伸活动，有较高的失效率和并发症发生率[2-4]。第二代设计假体引入了内外翻活动和轴向旋转，降低了假体限制，从而降低了假体 – 骨水泥和假体 – 骨界面上的扭转应力[5-7]。当前的第三代假体改进了旋转铰链装置，以加深股骨滑车翼并改善髌骨轨迹的方式改进了髌股生物力学，提高了组件模块化程度，改进了固定技术，所有这些都使假体生存率和临床结果有了显著提高[8-11]。在一项关于全膝关节翻修术中旋转铰链假体的系统综述中，假体生存率为 51%～92.5%，并发症发生率为 9.2%～63%。所纳入的大部分研究为短到中期随访结果，感染与无菌性松动为最常见的并发症[12]。在本章中，我们将重点介绍铰链假体的实用技术及其运动学，以避免常见的铰链相关并发症。

二、使用铰链假体的时机

在我们的临床实践中，常见的适应证是软组织失效（后方关节囊、内侧副韧带），以及明显且情况复杂的骨丢失。铰链可应用于节段性骨替代假体，股骨远端置换（distal femoral replacement，DFR）可应用于较大增强垫块骨填充手术中，也可用在有明显畸形的复杂初次置换情况下，特别对于年龄较大患者更为适合（图 10-1）。

三、固定铰链假体

真正的固定铰链假体拥有极高的限制性，因此在我们的临床实践中使用非常少。使用情况包括先天性结缔组织发育不全综合征（Ehlers-Danlos 综合征）伴有广泛韧带松弛，同时旋转铰链假体失效（图 10-2）。其缺点是，可以预见 10 年内便会松动。还有一种适应证是伸膝装置失效后进行同种异体重建。在这种情况下，同种异体移植失败后旋转铰链有分离的风险。

同样，在伴有伸膝装置失效并缺少关节囊支持的股骨远端替代重建的患者中，我们使用固定铰链重建。其他适应证是慢性髌骨脱位，在这种情况下为使髌骨居中，除进行软组织重建外，还需将股骨旋转固定在更有利的位置（见第14章）。

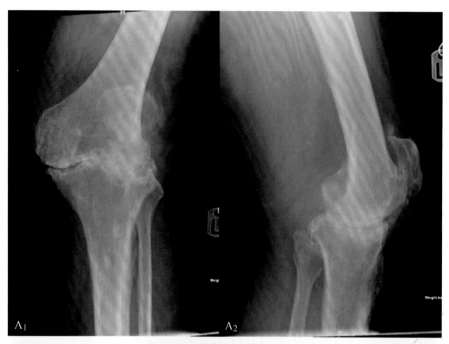

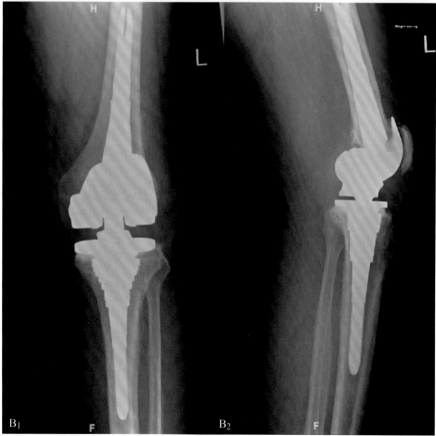

◀ 图 10-1　**A.** 老年患者，左膝正侧位 **X** 线片显示明显的固定外翻畸形和终末期骨关节炎；**B.** 使用压配式干骺端袖套及旋转铰链假体（**S-ROM**）行复杂初次 **TKA** 的术后正侧位 **X** 线片表现

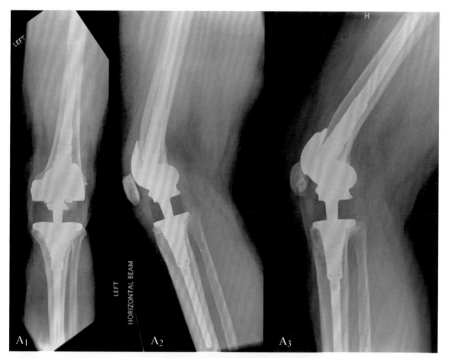

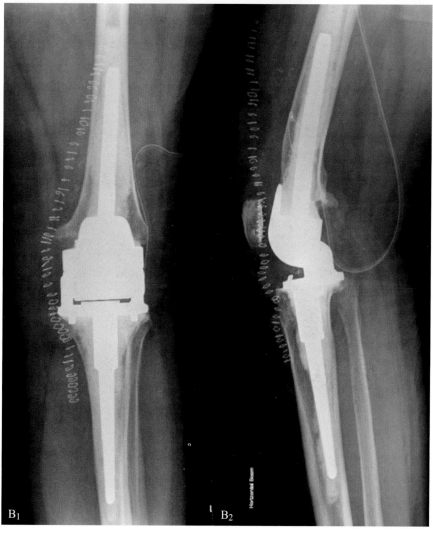

◀ 图 10-2　**A. 53** 岁，经三级转诊的患者患有 **Ehlers-Danlos** 综合征，之前经过多次手术，左膝正侧位 **X** 线片显示膝关节不稳。由于不稳定曾接受铰链假体翻修，更换了聚乙烯衬垫。现临床表现复杂，主要为疼痛和不稳定症状。放射学检查显示关节线抬高，医源性低位髌骨伴屈膝时髌骨半脱位。**B.** 固定铰链假体翻修术后 **X** 线片显示关节线恢复。固定铰链设计的适应证很少，其中之一是恢复髌股关节稳定。此外，这种罕见综合征会表现出软组织过度伸展并导致过伸不稳，这也可通过固定铰链假体解决

四、铰链装置的位置

后置铰链：较早设计的假体铰链装置位于后部，理论上模拟屈膝时股骨后滚，但屈膝时贝壳样的关节张开会产生对伸膝装置的压力。根据经验，如果使伸膝间隙太紧（"紧铰链"），尤其是对于软组织套袖缺损或外翻畸形的老年患者，将导致伸膝装置承受很大的负荷。如果旋转轴位于后部，当患者沿后部轴开始屈膝时，力臂（或解释为从旋转中心到伸膝装置的距离）会逐渐变大。这为伸膝装置增加了负荷，将可能导致许多可意料内的并发症发生。可能会出现髌骨脱位导致伸膝装置逃逸，或者出现股四头肌断裂、髌骨骨折或髌腱断裂，最终导致伸膝装置失效；所有这些并发症都会严重削弱膝关节功能。

> 重要提示：当使用铰链后置设计假体时，需降低伸膝间隙张力（松弛间隙）并确保伸膝装置轨迹居中。

中置铰链：铰链装置中置，旋转轴更靠近股骨滑车前翼。尽管这种设计减少了股四头肌杠杆力臂，并可能由此减弱伸膝力量，但对髌股关节更加友好。此外，由于早期撞击的出现，会减少关节活动范围。

医生对于铰链假体类型的选择基于他们对铰链原理的理解，或者基于他们所使用产品系列的情况。就铰链位置而言，我们尚未发现有高质量证据能表明一种设计理念优于另一种，不同设计的利弊需要进行权衡。

> 重要提示：理解所选铰链假体在实际使用时可能带来的问题，并尽量减少对治疗效果的影响；后置铰链假体存在潜在的伸膝装置失效问题，而中置铰链假体会使股四头肌力减弱，活动范围降低。

五、铰链相关的髌股关节问题

这是一个复杂的话题，并受多种因素相互影响：胫股关节旋转、股四头肌张力、铰链装置的位置及相应的前方软组织套袖的应力、滑车沟设计、是否应用于肿瘤假体。

作为外科医生，我们要确保恢复关节线，并且伸膝时要有适当的软组织张力；同时，理解所使用的假体设计及其旋转装置的特点。在此，不同设计之间旋转位置可以位于胫骨托上或胫骨托下，铰链机制通过套管及股骨髁传递的比率也是有差别的，即我们要了解这些铰链假体的运动学区别。

六、铰链假体运动学的实践思考

在较早的铰链假体，所有载荷都通过转轴和套管进行传递，铰链均为后置，铰链内存在一些旋转机制，但所有载荷都仅通过很小的表面范围从股骨传递到胫骨部件，如 Stanmore Smiles 铰链假体（图 10-3）。在这一设计中，胫骨组件下表面内置了一些旋转控制机制，因此旋转时胫骨假体会稍向上翘起。该设计与其说是限制性旋转，不如理解为抗阻旋转设计。因此当知道这一点后，通过术中精细安置胫股

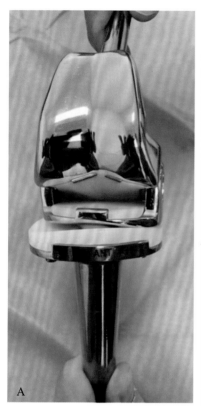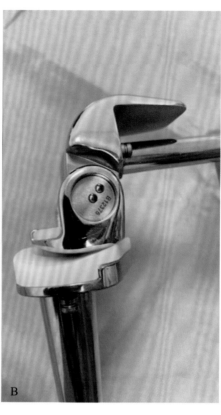

◀ 图 10–3　SMILES 旋 转 铰链假体照片
聚乙烯垫片呈斜面置于胫骨托上，限制旋转活动在 ±5°

相对旋转，我们可实现伸膝装置位置的最优化，特别是在静态伸膝状态时更是如此。这样做的好处是，如果髌骨起始位于正确的位置，当开始屈膝时，髌骨将嵌入滑车沟，髌骨从假体上获得二级稳定机制会帮助维持稳定。

> 重要提示：确保静态伸膝时髌骨居中，以最大限度降低屈膝时不稳的风险。

相比之下，S-ROM Noiles hinge 等铰链假体（图 10-4）经过了多年的发展，但仍仅存在理论上的载荷分担机制，该假体在设计上仍由转轴和套管装置组成，并可借助股骨髁的几何形状分担载荷。然而，理论上两者不能兼而有之，但是由于高应力作用于低接触面积时，套管的磨损不可避免，那么套管磨损后可能会出现更多的髁接触和一定程度的负载分担。我们

需要更大的髁接触面积，伸膝时股骨与胫骨组件的几何匹配获得的接触面提供了更多稳定性。屈膝时这种稳定性会减弱，因为此时大部分载荷通过转轴和套筒传递。这种锁定机制的优点是，至少理论上伸膝会获得更好的对线，同时要注意的是，这个假体具有完全无限制的旋转平台。

例如，在 S-ROM 设计中，只是将一个带立柱的聚乙烯垫片置于平坦金属表面上，而无内在旋转抵抗，因其提供完全旋转自由，所以有利于保护固定界面。但是，其对胫 - 股关节（尤其是髌股运动学）有潜在的负面影响，随着截骨 / 骨丢失的增加（如股骨远端重建），这种影响会更为明显。这种情况，我们失去了连接股骨和胫骨的软组织袖套 / 关节囊，从而失去了连接原生股骨和胫骨的软组织约束或稳定能力，而这些结构的功能恰恰是抵抗过度的旋转。

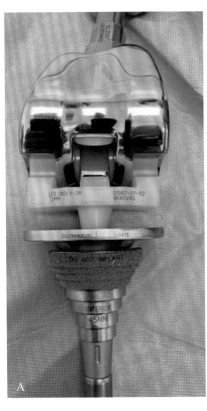 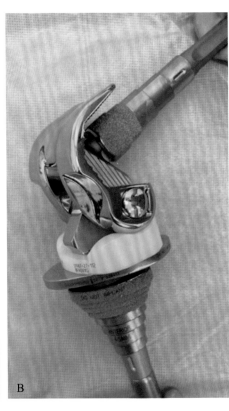

◀ 图 10-4 S-ROM 旋 转 铰链假体照片

A. 聚乙烯垫片与股骨组件高度形合，与胫骨托连接则是完全的平面；B. 请注意，垫片与胫骨托界面无内在旋转限制

因此对于髌股关节机制的影响而言，在使用这些非限制的旋转平台铰链设计假体时必须非常小心。如果起始时髌股轨迹稍偏外，由于伸膝装置拉动且缺乏旋转约束，胫骨结节将外旋。这种情况下，髌骨可能向外偏移更多，并且在旋转铰链膝关节由于外旋的加速，一旦髌骨脱位将无法复位。在有足够关节囊附着的标准铰链病例中一般不会出现这一问题，因为有足够的软组织限制。但全股骨远端重建病例则不同，因为股骨和胫骨之间几乎没有软组织连接，因此更容易发生上述情况。

其他一些现代的铰链连接假体设计是在胫骨托上方建立一定旋转，因此聚乙烯在胫骨托上是固定的，旋转装置在上方与股骨组件相连。这种设计中，伸膝时可以获得一定的股骨髁控制，可以阻断或限制接近完全伸膝时的过度旋转。然而由于相对的旋转自由，屈膝时这种接触会快速消失。这些设计中，股骨髁的几何形态有助于优化髌股关节运动。因此，组件的旋转对线正确与伸膝时髌骨休息位的准确位置是至关重要的，同时需确保其在组件位置居中，以至少将髌骨在屈膝开始时置于正确位置。

> **重要提示**：如果髌骨轨迹不够居中，无旋转约束的旋转铰链假体设计存在更高的髌股关节不稳倾向。

> **重要提示**：转轴与套筒配合旋转的这类设计更容易出现失效，尽管常见的套筒磨损较易于更换，并且一般不会出现关节的灾难性失效。

七、理想的铰链设计

从运动学的角度来看，理想的铰链假体应该是滑动铰链，也就是髁铰链，其可以通过轻微的活塞运动保持髁控制，同时还有可以滑动的铰链装置，因此旋转点不应是固定的。旋转点可以由髁和铰链装置共同驱动。其需要能够使用 15～20 年，并保存骨量。

换句话说，这是一种松弛铰链假体，旋转中心不固定，有些许活塞活动，可阻止过伸，对关节不稳及韧带松弛的翻修情况提供确切的内外翻稳定。遗憾的是，目前市面上还没有这种假体，但这确实是全膝关节翻修术中需要伟大的工程学智慧进一步探索的领域。

八、肿瘤假体的铰链设计

依据定义，在没有侧副韧带情况下，假体必须有铰链装置。负荷通过假体固定位置的传递过程非常重要；节段替代越大，到达固定点前的杠杆力臂就越长。这就是（特别在老年患者中）肿瘤假体有更高失败率的原因。标准肿瘤假体在骨质健康的年轻患者中表现良好。大部分假体都有带涂层的颈领，骨膜可以附着其上，从而提供带有生物固定元素的辅助固定点。然而，在老年患者的补救性膝关节翻修病例中，无论是骨水泥还是非骨水泥固定，实际上我们只能依靠假体 – 骨界面固定，并且长期生存率仍然是一个问题（图 10-5）。

九、我们的旋转铰链病例系列

我们评估了 2005—2018 年在一连续病例系列中使用两种现代旋转铰链假体（全骨水泥与非骨水泥系统）行全膝关节翻修术的中到长期生存率、并发症和结果。固定方法的选择及随后使用植入物的类型，取决于患者因素、骨量减少的程度或骨质疏松情况，以及是否需要辅助固定。固定技术是所用两种假体之间的区别之一，骨水泥系统需要全骨水泥固定，非骨水泥系统允许干骺端袖套固定。尽管在人口统计学方面存在一些差异，本研究中的两组获得了相似的结果。

假体：我们使用两种旋转铰链假体，即 Stanmore 组配式个性化下肢系统 SMILES® 膝关节系统（Stanmore Implants Worldwide Ltd），以及 S-ROM®NOILES™ 旋转铰链膝关节系统（DePuy，Warsaw，IN）。

SMILES® 膝关节系统（图 10-3）：这是1992 年推出的第三代全骨水泥铰链膝关节。由钴铬钼钛合金铸造制成。旋转铰链的膝关节界面包括置于胫骨托上的呈斜面的聚乙烯承重面，限制旋转在 ±5°。同时，保险杠结构充当次级承重面并限制过伸。该系统有两种尺寸的三种胫骨选择，即旋转铰链全聚乙烯胫骨、短杆（140mm）或长杆（180mm）的旋转铰链金属套胫骨，以及有短杆或长杆选择的固定铰链胫骨。在我们的实践中，我们使用旋转铰链金属套胫骨。股骨组件分为小号或标准型号，钛质弧形股骨延长杆长 140mm，标准型号直径为13mm，小号直径为 12mm。铰链由钴铬钼转轴、一对聚乙烯套筒及一个钛质卡环组配而成。

S-ROM® 旋转铰链膝关节系统（图 10-4）：这是由最初的 Noiles 假体发展而来的第三代组配式活动衬垫假体。股骨髁由高抛光钴铬合金制成，同与股骨组件高度形合的可活动聚乙烯

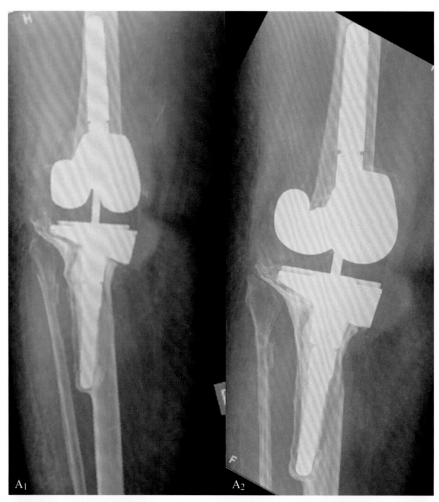

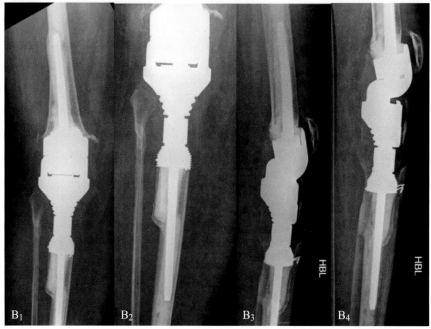

▲ 图 10-5　**A.** 81 岁女性，右侧全膝关节翻修术后严重无菌性松动的术前 **X** 线片表现；**B.** 使用 **SMILES** 固定铰链及 **METS** 近端胫骨组件重建关节，两侧延长杆固定良好，图为术后 **3** 年随访时的 **X** 线片表现

垫片通过轭轴组配的铰链装置连接。股骨假体提供三种规格（超小号、小号和中号）。该系统可与 MBT 翻修胫骨托兼容，并且具有组配式钛质干骺端袖套（骨水泥或非骨水泥型），可以通过莫氏锥度连接成为重建结构的一部分，从而加强固定。在临床实践中，我们在所有病例的胫骨侧及特定患者的股骨侧常规使用非骨水泥干骺端袖套[13]。

使用本地前瞻性数据库及国家关节登记系统（National Joint Registry，NJR）获得的连接数据确定行全膝关节翻修术的患者。排除需要行全股骨远端置患及假体周围骨折的患者。

手术技术：沿用以前的正中切口并根据需要尽量向近端延伸以便显露股骨远端，通过标准髌旁内侧入路切开关节，彻底切除滑膜后使髌骨半脱位，以显露膝关节。以标准方式移除组件，并将骨量丢失降至最低。准备胫骨，扩髓至可以插入合适直径的骨水泥或非骨水泥延长杆。再之后准备股骨，以相似的方法准备髓腔。使用非骨水泥假体时，需要为压配型非骨水泥延长杆及股骨干骺端袖套进行进一步的骨床准备。组装试模并与胫骨组件连接。在伸膝及屈膝位重建关节线，并联合使用解剖标志、软组织张力（特别是伸膝装置）及包括髌股关节在内的长度测量进行关节线检查[14]。获得满意的试模位置后，组装与试模相匹配的最终植入假体。对于骨水泥假体，使用含庆大霉素的 Palacos R+G（Hereaus Medical GmbH，Germany）骨水泥。可根据需要向骨水泥中添加额外抗生素[15]。放置引流管后，常规逐层缝合切口，引流管 24h 内拔除。当能够耐受常规物理治疗后开始完全负重。术后 6 周、3 个月、12 个月常规随访。

研究期间共有 158 例连续患者（158 个膝关节）纳入分析。其中包括 93 例女性（59.5%）和 64 例男性（40.5%），平均年龄 73.9 岁（38—95 岁）。平均 BMI 为 30.9（19～51）kg/m^2，中位数为 30kg/m^2。大多数患者（92.4%）ASA II/III 级。主要翻修适应证为感染（37.3%）、无菌性松动伴关节不稳（36%）、单纯关节不稳（18.3%），大多数感染患者分两期治疗（46/59）。89 例患者（56.3%）置入了非骨水泥带袖套关节系统（图 10-6 至图 10-8），69 例患者（43.7%）置入了全骨水泥铰链膝关节假体（图 10-9 和图 10-10）。尽管非骨水泥组的年龄更小、男性多于女性、ASA II 级患者数量较多，表明该组患者更为健康，但两组的基线患者特征无统计学显著差异。

S-ROM 组平均随访时间为 7.4 年，中位时间 7 年（2～17 年）。总再手术率为 10.1%，其中假体翻修率为 6.7%；共有 3 例需再次手术，6 例需要组件翻修。以"全因翻修"为终点的 Kaplan-Meier 分析假体 10 年生存率为 93.3%。SMILES 组的平均随访时间为 7.9 年（2～17 年），总体并发症发生率为 7.24%，其中均出现髌股关节并发症。以"全因翻修"为终点的失效率为 4.34%。无机械失效病例。10 年随访时，69 例中 17 例（24.63%）患者死亡。10 年假体生存率为 94.2%。两组间 10 年生存率无统计学显著差异（P=0.821）。

目前学界已经发表了大量有关全膝关节翻修术中现代旋转铰链假体的研究，尽管大多数研究均为短至中期随访[10, 16-20]（表 10-1）。

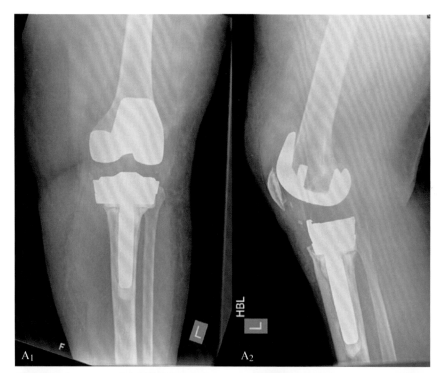

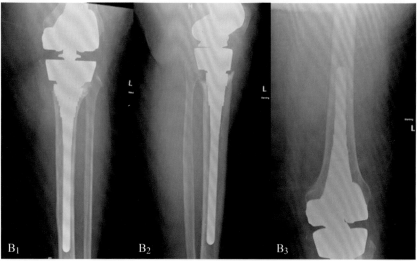

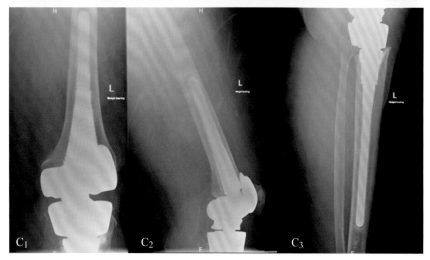

◀ 图 10-6　**A.** 67 岁女性，左膝负重位正侧位 X 线片显示左侧 TKA 翻修术后失效，无菌性松动伴不稳；**B.** 翻修术后 X 线片显示组配袖套、旋转铰链假体及加厚胫骨托进行重建，7 年随访时 X 线片显示临床结果满意，袖套骨长入满意，无松动；**C.** 胫骨组件与袖套有几毫米下沉以获得稳定，髓腔内形成了以骨长入良好袖套为底座的稳定结构，两侧延长杆放射透亮线无进展

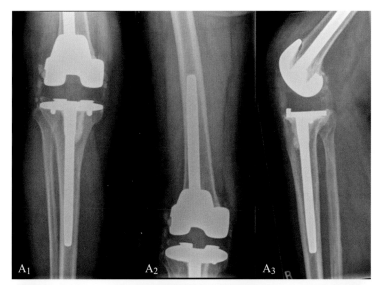

◀ 图 10–7　**A. 56** 岁男性，右膝正侧位 X
线片表现，翻修后再次失效，主要症状
为屈膝不稳，之前曾接受过髌骨切除术；
B. 使用旋转铰链假体重建的术后 X 线片表
现，两侧均使用压配式袖套；**C.** 术后 **8.5**
年随访 X 线片显示组件固定良好，功能结
果满意

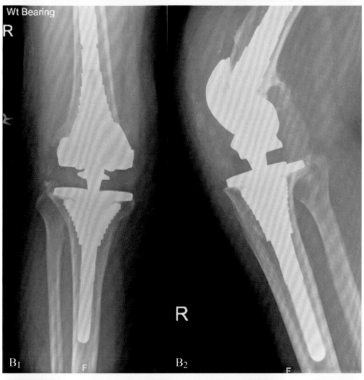

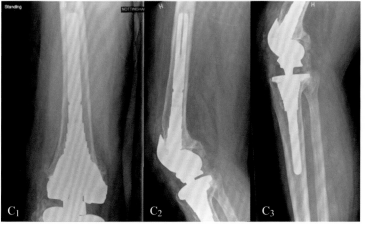

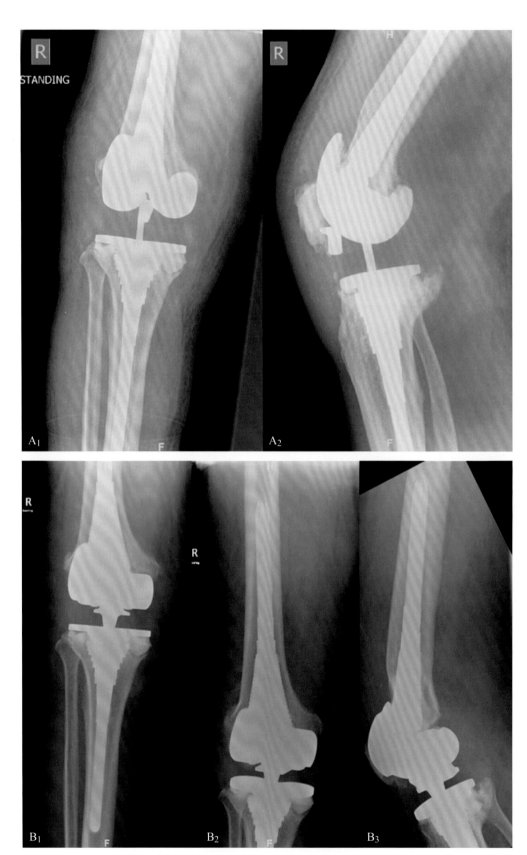

▲ 图 10-8　**A.** 76 岁男性，右膝内外翻限制假体翻修术后的正侧位 X 线片表现，临床表现为关节不稳、行走不能，两张 X 线片均显示股骨组件与固定良好的袖套适配器之间的螺栓发生断裂；**B.** 单组件翻修成为旋转铰链关节的术后 X 线片表现

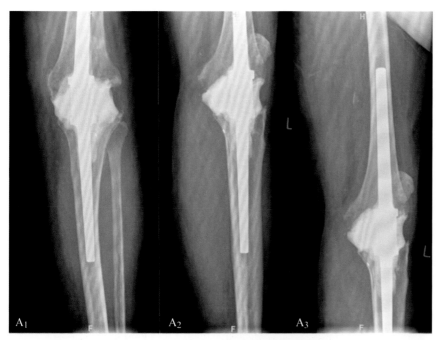

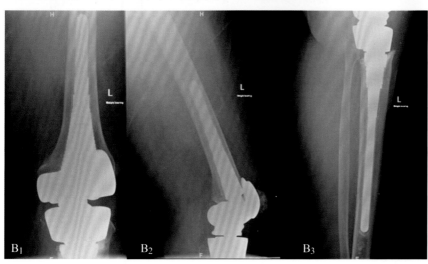

◀ 图 10-9　A. 71 岁女性，感染后一期使用融合钉作为静态稳定装置翻修的左膝正侧位 X 线片表现；B. 使用骨水泥型固定铰链假体行二期重建的正侧位 X 线片表现；2 年随访（B₁ 和 B₂）；4 年随访显示假体固定良好（B₃）

重要提示：在我们的病例系列中，就固定技术（骨水泥或袖套非骨水泥）而言，两种系统有相似的结果，而关节线恢复和假体组件旋转在预防运动学并发症方面更为重要，特别是在髌股关节。

总之，全膝关节翻修中铰链组件是我们装备库中的重要工具。然而在使用时必须要谨慎，必须恰当地重建关节线并建立正确的组件旋转，以避免任何可能会导致功能问题的并发症。在可能的情况下，我们提倡使用旋转铰链假体，以避免过多的应力传递至假体 – 骨或固定界面，而最终导致潜在的早期松动问题。

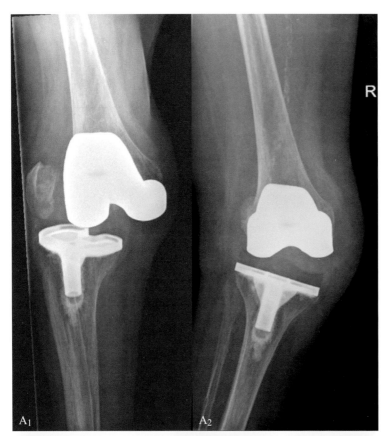

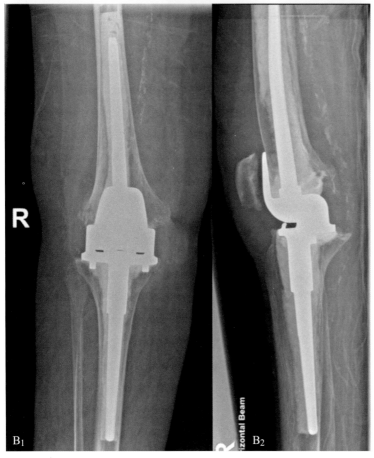

◀ 图 10-10　**A.** 89 岁女性，右膝术前正侧位 **X** 线片显示严重旋转不稳，内侧副韧带失效；**B.** 骨水泥型固定铰链假体翻修术后 **3** 年正侧位 **X** 线片显示关节无松动，临床结果满意

表 10-1　已发表的全膝关节置换翻修术中当使用现代旋转铰链假体的研究汇总

研　究	适应证	数量*（患者/膝）	假　体	平均随访时间（年）	并发症	翻修率	生存率
Joshi (2008)[19]	• 无菌性松动（60%） • 不稳（31%） • 假体周围骨折（5%） • 伸膝装置失效（4%）	78/–	Waldemar Endo-Model 旋转膝关节假体	7.8	• 不稳（5%） • 无菌性松动（5%） • 感染（3%）	10（12.8%） • 感染 2（2.6%） • 非感染 8（10.3%）	7.8 年 73%
Baier (2013)[16]	• 无菌性松动（45%） • 组件旋转异常（23%） • 不稳（18%） • 僵硬（9%）	78/–	• TC3 • DePuy • Warsaw • IN	6.7	• 关节纤维化（7%） • 无菌性松动（6%） • 深部感染（4%） • 髌骨并发症（3%）	7（8.9%） • 感染 3（4%） • 非感染 4（6%）	6.7 年再手术率 26%，无生存率数据
Smith (2013)[20]	• 感染（46%） • 不稳（34%） • 无菌性松动（24%）	59/111	• Stryker Kinematic 1&2 • Stryker Duracon 组配式旋转铰链假体 • S-ROM • Biomet Finn 旋转铰链假体	5	• 感染（24%） • 软组织失效（12%） • 无菌性松动（7%） • 假体周围骨折（5%）	28（47.5） • 感染 14（23.7%） • 非感染 13（22.0%）	• 1 年 77% • 5 年 52%
Guirea (2014)[21]	• 骨关节炎（56%） • 感染（13%） • 无菌性松动（13%） • 不稳（15%）	62/152	Aesculap EnduRo 旋转铰链假体	2	• 深部感染（3%） • 无菌性松动（1%） • 假体周围骨折（1%） • 伸膝装置功能不全（1%）	14（9.2%） • 感染 5（3.3%） • 非感染 9（5.9%）	2 年 85.4%
Farid (2015)[17]	• 感染（43%） • 关节纤维化（11%） • 无菌性松动（11%） • 假体周围骨折（5%）	131/142	Biomet Orthopedic 补救系统	4.7	• 无菌性松动（16%） • 深部感染（15%） • 假体周围骨折（7%） • 股四头肌/髌腱断裂（4%）	49（34.5%） • 感染 21（14.8%） • 非感染 28（19.7%）	10 年 51%
Cottino (2017)[10]	• 感染（35%） • 无菌性松动（13%） • 假体周围骨折（13%） • 骨不连（5%） • 初次 TKA（18%）	334/408	• Howmedica（59%） • NexGen RH Knee（31%） • S-ROM（9%） • Biomet Finn（0.5%）	4	• 深部感染（11%） • 切口延迟愈合（3%） • 僵硬（2.5%） • 无菌性松动（2.5%） • 表浅感染（1.2%）	10 年 22.5%	10 年 71.3%
我们的病例系列	• 感染（37.3%） • 无菌性松动（36%） • 不稳（18.3%） • 脱位（5.7%） • 其他（2.7%）	158/–	• S-ROM（56.3%） • SMILES（43.7%）	7.6	13（8.2%）	• 10 年 S-ROM 假体翻修率 6.7% • 10 年 SMILES 假体翻修率 4.34%	10 年 70.9%

*. 进行 rTKA 的患者/膝数量

127

参考文献

[1] Rodríguez-Merchán EC. Total knee arthroplasty using hinge joints: Indications and results. EFORT Open Rev. 2019;4(4):121–32.

[2] Jones EC, et al. GUEPAR knee arthroplasty results and late complications. Clin Orthop Relat Res. 1979;140:145–52.

[3] Jones GB. Total knee replacement-the Walldius hinge. Clin Orthop Relat Res. 1973;94:50–7.

[4] Lettin AW et al. The Stanmore hinged knee arthroplasty. J Bone Joint Surg Br. 1978; 60-b (3):327–32.

[5] Murray DG, et al. Herbert total knee prosthesis: combined laboratory and clinical assessment. J Bone Joint Surg Am. 1977;59(8):1026–32.

[6] Shaw JA, Balcom W, Greer RB 3rd. Total knee arthroplasty using the kinematic rotating hinge prosthesis. Orthopedics. 1989;12(5):647–54.

[7] Walker PS, et al. The kinematic rotating hinge: biomechanics and clinical application. Orthop Clin North Am. 1982;13(1):187–99.

[8] Jones RE, Barrack RL, Skedros J. Modular, mobile-bearing hinge total knee arthroplasty. Clin Orthop Relat Res. 2001;392:306–14.

[9] Barrack RL. Evolution of the rotating hinge for complex total knee arthroplasty. Clin Orthop Relat Res. 2001;392:292–9.

[10] Cottino U, et al. Long-term results after total knee arthroplasty with contemporary rotating-hinge prostheses. J Bone Joint Surg Am. 2017;99(4):324–30.

[11] Myers GJ, et al. Endoprosthetic replacement of the distal femur for bone tumours: long-term results. J Bone Joint Surg Br. 2007;89(4):521–6.

[12] Kouk S, et al. Rotating hinge prosthesis for complex revision total knee arthroplasty: a review of the literature. J Clin Orthop Trauma. 2018;9(1):29–33.

[13] Bloch BV, et al. Metaphyseal sleeves in revision total knee arthroplasty provide reliable fixation and excellent medium to long-term implant survivorship. J Arthroplasty. 2020;35 (2):495–9.

[14] Bellemans J. 52 joint line restoration in revision total knee replacement. In: Hirschmann MT, Becker R, editors. The unhappy total knee replacement: a comprehensive review and management guide. Cham: Springer International Publishing; 2015. p. 631–8.

[15] Frew NM et al. Comparison of the elution properties of commercially available gentamicin and bone cement containing vancomycin with 'home-made' preparations. Bone Joint J. 2017; 99-b(1):73–7.

[16] Baier C, et al. Assessing patient-oriented results after revision total knee arthroplasty. J Orthop Sci. 2013;18(6):955–61.

[17] Farid YR, Thakral R, Finn HA. Intermediate-term results of 142 single-design, rotating-hinge implants: frequent complications may not preclude salvage of severely affected knees. J Arthroplasty. 2015;30(12):2173–80.

[18] Hossain F, Patel S, Haddad FS. Midterm assessment of causes and results of revision total knee arthroplasty. Clin Orthop Relat Res. 2010;468(5):1221–8.

[19] Joshi N, Navarro-Quilis A. Is there a place for rotating-hinge arthroplasty in knee revision surgery for aseptic loosening? J Arthroplasty. 2008;23(8):1204–11.

[20] Smith TH, et al. Comparison of mechanical and nonmechanical failure rates associated with rotating hinged total knee arthroplasty in nontumor patients. J Arthroplasty. 2013;28(1):62-7. e1.

[21] Giurea A et al. Early results of a new rotating hinge knee implant. Biomed Res Int. 2014; 2014:948520.

第 11 章　挽救性全膝关节翻修术
Salvage Revision Total Knee Arthroplasty

杨默笛　译

是以圣人常善救人，故无弃人；常善救物，故无弃物。

——老子

一、概述

挽救性全膝关节翻修术是一项复杂且具有挑战性的手术，其结果不可预测，并且需要大量的配套资源。该手术的需求正在增加，越来越多的患者在骨溶解/吸收越发严重的情况下需进行第三次或第四次翻修手术。

英国国家联合注册中心（UK National Joint Registry）报道，1年后的再翻修率为3.52%，而首次rTKA后7年和10年的再翻修率分别上升至16.77%和19.38%，无菌性松动、感染和关节不稳定是再次翻修的主要原因[1]。总的失败风险和后续翻修并发症风险比第一次翻修要高得多[2, 3]。

我们目前面临的大多数问题都在股骨侧，部分原因是假体周围骨折或节段性或大量骨丢失。然而，随着胫骨侧挽救性肿瘤假体使用的增多，我们也将看到越来越多的相应问题。本章侧重于挽救性肿瘤假体的选择，并通过病例介绍我们的经验。

二、挽救性手术方案选择

由Engh开发的Anderson骨科研究所分类系统在术前和术中的骨丢失分类中应用广泛[4]。AORI Ⅲ级为干骺端的巨大骨丢失或非包容性缺损[5-7]。在大量节段性AORI Ⅲ级缺损的情况下，保留肢体的选择是有限的。这里的选择如下所示。

1. 同种异体移植–假体复合技术。

2. 大型肿瘤假体。

3. 关节融合技术。

4. 截肢。

据报道，同种异体移植物–假体复合技术的失败率很高，其中包括骨折、塌陷及较高的感染风险[8-10]；我们在这项技术上的经验有限。肿瘤关节适用于慢性疼痛、感染、伸膝肌群损伤、膝关节功能障碍的低需求患者[11, 12]。虽然膝上截肢仍是治疗反复感染的一种选择，但膝关节融合术显示出更好的功能和活动能力[13]。

三、大型肿瘤假体

肿瘤假体包括置换股骨髁的远端股骨置换（distal femoral replacement，DFR）和不常用的近端胫骨置换（proximal tibial replacement，PTR）假体。很少需要用到部分或全股骨置换假体。带有旋转铰链结构的模块化植入假体在 rTKA 临床实践中提供了一种可行的保肢替代方案，能够使这类复杂的患者群体恢复某些功能，并在术后可立即恢复活动能力[14-16]。

骨肿瘤学文献中的证据表明，与 DFR 相比，虽然 PTR 假体更频繁地用于骨肿瘤的治疗，但是 PTR 的并发症、感染和失败风险更高[17-19]。其中部分原因是解剖因素，胫骨近端位于皮下因此软组织覆盖薄弱，并且骨骼难以对假体提供有效固定，伸膝装置相关并发症也较易出现[20]。

四、大型肿瘤假体相关问题

在 rTKA 病例中，配有铰链结构的 DFR 关节是最常用的大型肿瘤假体。然而肿瘤假体常有一些特殊的问题，如假体的铰链结构和限制性等相关问题，以及由此产生对假体固定界面异常的限制性传递。

胫骨侧：大多数时候，由于大量的骨丢失位于胫骨结节和伸膝肌群附着点上方的位置，可以使用金属垫块或增厚平台来解决。只要股四头肌仍在工作，这里的骨骼就可以由伸膝肌群附着点提供负荷，所以该处的骨密度通常很高。根据我们的经验，大多数情况下可以通过袖套或锥体来重建关节高度，同时对胫骨翻修假体进行良好的固定。然而，在不能使用袖套或锥体的某些 DFR 或铰链植入物，如使用 Stanmore 假体的病例中，我们可以使用长的骨水泥延长杆进行代替。即使使用肿瘤假体，当胫骨假体以旋转铰链结构进行连接后，胫骨的结构固定仍然受到上述固定组件的保护，并且功能上与标准旋转铰链假体相似。

> **重要提示**：在胫骨侧，除非是使用 PTR 假体病例，否则标准铰链假体和一般大型肿瘤假体相比，在力学性能方面几乎没有差别。

股骨侧：股骨远端铰链机制的负载和运动学特性已在前文进行过详细讨论，我们通常使用的是标准旋转铰链装置。然而，由于假体-骨界面和关节线分离会导致力臂增加，因此肿瘤假体在固定界面处的应力会受到显著影响。

虽然，胫骨侧和股骨侧的轴向负荷耐受性良好。然而，如何抵抗扭转负荷是我们需要面临的挑战。在冠状面上除了旋转限制外，内翻-外翻限制及从关节线到固定界面更长的力臂也会对假体稳定性产生影响。类似于旋转铰链机制，来自旋转限制的扭矩会通过胫骨侧的旋转平台获得部分耗散。在股骨侧，轻微屈膝时产生的任何负荷都会制造出相应的转动力矩，该力矩在到达固定界面之前会通过很长的力臂进行传递。因此，当膝关节从坐位到站立位时，会对股骨远端施加不对称的负荷，从而在其上产生转动力矩。较长的假体节段会将负荷放大，因此对于大型肿瘤假体，其问题在于股骨近段的负荷，该负荷可能会导致最终的松动及假体失效。

> **重要提示**：股骨近端大型肿瘤假体的长力臂放大了假体固定界面的应力。

五、大型肿瘤假体的固定

由于会出现早期失效，我们在股骨侧 DFR 中使用非骨水泥延长杆的经验很有限。这是因为即使获得很好的压配，早期出现在界面上的扭矩也是非常高的，并可能会影响骨长入。因此，骨水泥固定优于非骨水泥固定，因为使用骨水泥时，我们可以在植入物和水泥之间获得良好的固定并获得旋转稳定性，从而获得更好的早期和中期假体生存率。长期固定仍然存在问题，因为在固定界面上会反复出现负载及较高应力，并伴有渐进性失效。

在应用肿瘤假体时，使用带有羟基磷灰石或多孔金属涂层的颈领进行二次固定是一个很好的解决方案，该技术在年轻患者中应用的效果要远好于需行挽救性关节置换的人群。将骨膜缝合到颈领上使其有可能获得骨长入。因此，在这种设计下会有初次骨水泥固定及二次生物学固定。然而在 rTKA 病例中，对于患有骨质疏松症的老年患者，在没有骨膜的情况下二次生物学固定实际上是不可能的。如何优化这些挽救性假体的固定机制是我们需要面对的挑战，我们可以通过骨水泥型假体延长杆及某种形式的二次生物学固定进行混合固定，或者结合初次生物学非骨水泥固定及二次固定的方式，在假体出现骨长入后获得更好的旋转稳定性。

二次固定的实用技术：我们需要制作带有剩余骨膜或肌肉附着的袖套样骨组织。当决定截骨平面后，需要在该平面远端再保留一些骨质，之后在这些骨质内进行环状截骨，留下尽可能多的附着组织，然后将这部分骨质绕在颈领上作为二次固定点，这有可能使带有涂层的颈领获得骨愈合及骨长入（图 11-1）。

> **重要提示**：无论初次固定是骨水泥型还是非骨水泥型，都应尽一切努力对大型肿瘤假体进行二次固定，例如使用带涂层的颈领。

六、伸肌装置和大型肿瘤假体

胫骨侧的挑战是伸膝装置的附着问题。我们的首选方法是，在最初的显露时就进行加长的胫骨嵴截骨术。骨嵴应包括胫骨结节，完整的伸膝肌群附着点，以及胫骨前侧的宽床。我们按计划切除胫骨近端，试模测试满意后植入假体。最后，用钢丝将之前截下的骨块固定在假体的前面。我们使用（同时也倡导）的假体应具有可供骨长入的表面，用来固定附着伸膝肌群的胫骨嵴截骨块（图 11-2）。

这里的另一个要点是要将关节线置于正确的位置。确保适当的伸膝肌群张力和假体旋转是最重要的，因为在这些挽救性病例中，股骨和胫骨之间没有软组织连接，它们彼此完全独立。因此，关节的旋转控制和旋转稳定性就相对要薄弱得多。这就使伸膝肌群面临更大的并发症风险，其中包括破裂、髌骨骨折或伴有脱位 / 半脱位的失效问题。如果我们过度拉伸伸肌装置，它将不可避免地向侧方脱位。在此之上，由于胫骨和股骨之间没有连接，随着伸膝肌群失效，植入物分离和脱位的风险也会显著增加。

> **重要提示**：不要过度填充 PFJ，过度牵拉伸膝肌群，过度扭曲关节线，否则伸膝肌群会失效。

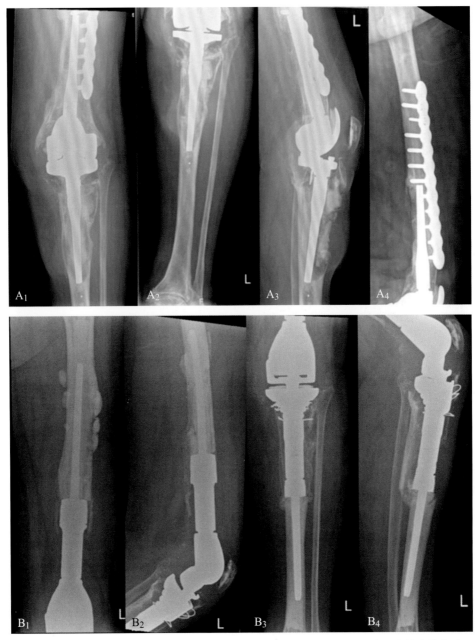

▲ 图 11-1　A. 80 岁高龄女性，股骨假体周围骨折，同侧股骨钢板再次翻修失败的术前左膝 X 线片表现；B. 术后使用 DFR 和 PTR 进行膝关节挽救重建的 X 线片表现，随访 3 年，效果满意

七、软组织覆盖问题

　　挽救性假体的另一个问题是软组织覆盖不足，特别在胫骨方面更是如此。在大多数情况下，我们可以用伸膝肌群在股骨植入物周围获得良好的覆盖。但是在胫骨侧，假体会显露得更多，只有皮肤覆盖于胫骨近端之上。感染是挽救性假体的一种灾难性的并发症，很大概率需要进行膝上截肢。

　　重要提示：重视软组织，确保足够的覆盖，必要时可通过局部或游离皮瓣提供支持。

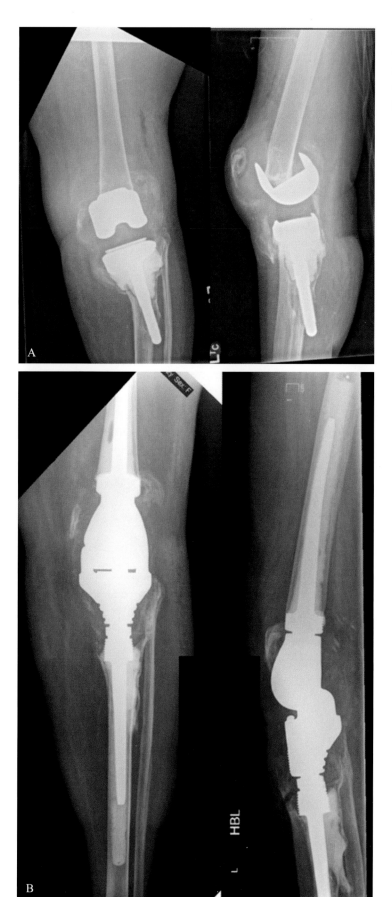

◀ 图 11-2　**A. 82 岁高龄女性，**术前左膝正侧位 **X** 线片显示翻修假体严重失效；**B.** 术后 **2** 年使用 **DFR** 和 **PTR** 翻修的随访结果

八、关于同侧 THA 问题

同侧 THA 可能会导致严重的问题，因为在大多数 DFR 的病例中，需要有足够的空间来安装延长杆。这种情况的问题在于如何保护两个假体之间的骨组织，因为在假体之间可能会出现应力上升并有骨折的风险。我们需要考虑，应该用钢板、辅助固定还是定制假体来进行保护。

每个制造商的工程师都有会根据具体情况运用不同的策略处理这一问题。我们的首选技术是用骨水泥进行假体固定，并植入配套的辅助钢板以跨过薄弱区域。该方法通常需要基于 CT 定制假体，并使用羟基磷灰石作为假体的涂层。钢板上的固定点可以是钢丝，也可以是螺钉，具体取决于我们想达到的效果。该钢板也有助于股骨假体的旋转定位（图 11-3）。

另一项定制假体技术是在固定良好且功能良好的 THA 之上使用骨水泥型 DFR 假体，在 THA 股骨柄外插入一个中空的圆柱形组件，利用骨水泥连接将股骨柄和膝关节延长杆转换成坚实的骨干重建，该方式允许立即承重（图 11-4）[21]。

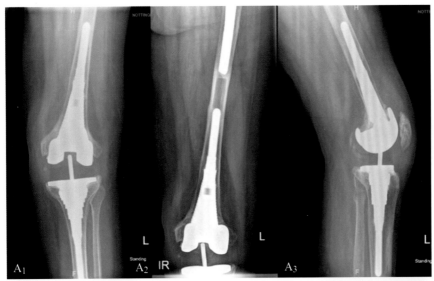

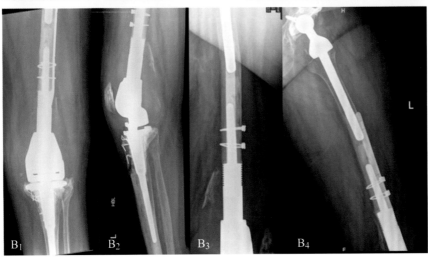

◀ 图 11-3　A. 1 例具有挑战性的 MCL 功能不全合并关节不稳的患者，同侧曾行 THA；B. 使用定制假体行 DFR 及外侧钢板进行修复重建，随访 2 年后的 X 线片表现，钢板用以跨越假体间区域，降低骨折风险

重要提示：定制植入物的使用需要细致的技术、耐心且精确的操作，几乎没有补救选择来处理任何术中并发症。

九、股骨次全置换

幸运的是，根据我们的观察，对于这种大型假体的使用需要相对很少，并且需行手术的患者通常需求较低。其机制类似于 DFR 假体植入物，并且同样会出现固定界面耐久性问题，并有可能出现早期无菌性失效。在大多数情况下，股骨次全置换是全股骨置换的前期手术。

十、全股骨置换

将 TFR 用于非肿瘤适应证的情况极为罕见。患者多为老龄，存在软组织不良并曾接受多次手术，固有的机械机制存在限制，手术技术及围术期护理存在挑战，使得这种挽救性方案具有多重复杂性。尽管如此，TFR 确实能够在早期至中期内为接受治疗的患者提供正常行走的能力，但发生并发症的风险很高[22-25]。

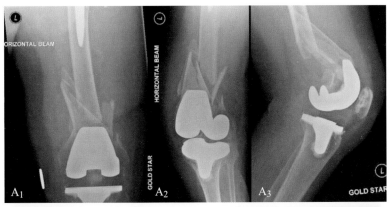

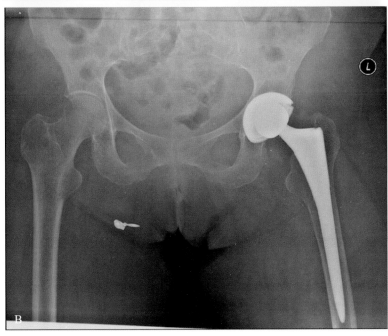

◀ 图 11-4　**A.** 另外 **1** 例同侧曾行 **THA** 的患者，**71** 岁老年女性，在同侧固定良好的非骨水泥型 **THA** 股骨柄远端发生急性膝关节粉碎性假体周围骨折。股骨柄远端的完整股骨的剩余长度不足以支撑 DFR 股骨延长杆。此外，由于骨折严重粉碎，骨折固定很可能会失效。**B.** 初次就诊时的骨盆正位 **X** 线片显示全髋关节置换术后，非骨水泥型假体固定及力线良好

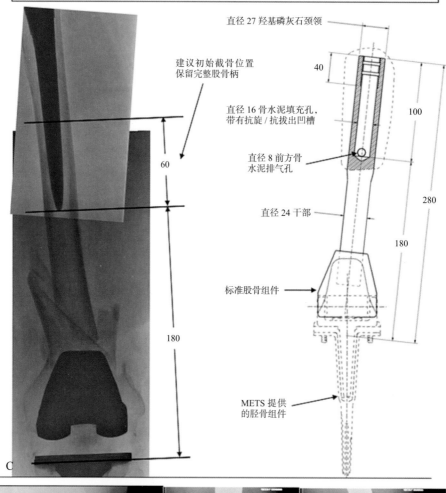

内植物类型：股骨远端置换
固定类型：骨水泥胫骨组件 – 骨水泥填充孔
关节类型：标准 METS 关节（术中决定）
材料：钴铬钼 – 钛 – 羟基磷灰石
侧别：左侧

直径 27 羟基磷灰石颈领

40

100

建议初始截骨位置
保留完整股骨柄

直径 16 骨水泥填充孔，
带有抗旋 / 抗拔出凹槽

60

直径 8 前方骨
水泥排气孔

280

直径 24 干部

180

180

标准股骨组件

METS 提供
的胫骨组件

C

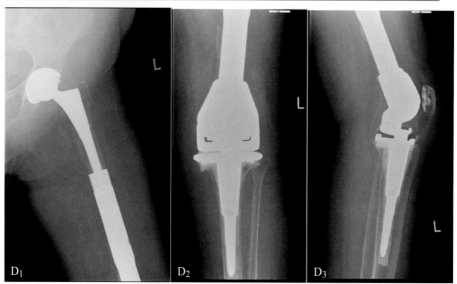

D₁ D₂ D₃

▲ 图 11–4（续） **C.** 假体模板由定制假体制造商提供，该假体带有 **DFR**，近端可通过骨水泥连接至原有髋关节柄的整体组件。**D.** 定制骨水泥连接 **DFR** 的 **5** 年随访时的正侧位 **X** 线片表现，临床结果令人满意

我们在手术时会将患者处于侧卧位，在髋关节上取长外侧切口，并在膝关节上方转向前方。将残余股骨移除，过程中通常会出现较多术中失血。膝关节的胫骨侧准备采用标准方式进行，在切除股骨后，尽管是侧卧位，医生同样可以获得足够术野。我们在这类手术中会用到固定铰链以获得对伸肌更好的控制，而对于固定界面的保护方面在这里并不十分重要。在股骨侧，我们需要用到限制性垫片以减少髋关节脱位的风险。从力学上来讲，所有的应力及扭力都会传导至髋臼（图 11-5）。

十一、挽救性假体的禁忌证

从重建性关节置换的角度来看，除了接受重大重建手术患者的一般心血管健康状况外，主要禁忌证是膝关节周围软组织包裹问题。软组织包裹至关重要，需要强健的前部软组织来确保患者切口的愈合，以及保护假体。首要目标是重建假体周围的支持带及关节囊。在最终的假体植入手术之前，整形外科医生通常需要进行分期手术来获得健康的软组织覆盖。

十二、并发性伸膝肌群功能失效的处理

这里需要考虑的问题是，挽救性大型肿瘤假体在治疗伸肌装置失效时有否具有优势。依本研究所见，这可以被视为一种禁忌证。如果体弱的老年患者的软组织条件很差，那么不建议进行大型重建手术，保守治疗（如支具或轮椅等）措施可能就足够了。其他治疗选择包括对耐受性差的老年患者行膝上截肢，长期使用轮椅，或者挽救性关节融合术。

然而，如果一位患者相对年轻、有活力、足部感觉正常，并且软组织条件良好，那么可以考虑行伸肌装置同种异体移植重建和大型挽救性假体置换。这种联合治疗的方法中，植入物失效是中远期问题，而伸肌装置失效则是早中期的问题。

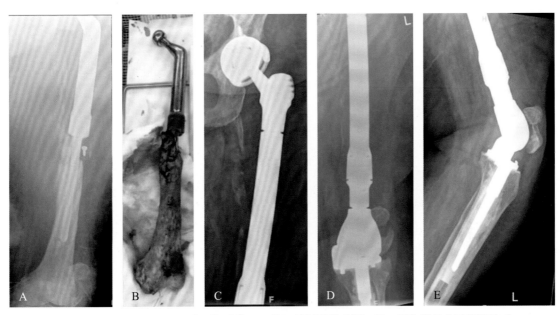

▲ 图 11-5　对慢性股骨近端置换感染和股骨远端骨髓炎病例，行二期挽救性全股骨置换术

在技术方面，我们对患者进行联合挽救术式时需使用固定铰链假体。这是因为如果伸肌装置失效，旋转铰链就有发生分离及膝关节脱位的风险。还有就是使用铰链假体，其内在的限制性避免了分离和解体的发生。这些情况下，即使同种异体伸肌移植失败，患者仍然可以使用固定铰链植入物进行行走，康复后的膝关节可利用站立稳定的反张步态进行行走，患者可以实现有限但有意义的日常功能及活动。这种复杂的重建手术需要较高专业能力，并有包括血管及整形外科技术的 MDT 支持，同时需与患者共同决定实行（图 11-6）。

> **重要提示：** 足部健全且肢体伸直稳定的患者可以进行行走，膝以上截肢的老年虚弱患者通常只能使用轮椅。

十三、内植物 - 关节融合术

膝关节融合术为失败的感染性膝关节置换、慢性疼痛及关节不稳定提供了一种挽救性选择。目的是为患者提供稳定且无痛的下肢以支持行走。虽然膝上截肢（above knee amputation，AKA）可能是一些患者不得不做的一种选择，但由于使用 AKA 假肢行走所需能量消耗的较大，其通常会导致这些膝关节置换术失效的老年患者不得不依靠轮椅生活[26, 27]。然而，与 AKA[28] 相比，膝关节融合术所需能耗则减少了 25%，并且具有更好的功能及更佳的效果[29]。

对于膝关节融合，本文介绍了一些经典技术，其中包括髓内或髓外固定技术，如髓内钉、加压钢板或外固定架，或者使用带血管的骨移植实现骨愈合。然而，之前经历过多次 rTKA 失败的患者，因出现明显的节段性骨丢失会有无

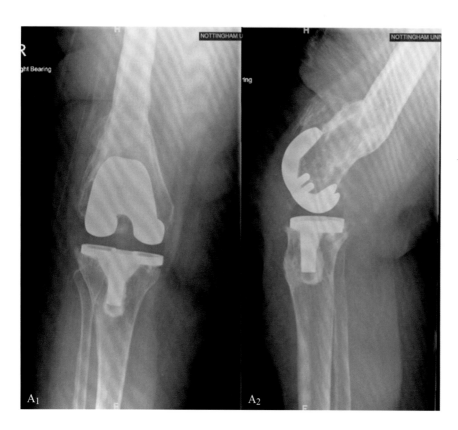

◀ 图 11-6 **A.** 64 岁男性，接受挽救性假体重建和同种异体伸肌装置移植联合手术，该患者的初次复杂 TKA 发生感染（**A** 和 **B**），既往有同侧股骨远端骨折并存在伸肌装置失效

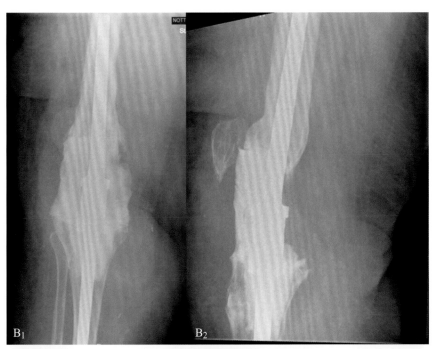

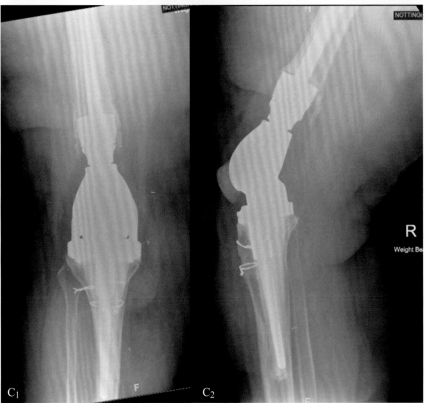

◀ 图 11-6（续）　**B.** 使用关节融合钉进行感染临时占位的一期翻修的 **X** 线片表现；**C. DFR/** 固定铰链及同种异体伸膝肌群重建的联合重建，术后 **3** 年影像学随访

法实现骨融合的情况。在这些情况下，内植物 – 关节融合技术可与模块化髓内假体结合使用。

标准的关节融合钉，如 LINK®Endo-Model® 关节融合钉（Waldemar Link GmbH & Co Hamburg,

Germany）可用来进行关节融合（图 11-7）。我们通常将其作为二期感染治疗方案的一部分，作为严重骨丢失病例的静态占位器使用（见其他章节）。然而，当患者面临节段性骨丢失时，可以使用定制的膝关节融合假体（图 11-8）。这些植入物由钴铬合金制成，尺寸由术前影像（X 线检查和 CT 检查）确定。大部分的这类关节同样是采用骨水泥型锥度延长杆进行股骨及胫骨端固定，关节处用凸轮 – 立柱机制进行结合，并用转轴及卡簧进行锁定。也有部分产品可以提供银质图层选项。这类假体允许胫股关节完全伸直，并将外翻角设定为 6°。目前已有一些病例系列报道了这种补救技术的中短期随访，目前所报道的结果在可接受范围内。

> 重要提示：当使用内植物关节融合术作为决定性的补救措施时，我们仍然需要首先根除感染。

十四、截肢

当患者不能继续重建手术时，所需考虑的主要问题是，膝上截肢是否比关节融合术效果

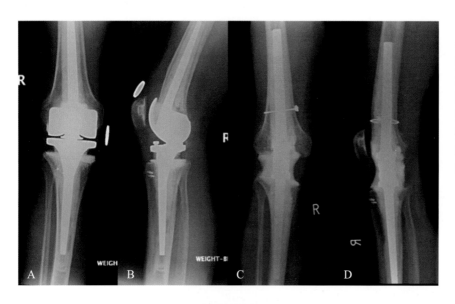

◀ 图 11-7 A 和 B. 多次翻修手术后伴有慢性虚弱疼痛和功能障碍的右侧膝关节置换术失效的术前正侧位 X 线片表现；C 和 D. LINK 水泥模块化髓内钉进行关节融合术后随访 5 年的正侧位 X 线片表现

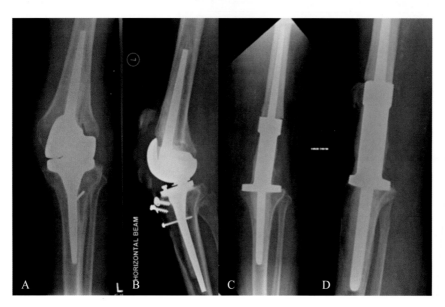

◀ 图 11-8 A 和 B. 存在慢性感染的左膝人工关节，翻修术前的正侧位 X 线片显示多次二期翻修手术失败，存在伸膝机制缺陷；C 和 D. 定制假体关节融合术后随访 7 年的正侧位 X 线片表现

更好。与患者进行共同决定时，需要探讨的是关节融合术可以保留患者的肢体及感觉正常的足部。然而，这里的难点在于患者坐下时腿也需保持伸直状态，而老年患者确实绝大多数时间都是坐着的。因此，截肢确实更适合那些关节融合术后不便行走，并且绝大多数时间需要采取坐位的患者。

十五、我们最近在挽救性假体方面的经验

相关病例见图 11-9 至图 11-12。

我们最近回顾了我们机构在 2005—2018 年进行挽救性 DFR，并进行了至少 2 年随访的连续患者系列。排除了因假体周围骨折而行急诊 DFR 的患者[30]。

植入物：METS®SMILES 全膝关节置换系统（Stanmore Implants Worldwide Ltd）是一种模块化假体系统（包括 SMILES 远端股骨组件），以 15mm 为长度增量的骨干替代结构以适应不同的骨干切除长度，提供羟基磷灰石涂层或无涂层颈领选择，以及多种用于髓内固定的骨水泥延长杆。我们将上述组件配合 SMILES 旋转铰链金属平台，以及骨水泥延长杆（140mm 或 180mm）联合使用。该系统还为并发胫骨近端大量骨丢失的患者提供 METS 模块化胫骨近端置换选择。同样，该系统包括一个胫骨近端组件，以 15mm 为长度增量的骨干替代结构以适应不同的骨干切除长度，不同直径的 HA 涂层颈领以匹配大小的切除骨，以及多种用于适配髓腔的骨水泥加长杆。胫骨干的各部件通过互锁锥度接头连接，胫骨近端组件也含有带 HA 涂层的髌骨肌腱附着装置。

我们也会使用 LPS™ 保肢系统（DePuy，Warsaw，IN），搭配骨水泥或非骨水泥延长杆、多孔涂层干骺端袖套及活动铰链联合使用。当使用超小型 DFR 组件时，LPS™ 系统的股骨远端最小切除距离为 70mm。假体的选择主要依靠骨丢失的程度、是否需要附加固定、患者因素及软组织条件来决定。

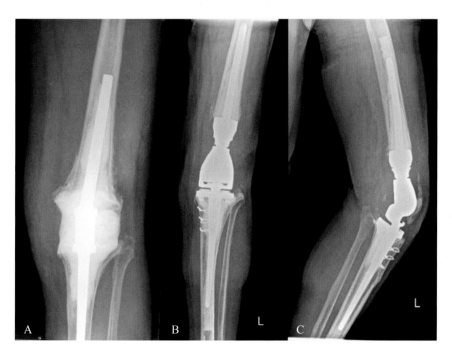

◀ 图 11-9　A. 78 岁男性，感染患者已行一期翻修术，一期术前左膝正侧位 X 线片表现；B 和 C. DFR 重建术后随访 4 年的 X 线片表现

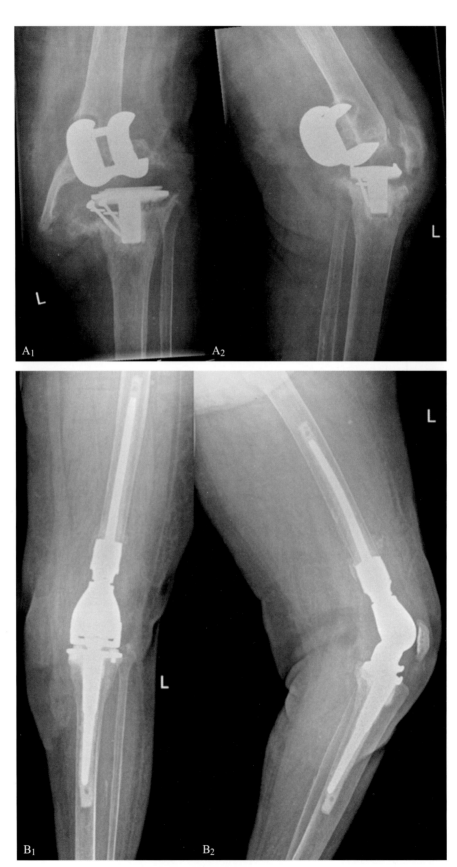

▲ 图 11-10　**A.** 77 岁女性，术前左膝正侧位 **X** 线片显示多次手术后的严重假体失效；
B. 随访 3 年的正侧位 **X** 线片表现，结果令人满意

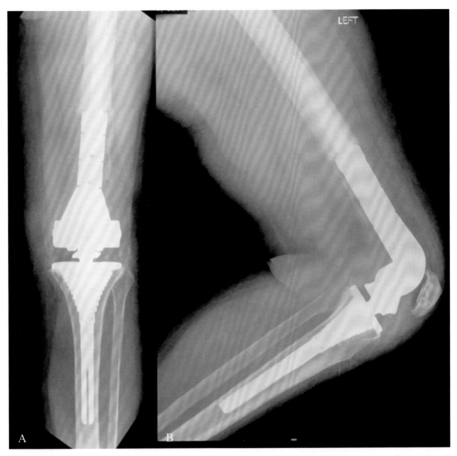

▲ 图 11-11 **65 岁男性，采用骨水泥 DFR，与非骨水泥胫骨延长杆配合干骺端袖套（LPS 系统）混合固定，随访 7 年，结果令人满意**

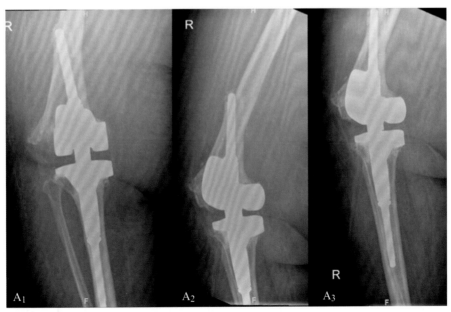

▲ 图 11-12 **这是 1 例多次翻修失败而进行三级转诊病例，显示了 MDT 和专家团队对于挽救翻修手术的重要性**

A. 65 岁女性，BMI 高达 47，其正侧位 X 线片显示股骨远端骨丢失，股骨前外侧皮质穿孔，翻修失效

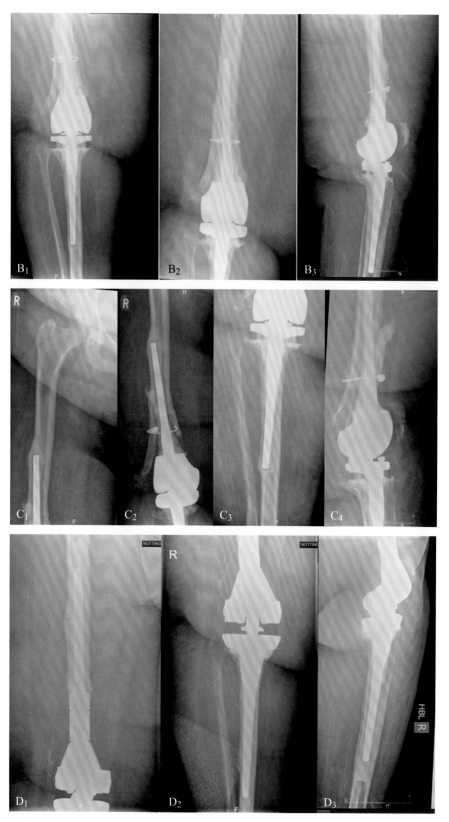

▲ 图 11-12（续） **B.** 在其他中心使用骨水泥型 **DFR** 植入物进行翻修手术后的 **X** 线片表现，因股骨固定节段过短，可预测到之后的假体失效；**C.** 2 年随访的 **X** 线片显示出灾难性但可预测的固定失效；**D.** 末次翻修术后 3 年随访，股骨使用 **DFR** 附带加长骨水泥延长杆及节段式颈领，胫骨使用骨水泥袖套胫骨假体及加厚胫骨托假体，以恢复关节线

手术技术：利用先前的中线切口并尽可能向近端延伸，露出股骨远端，采用标准内侧髌旁关节切开入路，在完成滑膜切除后将髌骨半脱位。按标准方式移除假体组件，要尽可能减少骨量丢失。根据术前计划确定股骨截骨水平，并垂直于股骨远端解剖轴进行横向截骨。在截骨近端使用 Hey Groves 持骨器夹住骨干。

采用股骨剥离法，从近端向远端剥离关节囊及软组织，从而可以移除切除的股骨远端，并避免损伤腘血管、胫后及腓神经。用髓腔钻准备股骨髓腔，以适配合适直径的骨水泥延长杆。以标准方式准备胫骨，移除胫骨组件并尽量减少骨量丢失。对胫骨髓腔进行扩髓以适配直径合适的水泥延长杆。在 LPS 系统与干骺端袖套一起使用的情况下，使用压配式非骨水泥延长杆。采用试模同胫骨组件组装和连接。结合解剖标记、软组织张力和长度（包括髌股关节）测量，检查并恢复关节线高度。假体的正确旋转对于确保髌股关节轨迹至关重要，而这里存在传统标志物（如通髁线）的缺失，因此挑战性较高。当试模定位满意后，使用电刀在股骨上画出标记以确定最终植入物的位置，根据试模将假体组装完毕，使用 PalacosR+G（Hereaus Medical GmbH，Germany）骨水泥固定假体。可以根据需要在骨水泥中添加额外的抗生素。

在需要 PTR 的情况下时，主要挑战是重建伸膝肌群功能。METS SMILES 系统具有近端胫骨置换组件，并提供 HA 涂层金属的胫骨结节附着点，可以使髌腱在该位置重新附着。我们会保留髌腱的骨性附着点来进行重建。类似于在股骨远端使用的技术，确定截骨水平，并进行横向截骨切除剩余的干骺端和骨干来进行

下一步的近端胫骨置换。与需要清晰切除边缘的 PTR 肿瘤病例相反，在全膝关节翻修术中，近端胫骨的后方残余骨皮质可以保留在原位，用以保护后部神经血管结构。最后放置引流管，分层进行常规闭合，引流管在 24h 内移除。进行常规理疗，患者耐受时可开始完全负重。在 6 周、3 个月和 12 个月定期进行随访。

结果评估：收集临床结果、手术并发症、再次手术情况、全因的翻修情况、松动和死亡率数据。最终随访时的膝关节学会评分被用作患者报告的结果指标。

结果：33 例患者平均年龄 79.6 岁（范围 58—89 岁），含 15 例男性和 18 例女性。所有患者都有多次手术史（中位数 4 次，范围 3～8 次），存在 AORI Ⅲ 型的股骨远端大量骨丢失，并接受 DFR。6 例患者同时出现胫骨近端 AORI Ⅲ 型大量骨丢失，并接受 PTR。该挽救性再翻修手术的指征中二期翻修手术后再感染占 16/33（48.5%），其余 17 例患者的手术指征为无菌性松动（51.5%）。1 例患者进行了前期腓肠肌皮瓣覆盖手术。在 21 例患者（63.6%）中，我们使用了 METS SMILES 全膝关节置换系统（Stanmore Implants Worldwide Ltd），其中 6 例使用了 PTR。12 例（36.4%）患者使用了 LPS 保肢系统（DePuy，Warsaw，IN）。

术后并发症 4 例（12.1%）。2 例患者出现明显的伸肌迟滞：1 例既往有感染的铰链膝关节患者使用 DFR 重建进行了 2 期翻修，随访 3 年时出现 20° 的伸肌迟滞，这一问题限制了其活动能力；另外 1 例既往存在翻修假体松动和灾难性磨损的患者接受了 DFR 及 PTR 重建，在 4 年的随访中出现 25° 的伸肌迟滞，以及活动和功能的限制。1 例既往感染的铰链膝关节

患者接受了使用 DFR 重建的二期翻修手术，术后 7 个月发生髌骨脱位，但功能尚可，因此选择保守治疗。此外，1 例因假体周围感染而接受 DFR 重建二期翻修的患者出现复发性感染并产生窦道，在拒绝截肢后选择了抑制性终身抗生素治疗。

中位随访时间为 5 年（范围 2～15 年）。在最后的随访中，中位屈伸角度为 100°（范围 60°～120°）。33 例患者中的 29 例获得了 KSS 评分，平均分为 73.2 分（范围 51～86 分）。然而，以感染（$n=14$）作为手术指征的患者得分较低，平均为 66.1 分（范围 51～81 分），而以无菌性松动（$n=15$）作为手术指征的得分为

81.6 分（范围 61～86 分）。该差异存在统计学意义（$P<0.0001$）。使用的植入物差异或患者性别对功能评分没有影响。只有 1 例患者（3%）在 3 年的随访中出现股骨延长杆无菌性松动，但目前没有症状，处于密切监测中。

生存分析：到目前为止，本病例系列中没有出现需要再次翻修的病例。11 例患者因不相关原因在术后中位 4 年（2～7 年）死亡。存在感染和无菌性松动两种手术指征的患者存活率没有差异。患者总的 5 年生存率为 80%。

总之，挽救性全膝关节翻修术是复杂且具有挑战性的，需要大量的配套资源，并且只能在拥有多学科团队的情况下进行手术。

参考文献

[1] 17th Annual Report of the National Joint Registry for England, Wales, Northern Ireland, the Isle of Man and the States of Guernsey. [cited 2020 23rd Oct]; Available from https://reports. njrcentre.org.uk/Portals/0/PDFdownloads/NJR%2017th%20Annual%20Report%202020.pdf.

[2] Hamilton DF et al. Dealing with the predicted increase in demand for revision total knee arthroplasty: challenges, risks and opportunities. Bone Joint J. 2015; 97-b(6):723–8.

[3] Geary MB et al. Why Do Revision Total Knee Arthroplasties Fail? A Single-Center Review of 1632 Revision Total Knees Comparing Historic and Modern Cohorts. J Arthroplasty; 2020.

[4] Engh GA, Ammeen DJ. Bone loss with revision total knee arthroplasty: defect classification and alternatives for reconstruction. Instr Course Lect. 1999;48:167–75.

[5] Huff TW, Sculco TP. Management of bone loss in revision total knee arthroplasty. J Arthroplasty. 2007;22(7 Suppl 3):32–6.

[6] Bush JL, Wilson JB, Vail TP. Management of bone loss in revision total knee arthroplasty. Clin Orthop Relat Res. 2006;452:186–92.

[7] Backstein D, Safir O, Gross A. Management of bone loss: structural grafts in revision total knee arthroplasty. Clin Orthop Relat Res. 2006;446:104–12.

[8] Clatworthy MG et al. The use of structural allograft for uncontained defects in revision total knee arthroplasty. A minimum five-year review. J Bone Joint Surg Am. 2001;83(3):404–11.

[9] Dennis DA. The structural allograft composite in revision total knee arthroplasty. J Arthroplasty. 2002;17(4 Suppl 1):90–3.

[10] Panegrossi G, et al. Bone loss management in total knee revision surgery. Int Orthop. 2014;38 (2):419–27.

[11] Wilding CP, et al. Can a silver-coated arthrodesis implant provide a viable alternative to above knee amputation in the unsalvageable, infected total knee arthroplasty? J Arthroplasty. 2016;31(11):2542–7.

[12] Matar HE, Stritch P, Emms N. Outcomes of implant-arthrodesis as limb salvage for failed total knee arthroplasties with significant bone loss: case series. J Long Term Eff Med Implants. 2018;28(4):347–53.

[13] Chen AF, et al. Better function for fusions versus above-the-knee amputations for recurrent periprosthetic knee infection. Clin Orthop Relat Res. 2012;470(10):2737–45.

[14] Pala E, et al. Megaprosthesis of the knee in tumor and revision surgery. Acta Biomed. 2017;88(2s):129–38.

[15] Höll S, et al. Distal femur and proximal tibia replacement with megaprosthesis in revision knee arthroplasty: a limb-saving procedure. Knee Surg Sports Traumatol Arthrosc. 2012;20 (12):2513–8.

[16] Korim MT, et al. A systematic review of endoprosthetic replacement for non-tumour indications around the knee joint. Knee. 2013;20(6):367–75.

[17] Biau D, et al. Survival of total knee replacement with a megaprosthesis after bone tumor resection. J Bone Joint Surg

Am. 2006;88(6):1285–93.

[18] Albergo JI, et al. Proximal tibia reconstruction after bone Tumor resection: are survivorship and outcomes of Endoprosthetic replacement and Osteoarticular allograft similar? Clin Orthop Relat Res. 2017;475(3):676–82.

[19] Bus MP, et al. What are the long-term results of MUTARS(®) modular endoprostheses for reconstruction of tumor resection of the distal femur and proximal Tibia? Clin Orthop Relat Res. 2017;475(3):708–18.

[20] Henderson ER, et al. Failure mode classification for tumor endoprostheses: retrospective review of five institutions and a literature review. J Bone Joint Surg Am. 2011;93(5):418–29.

[21] Engh CA, Bobyn JD, Glassman AH, Porous-coated hip replacement. The factors governing bone ingrowth, stress shielding, and clinical results. J Bone Joint Surg Br. 1987;69(1):45–55.

[22] Amanatullah DF, et al. Non-oncologic total femoral arthroplasty: retrospective review. J Arthroplasty. 2014;29(10):2013–5.

[23] Fonseca F, Sousa A, Completo A. Femoral revision knee Arthroplasty with Metaphyseal sleeves: the use of a stem is not mandatory of a structural point of view. J Exp Orthop. 2020;7 (1):24.

[24] Lombardi AV, Jr, Berend KR, The shattered femur: radical solution options. J Arthrop. 2006;21(4 Suppl 1):107–11.

[25] Berend KR, et al. Total femoral arthroplasty for salvage of end-stage prosthetic disease. Clin Orthop Relat Res. 2004;427:162–70.

[26] Sierra RJ, Trousdale RT, Pagnano MW, Above-the-knee amputation after a total knee replacement: prevalence, etiology, and functional outcome. J Bone Joint Surg Am. 2003;85-a (6):1000–4.

[27] Fedorka CJ, et al. Functional ability after above-the-knee amputation for infected total knee arthroplasty. Clin Orthop Relat Res. 2011;469(4):1024–32.

[28] Pring DJ, Marks L, Angel JC. Mobility after amputation for failed knee replacement. J Bone Joint Surg Br. 1988;70(5):770–1.

[29] Rodriguez-Merchan EC. Knee fusion or above-the-knee amputation after failed two-stage Reimplantation total knee arthroplasty. Arch Bone Jt Surg. 2015;3(4):241–3.

[30] Matar HE, Bloch BV, James PJ. Outcomes of salvage Endoprostheses in revision total knee arthroplasty for infection and aseptic loosening: experience of a specialist centre. Knee. 2021;29:547–56.

第 12 章　全膝关节翻修术中的感染管理：实用观点

Managing Infection in Revision Total Knee Arthroplasty: A Practical Perspective

王胜群　译

对患者进行明智且人道的管理是防止感染的最佳保障。

——Florence Nightingale

一、概述

假体周围关节感染（periprosthetic joint infection，PJI）是一种毁灭性的并发症，在患者报告结果及死亡率方面有重大影响[1, 2]。对初次 TKA 后 PJI 发病率的估计值在德国为 0.85%，英国为 1.0%，芬兰为 1.4%，美国为 2.2% 左右[3-6]。PJI 与医疗保健系统的成本增加相关，会带来巨大的经济负担[7]。

rTKA 中管理 PJI 的原则和概念已经非常明确。在肌肉骨骼感染和 PJI 的国际共识性会议中，专家们制定了相关治疗框架，并对 PJI 文献进行了全面回顾[8]。就传统方案来讲，TKA 慢性感染管理的全球化金标准为二期翻修，据报道成功率为 70%～90%[9-11]。一期翻修在目前也获得了较高的成功率。越来越多的证据表明，在患者选择合适的情况下，一期翻修既有效，又可显著改善治疗结果[12, 13]。在本章中，我们将重点介绍 PJI 管理的实践技术，并介绍我们最近在三级中心中获得的经验。

二、PJI 分类

目前我们已明确了使 PJI 无法治愈的风险因素，其中包括症状持续时间较长、金黄色葡萄球菌感染（特别是耐甲氧西林菌株）、培养阴性的感染、翻修史及周围软组织的完整性问题[14-19]。包括肌肉骨骼感染学会（Musculoskeletal Infection Society，MSIS）最近发布的 PJI 分型体系在内，PJI 诊断的分型系统常将上述这些风险因素纳入考量[8]。

然而实际上，我们在决策过程中最常使用的还是症状持续时间，可分为急性与慢性感染。

急性感染：通常发生在手术后 4～6 周，由金黄色葡萄球菌引起；或者为术后数年发生的急性血源性感染，通常由链球菌感染或其他菌血症引起，可在植入物周围形成聚集。急性感染患者表现为发热、白细胞增多、关节发炎、肿胀，炎症标志物显著升高。此时诊断往往很容易。我们建议在使用全身抗生素前进行早期关节穿刺，关节液应急检行革兰染色、显微镜检查，以及微生物培养。在大多数情况下，急检革兰染色会显示为革兰阳性球菌，在显微镜检查中会出现大量白细胞。

慢性感染：往往毒力较低。此时的临床表

现多样。慢性 PJI 表现为窦道，通常有膝关节不适的病史，或者自关节植入以来患者从未感到满意并时常抱怨。在后一种情况下，虽然会有很多无菌性疼痛的原因，但必须始终要考虑感染的可能性。放射影像学上，我们偶尔会看到植入物周围的变化，但在早期，放射学影像通常相对正常。慢性感染的影像学变化包括组件周围出现区域性缺损，特别要留意胫骨托下方及股骨组件后方。此外，在一些表现不明显的病例中，有时可以看到骨膜反应或隆起的不健康骨质。

重要提示：急性 PJI 的症状持续时间为 4～6 周，表现明确；慢性 PJI 的症状多样，其中包括从膝关节置换后长期感觉不舒服，到慢性感染窦道形成。

三、诊断 PJI 的实用方法

急性 PJI：诊断相对明确。表现为全身感染症状伴关节肿胀、炎症标志物升高。在给予全身性抗生素及制订手术计划前，必须进行关节穿刺检查。

慢性 PJI：诊断慢性 PJI 更具挑战性。到目前为止，最重要的诊断环节是要进行临床怀疑，之后进行确认性检查以支持诊断。在临床实践中，我们开始时会依靠病史和传统的炎症标志物进行诊断，如白细胞计数、C 反应蛋白（C-reactive protein，CRP）及红细胞沉降率（erythrocyte sedimentation rate，ESR）指标。

如果炎症标志物完全正常，临床上怀疑感染的可能性较低，那么尽管不能完全排除感染，

但感染的概率会很低。

如果 CRP 持续升高，ESR 轻度升高，而 TKA 疼痛无法用其他原因解释，感染的概率就会高得多。此时我们必须寻找感染源，并在进行翻修手术之前获得明确的微生物诊断。

接下来的诊断步骤相对简单，我们进行关节穿刺抽液进行微生物培养及显微镜检查，这一方法相对较易实现。穿刺液中存在大量白细胞通常可归结为感染，即使在无法识别微生物种类的情况下也是如此。在 75%～80% 的病例中，我们可培养出一种微生物[20]。在大约 1/5 的疑似感染病例中，我们未能培养出任何微生物。此时，重复关节穿刺可能会有帮助。如果条件允许，聚合酶链反应（polymerase chain reaction，PCR）等新技术可能会对诊断有所帮助；或者在关节镜下进行滑膜或骨活检，也可能帮助诊断。

四、识别出微生物种类后，改变慢性 PJI 的处置方式

1. 提前了解感染微生物有助于根据敏感性选择抗生素，既可以在术中将抗生素添加到骨水泥中，也可以用于制订术后抗生素治疗方案。

2. 允许与微生物学专家讨论该微生物对抗生素治疗的敏感性，即"友好型细菌"或"不友好型细菌"。

3. 有助于决定一期或二期翻修方案。例如，如果我们在慢性 PJI 病例中获得完全敏感的凝固酶阴性葡萄球菌（coagulase-negative staphylococcus，CNS），并且患者免疫系统正常，骨储备及软组织条件较好，那么一期翻修方法是合适的。另外，如果我们获得革兰阴性

菌、肠球菌或路邓葡萄球菌等"不友好细菌"，则二期翻修方法更为合适。尽管路邓葡萄球菌是一种低度感染细菌，但其问题是很难获得根除，二期翻修治疗方法成功的概率更大。

在现代关节置换技术的临床实践中，在我们努力改善患者预后的同时，需获得有关感染微生物的概况和特征等所有必要信息，并在多学科团队会议上与微生物学专家进行情况讨论，以决定抗生素治疗的持续时间、给药途径，如何在骨水泥中使用抗生素等。这将有助于改善治疗的预后和成功率，因此 PJI 病例的整个治疗流程应在术前便进行详细规划。

> **重要提示**：术前识别感染微生物，有助于进行一期与二期翻修方法的决策，以及手术策略选择。

五、培养阴性 PJI

总会有一些患者在进行上述检查后没有获得任何阳性结果。如果临床上怀疑感染，有炎症标记物证据，但没有培养出微生物，我们仍要将其视为感染。

这可能是因为目前世界上大多数医院常用的技术不足以检测生物膜中存在的惰性低毒微生物，尤其是因为我们没有办法在术前对生物膜进行采样。因此，对植入物进行超声震荡可帮助我们进行回顾性鉴定。有趣的是，在一项早期的研究中，我们已证明在任何翻修病例（感染性和无菌性）中，可以通过长期培养和超声震荡检测微生物。植入假体时的微生物定植是其背后的主要理论，虽然可能没有显著的临床

表现，但在一些患者中，当平衡向有益于微生物生长的方向倾斜时，最终会出现症状[21]。

传统上，CN-PJI 采用二期翻修方法进行治疗。从逻辑上讲，这些感染属于低度感染，并且宿主免疫系统正常，软组织情况良好，因此在获得阳性培养前使用广谱抗生素（替考拉宁或等效物）的前提下，结合 MDT 框架则可以考虑使用一期翻修技术。我们在许多病例中应用该方法成功完成了治疗[22]。

> **重要提示**：培养阴性 PJI 是指临床怀疑感染时，炎症标记物升高，但没有检测出微生物（约 20% 的 PJI 病例）。在 MDT 框架内与微生物学专家共同制定治疗策略非常重要。

六、手术策略

急性感染：在具备某些先决条件的情况下，急性期应始终首先尝试 DAIR 术式，以减少感染负荷，防止严重的全身性脓毒症。如果 DAIR 不能治愈感染（约 20%），那么根据定义，感染会变成慢性。

慢性感染：尽管二期疗法是全球公认的黄金标准，在特定情况下仍然是首选策略。但一期技术也被证实在患者选择合适的情况下可同样有效地控制感染。

七、进行 DAIR 的时机

当满足以下标准时，可以进行清创、应用抗生素并保留内植物。

1. 植入物固定良好，没有出现松动等影像学变化。

2. 之前膝关节功能良好，直到最近出现问题，或者术后出现的急性感染（4～6 周）。

3. 必须由经验丰富的关节置换医生执行手术。

DAIR 不仅仅是一种关节切开术和冲洗术，它需要通过滑膜切除对所有感染组织进行彻底清创，清理界面，并尽可能清理后方间隙。这是操作中最困难的部分，并要求拆除模块化聚乙烯衬垫。用刷子刷洗植入物，破坏生物膜，用大量机械灌洗（脉冲灌洗）清洗膝关节，最后更换聚乙烯衬垫。缝合后需引流 24h。

八、DAIR 中植入物取出问题

内翻 – 外翻限制性（varus-valgus constraint，VVC）植入物更难于显露，但铰链植入物因为没有侧副韧带限制更易于拆卸，显露更容易。VVC 植入物更难处理，因为我们必须耐心地扩大显露，清理髁间窝，并将胫骨向前脱位足够远以取出聚乙烯植入物。DAIR 的原理与初次置换的原理相同。

然而，如果感染的翻修膝关节非常僵硬，无法充分显露，那么我们应该考虑用 DAIR 挽救植入物是否合适，这时我们需要根据具体情况，正式制定一期或二期的感染关节翻修策略。如果既往的翻修原因为关节感染，那么我们通常会考虑二期治疗法。

关节镜冲洗：仅为在紧急情况下（几小时内）减少脓毒性负荷的一种生命抢救方案，可以进行关节减压，获取微生物样本并开始静脉应用抗生素，并需要在 24～48h 进行正式

DAIR 手术。

> 重要提示：DAIR 不仅仅是一种关节切开术及冲洗术，也是一种对所有感染组织进行彻底清创的术式，包括滑膜切除、后间隙清理、生物膜物理破坏、机械灌洗及模块化聚乙烯衬垫更换。

九、DAIR 后抗生素需应用时间

该问题是由微生物学支持、感染微生物自身情况、宿主因素共同决定的。通常需要 3 个月的抗生素治疗。从历史经验上看，通常需要静脉注射 3 个月，之后再需要口服抗生素 3 个月。然而在临床实践中，我们目前最多使用静脉注射抗生素 6 周，之后再口服抗生素 6 周。最近的多中心 OVIVA 随机对照试验也证实了这一点。该试验证明，根据治疗后 1 年的失败率评估，在治疗复杂骨科感染的前 6 周，口服抗生素治疗并不劣效于静脉注射抗生素治疗[23]。这鼓励我们进一步缩短静脉给药的周期，尽早过渡到口服替代方案。

十、DAIR 治疗急性 PJI 的效果

文献表明，处置充分的 DAIR 有 70%～80% 的概率可以成功挽救植入物[24-27]，我们的经验也与此相符。对于患者来说，成功的 DAIR 一定比通过一期或二期方法进行的完全翻修更好接受。那些 DAIR 未能成功的病例将成为慢性 PJI，通常需要通过二期的方法进行翻修。

> **重要提示**：我们建议不要采用一期策略来治疗急性感染患者。

十一、慢性 PJI 翻修：一期 vs. 二期

从历史经验上看，我们治疗慢性 PJI 的标准做法是分二期进行。自 21 世纪初期以来，我们还对适合的患者常规使用一期翻修方法，这些患者需具有单一感染微生物，已知药敏结果，免疫功能良好，并且没有软组织损害，没有全身性脓毒症或窦道[28]。我们在 MDT 框架内与患者商讨治疗决策过程，团队内包括 1 名专业微生物学家（表 12-1）。最近一项 Meta 分析对观察性研究（10 项一期翻修研究，其中包括 423 例患者；108 项二期翻修研究，其中包括 5129 例患者）进行的系统性回顾报道称，一期翻修 2 年内的再感染率为 7.6%，而二期翻修为 8.8%[12]。然而，不同机构对这两种治疗方法的指征存在显著差异，因此很难进行直接比较。

表 12-1　可能影响采用二期翻修方法的相关因素

患者因素	微生物因素	手术因素
软组织条件差	培养阴性 PJI	既往因感染进行的 DAIR 或翻修失败
慢性免疫抑制	耐药菌	伸肌机制丧失
窦道	真菌 PJI	需要整形外科修复软组织缺损

PJI. 假体周围感染；DAIR. 清创、抗生素和植入物保留

无论一期或二期翻修手术，其本质是对所有的感染部位进行清创。相关技术简单，并且重复性好：进行完整的滑膜切除术，彻底清理内外侧沟，移除植入物后进入后方空间，机械加压清洗，大量冲洗，并使用多把手术刀片及镊子采集多处样本，以尽量减少交叉污染。

十二、手术技巧

一期翻修：采用标准中线切口和髌旁内侧入路，进行彻底的滑膜切除术，清创并去除所有假体组件及骨水泥。采集多个组织样本进行微生物学检查，之后使用抗生素和脉冲灌洗彻底冲洗。将切口用洗必泰（氯己定）水溶液（0.5%）浸泡，用无菌纱绷带包裹切口，并将止血带放气。重新铺单，手术团队重新刷手消毒，并更换新的器械。进一步进行灌洗，根据已知的药敏结果使用抗生素骨水泥植入新的假体。术后，患者继续抗生素治疗 12 周（根据患者的耐受性和微生物的敏感性，在可能的情况下静脉注射 6 周，之后口服抗生素 6 周），并定期监测临床反应及炎症标志物。对于住院患者或门诊肠外抗生素治疗诊所患者，均有微生物学家对其进行治疗指导并进行密切监控。

二期翻修第一阶段：如上所述，该期同样需进行彻底清创及广泛的滑膜切除，移除所有关节组件、骨水泥和感染组织。我们的目标是尽可能使用关节型占位器，首选是全聚乙烯胫骨组件标准 TKA 假体（图 12-1 和图 12-2）。如果没有足够的骨骼支撑临时占位器，或出现韧带断裂，则需使用跨越关节的固定型占位器。在这种情况下，我们的常规做法是以临时融合钉作为固定型固定器使用（图 12-2）。将

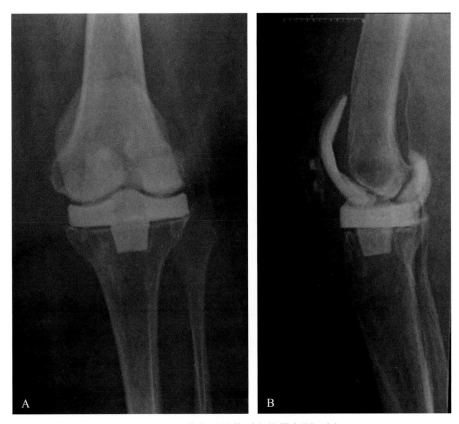

▲ 图 12-1　骨水泥关节型占位器断裂示例

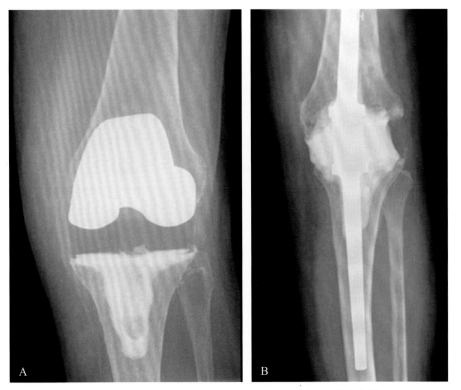

▲ 图 12-2　**A.** 使用膝关节假体（配全聚乙烯胫骨组件）作为关节占位器示例；**B.** 一期 / 二期翻修术后，髓内融合钉用作固定型占位器，有明显的骨丢失和韧带不稳定

占位器连同抗生素骨水泥一起植入，抗生素是针对感染微生物的药敏结果选择的。我们的标准混合方式为，每40g混合骨水泥中添加1g万古霉素，如果微生物学家根据检测出的感染微生物特征另有建议，则根据具体情况加以修正。

抗生素治疗持续6周，OPAT诊所定期监测患者的临床反应和炎症标志物。在一些治疗进展有限的少数病例中，可以通过进一步清创及更换占位器来重复第一阶段。当感染得到控制并根除后（依靠对患者症状的临床评估、膝关节周围软组织瓣的状态及回归正常的炎症标志物情况），我们将进行翻修的第二阶段，在6~9个月内进行关节重建。然而，如果使用"关节占位器"的患者使用全聚乙烯TKA假体取得了良好的功能结果，则无须进行进一步的手术，并且只考虑对未来的无菌性松动问题进行翻修。

二期翻修第二阶段：在适当的术前关节重建计划（包括复查炎症标志物正回归正常，并且穿刺液培养阴性）制定后，经旧切口瘢痕显露关节，再次进行彻底的滑膜切除术，进一步清理瘢痕组织，重建内侧和外侧沟。取出占位器，并采集多个样本送取微生物培养。对骨丢失和韧带完整性进行评估。在临床实践中，我们通常在胫骨侧使用带干骺端套袖的假体进行生物型固定。在合适的病例中，我们在股骨侧也可以选择性使用骨水泥和非骨水泥固定方式，并根据个体因素（如骨丢失、关节线修复和韧带功能不全情况）使用不同程度的限制性假体。我们通常会继续使用抗生素，直至获取所有的术中培养结果。如果样本培养皆为阴性，则停止使用抗生素。

十三、我们使用真假体作为关节占位器的原因

二期手术之间的间隔期管理很有挑战性。如前所述，在临床实践中，我们尽可能使用关节型占位器，如使用TKA假体（PFC Sigma，全聚乙烯胫骨假体）进行占位。我们在21世纪初开发了这种方法，以取代当时常规使用的固定型骨水泥占位器。我们使用固定型骨水泥占位器的经验表明，该技术存在一定问题，主要是因为其功能很差，并且经常需要外部支具进行支撑，导致患者对其耐受性差。此外，二期重建时会出现组织水肿，占位器会出现移动甚至脱出，这些问题会使得显露异常困难。我们意识到，从软组织的度来看，在6~8周重新进行关节重建并不理想，因为此时软组织还未获得恢复，并且水肿通常较重，这使得显露更加难以安全实现。

在此之后，我们采用了水泥型关节模型，以允许膝关节活动。但这些模型也存在问题，因为它们会发出声响、出现断裂、导致疼痛，并且无法为关节活动提供足够强大的稳定性（图12-1）。我们选择使用膝关节假体作为占位，配套使用全聚乙烯胫骨组件，因为这种选择最为经济，该搭配具有许多优点。

首先，它为患者提供了足够的关节活动稳定性，并且可以在骨水泥中添加额外的敏感抗生素。必须确保有足够的骨量来支撑假体，因为该技术在严重骨丢失情况下无法使用。我们还需确保有完整的副韧带结构，以获得足够的稳定性。需要将假体进行确实黏合，这样可以使其固定稳定，但不能像初次置换那样对骨水泥进行加压固定。

其次，关节假体作为占位器可允许患者进

行活动并相对舒适。因此，由于在 6～8 周内没有进行二期翻修的迫切需求，我们选择在 6～9 个月后再进行第二阶段翻修。在这段较长的时间间隔内，密切监测炎症标志物，确保在抗生素停用后很长一段时间内，感染仍然被完全控制，这样可使我们对取得成功拥有更强的信心。随着患者的正常活动，软组织条件可以得到改善，使我们更容易识别解剖平面。因此我们意识到，与 6 周时手术相比，在 6 个月时进行第二阶段翻修更令人愉悦。

最后，这些患者中有很大一部分从不需要进行二期翻修，并且在使用假体占位器的情况下仍然功能良好[22]。

> 重要提示：使用最终的膝关节假体作为关节占位器提供了许多优点，包括具有稳定性、灵活性、功能性，一期到二期翻修的间隔更长，并且在许多情况下，其可以作为最终的植入假体，无须进一步手术。

十四、我们使用融合钉作为固定型占位器的原因

如果出现明显的骨丢失或韧带不稳定，那么必须使用固定型占位器。最初，我们唯一的选择是使用手工制作的"汉堡样"的骨水泥占位器。同样，这种占位器不稳定，会发生移位、脱位甚至断裂。患者不相信可以使用这种占位器进行活动，我们被迫在软组织尚不理想的状态下早期进行第二阶段重建。

因此，我们后来使用了一种临时模块化融合钉（图 12-3 和图 12-4），可以使用两个螺钉将其锁定在膝关节内。融合钉可以为骨骼提供稳定性，之后可以用抗生素骨水泥填充股骨和胫骨之间的关节区域。这项技术确保保持正确的肢体长度及组织张力，允许抗生素的释放，提供膝关节在运动及负重过程中的稳定性，允许我们选择二期翻修时间以获得更好的软组织状态。

我们不在髓腔内的固定杆上使用骨水泥，而是在干骺端采用骨水泥进行固定，以使融合

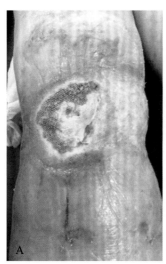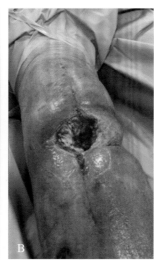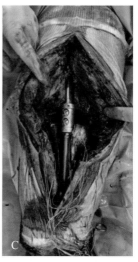

▲ 图 12-3　**A 和 B.** 局部皮瓣感染病例；**C.** 一期翻修清创结束时的术中照片，胫骨嵴截骨用于扩大显露并进行静态融合钉占位器试模测试

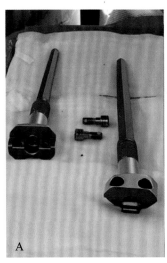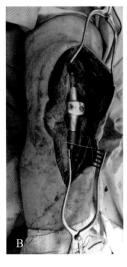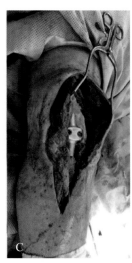

◀ 图 12-4　**A.** 模块化融合钉植入物的各组件示例；**B.** 在清创术后用中心锁定螺钉进行术中组装；**C.** 抗生素骨水泥用于稳定融合钉

钉的关节表面保持稳定，而骨水泥在干骺端及融合钉周围的包裹使患者在活动时具有良好的稳定性。我们应使用足够长的融合钉，为关节稳定提供足够的工作长度，并使骨干可以承载轴向负荷。该技术提供了我们在手术间隔期内所需要的占位稳定性。这种组合可使我们在第二阶段重建之前获取 6～12 个月的术间间隔期。

然而在二期翻修时，膝关节会出现僵硬，移除融合钉的方法相对简单，因为其是中央锁定的，可以在膝关节内进行拆卸并将融合钉拔除。我们首选的方法是做胫骨嵴截骨术以扩大显露。重建不受截骨影响，仍然可以进行股骨髁翻修，除非出现明显的骨丢失或韧带缺失并需要铰链重建。总之，有足够的清洁且健康的软组织可供使用。

> **重要提示：** 对于第一阶段后出现明显骨质丢失的病例，我们会选择临时融合钉进行固定型占位。该装置提供了稳定性、灵活性及功能性，并允许在二期手术前为患者争取更长的时间间隔，以帮助软组织修复。

十五、处理窦道的方法

窦道是脓液和感染液体的通道，通常会与皮肤连通并需要完全切除。如果在清创结束时，患者的软组织柔韧没有张力，则可以进行一期闭合。重要的是，不要因为处理窦道而进行姑息性手术；较大的窦道在完全切除后会留下软组织缺损，需要通过整形手术移植局部皮瓣或区域皮瓣进行覆盖。

十六、一期手术会失败的原因

如果不了解感染的范围，特别是没有清理髁后间隙，就可能会留下感染组织并影响治疗结果。清创不足是失败最大的单一影响因素。其他原因包括宿主条件差、微生物难以控制、临时占位的稳定性缺乏或软组织覆盖不足。

虽然可以重复一期手术，但我们应该始终对自己要求严格，并询问自己是否需要更好的软组织覆盖或整形手术介入，是否未找到真正的致病菌，是否有真菌感染，是否应该重新进行培养，能否改善宿主条件（如营养状况）等。

十七、重建时对干骺端压配型套袖的使用

在一期翻修时，传统的教科书方法是使用抗生素骨水泥固定，以获得针对敏感细菌的局部抗生素释放。在二期重建中，我们获得了已将感染根除的无菌区，因此选择植入物的种类取决于骨丢失量和韧带稳定性，可以选择普通的髁翻修假体、铰链假体或挽救性肿瘤假体。在胫骨侧选择使用干骺端袖套进行标准辅助固定，在关节表面使用抗生素骨水泥进行固定。

压配式袖套仍然可以使用，因为其他组件同样可以选用抗生素骨水泥进行固定。此外，PJI 是关节感染，而不是骨干感染。我们经常可以看到新生皮质将感染灶与髓腔隔离开来。因此我们认为，如果关节感染得到恰当治疗，关节重建则不应进行妥协。如果需要使用压配式非骨水泥袖套或延长杆进行持久固定，则需要有健康的骨床以供假体骨长入。

> **重要提示**：管理 PJI 非常具有挑战，应该作为 MDT 框架的一部分，由资深经验丰富的专家同事、专业微生物学家和整形外科专家共同参与。由两位资深医生一同进行手术，可有助于确保成功的治疗结果。

十八、我们关于慢性 PJI 的病例系列

在一项回顾性连续病例研究中，我们报道了 2003 年 4 月 1 日—2018 年 12 月 31 日期间因首次慢性感染在我们机构接受 rTKA 治疗的所有患者[22]。排除急性感染患者（症状持续时间＜6 周）。

当结果评估出现以下任一结果定义的感染治疗失败时，则进行结果测算[29]。

1. 同一或不同微生物的持续或反复感染。
2. 接受长期抗生素进行感染的抑制性治疗。
3. 采用植入性关节融合术进行感染治疗。
4. 在随访期间的任何时间进行了肢体截肢。
5. 手术后 90 天内死亡。我们使用了 90 天死亡率作为不良指标，该指标基于全国收集的 NJR 关联数据制定。

记录再次手术和任何进一步的外科干预情况。前瞻性收集评估失败的各项变量，其中包括性别、年龄、BMI、ASA 评分和感染微生物源。同时收集患者的生存率数据。死亡事件通过当地医院的电子数据库和国家联合登记处 /NHS 的个人人口统计服务的相关数据确定。

统计分析：在患者特征的差异方面，分类变量采用卡方检验，连续变量采用 t 检验；$P<0.05$ 的被认为是具有显著性差异。采用正向、逐步、逻辑回归模型来确定失败的独立预测因素。模型的有效性通过 Hosmer-Lemeshow 检验估计数据的拟合优度来评估。统计学显著性定义为双侧 $P<0.05$。推理模型中包括了以下协变量与 PJI 治疗结果相关：年龄、致病微生物（分类为金黄色葡萄球菌、培养阴性 PJI 和其他）、是否存在窦道、BMI 和 ASA 等级[9, 12, 14-17]。Kaplan-Meier 生存曲线用于估计失败时间和死亡时间。对数秩检验用于检验统计显著性。使用 SPSS16.0 软件（SPSS Inc.，Chicago，IL）进行统计分析。

结果：在研究期间，288 例患者因慢性感

染连续进行了 292 次初次膝关节翻修。一期翻修 82 例（28.1%），二期翻修 210 例（71.9%）。

平均年龄为 71 岁（范围 27—90 岁），女性 165 人（57.4%），平均 BMI 为 30.9（范围 20～53），两组基本人口特征无显著差异（表 12-2）。

36 例 rTKA（17.14%）有窦道，因此不适合一期翻修。在一期翻修组中，获知感染微生物的患者明显更多（93.9% vs. 80.47%，$P=0.0047$），这再次反映了每种方法的适应证不同。在研究期间，每年的病例总数稳步增加；一期翻修的数量也在逐年增加，尤其是在过去 10 年中增长更为显著，这反映了临床实践中的变化（图 12-5）。

微生物学数据（表 12-3）：246 例（84.2%）患者术前鉴别出了感染微生物，而 46 例（15.8%）为 CN-PJI（即培养阴性 PJI）。一期组仅 5 例 CN-PJI；这些患者免疫功能良好，没有软组织缺损，因此在 CN-PJI 病例中选择了一期翻修手术，而不是我们标准的二期翻修方法。凝固酶阴性葡萄球菌最常见（28.1%），其次是金黄色葡萄球菌（25.3%）。在治疗失败的患者中（27/292），金黄色葡萄球菌（12/27）是其中最常见的感染菌（44.4%）。

失败率：整个队列的平均随访时间为 6.3 年（范围 2～17.6 年），二期组的随访时间更长（4.47 年 vs. 7.42 年，$P=0.0001$）。一期组有 5/82（6.1%）例失败；2 例（2.4%）患者在 90 天内死亡，3 例（3.7%）出现复发感染；2 名患者采用二期方法成功治愈，1 名患者发生进一步感染，伸肌机制失效，并接受了最终关节融合治疗（图 12-6）。所有失败都发生在 rTKA 后的前 4 年（图 12-7）。

表 12-2　人口统计学及手术数据

		总　计	一　期	二　期	P 值
翻修数量		n=292	n=82	n=210	—
患者年龄（岁）[中位数（IQR）]		71（65—78）	71（65—79）	71（64—78）	0.395
女性 [n（%）]		165（57.4）	47（57.9）	118（56.2）	0.792
BMI [中位数（IQR）] 平均值 ± 标准差（范围）		30（27～34） 30.9±6.0（20～53）	30（27～33） 29.9±5.6（20～51）	30（27～35） 31.3±6.1（20～53）	0.07
存在窦道 [n（%）]		36（17.14）	—	36（17.14）	0.0001*
已知微生物 [n（%）]		246（84.24）	77（93.9）	169（80.47）	0.0047*
ASA [n（%）]	I	12（4.10）	7（8.53）	5（2.38）	0.0175*
	II	150（51.36）	41（50.0）	109（51.9）	0.7707
	III	113（38.69）	29（35.36）	84（40.0）	0.4652
	IV	17（5.85）	5（6.11）	12（5.72）	0.8985
随访（年）[中位数（IQR）] 平均值 ± 标准差（范围）		5.4（4.4～8.7） 6.3±3.88（2～17.6）	4.5（3.9～6.8） 4.47±2.92（2～13.7）	5.9（4.9～8.52） 7.42±4.15（2～17.6）	0.0001*

*. 统计学显著

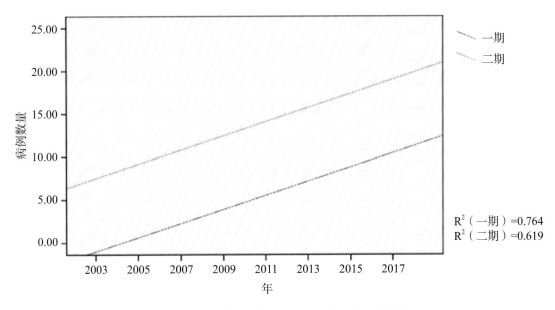

▲ 图 12-5 使用一期与二期方法的时间变化趋势

二期组有 210 例 rTKA 患者；6 例患者（2.9%）需要重复第一阶段手术，3 例患者（1.4%）在第一阶段手术后 90 天内死亡。在剩下的 207 例 rTKA 患者中，46 例（22.2%）使用关节占位器作为最终的膝关节假体取得了功能满意的结果，无须进一步重建；161 例 rTKA 患者进行了第二期手术，失败率为 11.8%（n=19），伴有复发性感染；所有复发病例均在 rTKA 后 4 年内出现。其中 18 例患者接受了再一次二期 rTKA 治疗，11/18（61%）例获得了成功，4 例因伸肌腱功能障碍及软组织覆盖不良而最终进行了关节融合术，另外 1 例进行了膝上截肢。

回归分析：二期组治疗失败的累积概率在存在窦道（OR=4.97，95%CI 1.593~15.505，P=0.006）和年龄＞80 岁（OR=5.962，95%CI 1.156~30.73，P=0.033）的患者中显著增高。其余变量均不是该队列中失败的独立预测因素，尽管较高的 BMI 与失败风险增加相关，但在统计学上差异并不显著。同样，在一期组中，没有发现失败的独立预测因素。

患者 10 年生存率：10 年时，一期组有 23/82 例患者死亡，二期组有 63/210 例患者死亡。Kaplan-Meier 生存率曲线显示，一期组的 10 年生存率为 72%，而二期组为 70.5%；差异没有统计学意义（P=0.517，对数秩检验）。

在这 17 年的研究期间，随着更多新的临床证据出现，我们在特定患者群体中更多地引入了一期手术策略。我们报道一期手术的成功率为 94%，而二期手术的成功率为 88%。我们没有进行随机对照试验，也没有进行两个队列之间的直接比较，因为两组之间存在重要差异。一期患者中没有出现全身性脓毒症，没有出现窦道，并且感染微生物相对单一。然而，我们仍然可以从上述这些数据中进行大量观察以获得结果。

首先，通过细致的外科技术，积极的清创包括清除所有骨水泥、受感染组织及骨骼，精确地使用靶向抗生素骨水泥，并由专业微生物学家制订术后抗生素方案，一期方法可以在特定的患者中实现感染的高治愈率。

表 12-3　微生物数据和感染微生物

	总计 [n（%）]	一期 [n（%）]	二期 [n（%）]	P 值
翻修数量	n=292	n=82	n=210	—
凝固酶阴性葡萄球菌	82（28.1）	25（30.49）	57（27.14）	0.5677
金黄色葡萄球菌	74（25.3）	20（24.40）	54（25.71）	0.8174
MRSA	3（1）	—	3（1.43）	0.2772
肠球菌属	18（6.2）	1（1.22）	17（8.10）	0.0283*
大肠埃希菌	15（5.1）	5（6.09）	10（4.76）	0.6441
链球菌属（*milleri, gordonii, oralis, dysgalactiae, Viridans*）	14（4.8）	8（9.76）	6（2.86）	0.0133*
β- 溶血性链球菌（B，C，G）	18（6.2）	11（13.41）	7（3.34）	0.0013*
混合生长	8（2.7）	—	8（3.80）	0.0740
其他	14（4.8）	7（8.54）	7（3.34）	0.0622
·类白喉杆菌		–2	—	
·多杀性巴氏杆菌		—	–1	
·丙酸杆菌		–1	—	
·奇异变形杆菌		–1	–1	
·铜绿假单胞菌		–2	–5	
·微小脲原体		–1	—	
培养阴性 PJI	46（15.8）	5（6.09）	41（19.52）	0.0047*
感染性失败和早期死亡患者的感染微生物 [#]	27（9.2）	5（6.09）	22（10.48）	0.2453
·金黄色葡萄球菌	12（44.4）	–3（60）	–9（41）	0.4489
·大肠埃希菌	1（3.8）	–1（20）	—	
·链球菌	3（11.1）	–1（20）	–2（9.05）	0.4895
·CNS	6（22.2）	—	–6（27.3）	
·肠球菌	3（11.1）	—	–3（13.6）	
·CN-PJI	2（7.4）	—	–2（9.05）	

*. 统计学显著；#. 90 天内死亡
MRSA. 耐甲氧西林金黄色葡萄球菌；n. 翻修数量

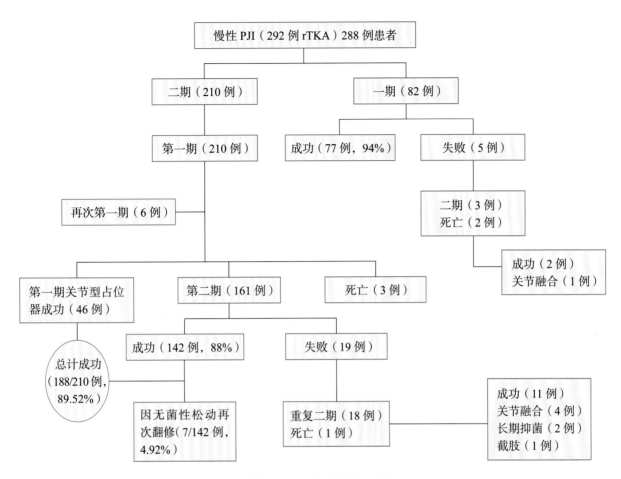

▲ 图 12-6　患者流程图和结果

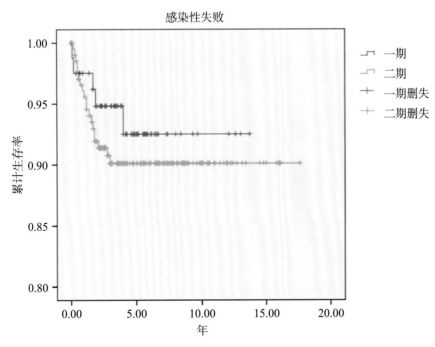

▲ 图 12-7　以"感染性失败"为终点的 **Kaplan-Meier** 生存率曲线，所有失败均发生在术后 4 年内

其次，我们有大量二期患者（46/210 例，22%）在两个阶段中的第一阶段使用最终的膝关节假体作为临时占位器，而不需要进行下一步重建。该亚组类似于一期方法，因为我们在一期患者和二期患者中的第一阶段以相同的方式进行清创，可以进一步验证一期方法获得结果的有效性。

再次，我们机构之前管理慢性 PJI 的标准方式是对所有患者采用成熟的二期治疗方案。然而，随着文献中在有效性和潜在优势方面的新证据[30, 31]，我们谨慎地引入了一期技术，并在早期阶段采用了严格的患者选择标准。我们目前的禁忌证为全身性败血症、混合性细菌感染、出现窦道或有软组织缺损不能一期闭合，以及之前因感染进行的翻修失败，或曾行 DAIR 手术。随着时间的推移，我们在一期翻修方面的经验有所增加，并且随着成功率的提高，我们的信心进一步增强。我们相信，我们的数据可以作为模型以帮助其他机构改变处置策略，与此同时维持慢性 PJI 的治愈率及成功临床结果。

最后，对患者和医生来说，PJI 是一种毁灭性的并发症，处置 PJI 充满挑战性。急性感染的早期干预应首选彻底清创及组件更换。选择合适的患者、细致的外科清创、与专业微生物学家合作进行抗生素治疗，是确保一期或二期治疗慢性 PJI 成功的最重要因素。

参考文献

[1] Greidanus NV, et al. Quality of life outcomes in revision versus primary total knee arthroplasty. J Arthroplasty. 2011;26(4):615–20.

[2] Zmistowski B, et al. Periprosthetic joint infection increases the risk of one-year mortality. J Bone Joint Surg Am. 2013;95(24):2177–84.

[3] Blom AW, et al. Infection after total knee arthroplasty. J Bone Joint Surg Br. 2004;86(5):688–91.

[4] Huotari K, Peltola M, Jämsen E. The incidence of late prosthetic joint infections: a registry-based study of 112,708 primary hip and knee replacements. Acta Orthop. 2015;86(3):321–5.

[5] Kurtz SM, et al. Economic burden of periprosthetic joint infection in the United States. J Arthroplasty. 2012;27(8):61-5.e1.

[6] Meyer E, et al. Impact of department volume on surgical site infections following arthroscopy, knee replacement or hip replacement. BMJ Qual Saf. 2011;20(12):1069–74.

[7] Mathews JA et al. Top ten research priorities for problematic knee arthroplasty. Bone Joint J. 2020;102-b(9):1176–82.

[8] Parvizi J, et al. The 2018 definition of periprosthetic hip and knee infection: an evidence-based and validated criteria. J Arthroplasty. 2018;33(5):1309-14.e2.

[9] Kilgus DJ, Howe DJ, Strang A. Results of periprosthetic hip and knee infections caused by resistant bacteria. Clin Orthop Relat Res. 2002;404:116–24.

[10] Romanò CL, et al. Two-stage revision of septic knee prosthesis with articulating knee spacers yields better infection eradication rate than one-stage or two-stage revision with static spacers. Knee Surg Sports Traumatol Arthrosc. 2012;20(12):2445–53.

[11] Pangaud C, Ollivier M, Argenson JN. Outcome of single-stage versus two-stage exchange for revision knee arthroplasty for chronic periprosthetic infection. EFORT Open Rev. 2019;4 (8):495–502.

[12] Kunutsor SK et al. Re-infection outcomes following one- and two-stage surgical revision of infected knee prosthesis: a systematic review and meta-analysis. PLoS One. 2016;11(3): e0151537.

[13] Thakrar RR et al. Indications for a single-stage exchange arthroplasty for chronic prosthetic joint infection: a systematic review. Bone Joint J. 2019;101-b(1_Supple_A):19–24.

[14] Kubista B, et al. Reinfection after two-stage revision for periprosthetic infection of total knee arthroplasty. Int Orthop. 2012;36(1):65–71.

[15] Mortazavi SM, et al. Two-stage exchange arthroplasty for infected total knee arthroplasty: predictors of failure. Clin Orthop Relat Res. 2011;469(11):3049–54.

[16] Massin P, et al. Infection recurrence factors in one- and two-stage total knee prosthesis exchanges. Knee Surg Sports

Traumatol Arthrosc. 2016;24(10):3131–9.

[17] Cunningham DJ, et al. Specific infectious organisms associated with poor outcomes in treatment for hip periprosthetic infection. J Arthroplasty. 2017;32(6):1984-90.e5.

[18] Matar HE et al. Septic revision total knee arthroplasty is associated with significantly higher mortality than aseptic revisions: long-term single-center study (1254 Patients). J Arthroplasty. 2021.

[19] Corona PS et al. Current actual success rate of the two-stage exchange arthroplasty strategy in chronic hip and knee periprosthetic joint infection. Bone Joint J. 2020;102-b(12):1682–88.

[20] Tande AJ, Patel R. Prosthetic joint infection. Clin Microbiol Rev. 2014;27(2):302–45.

[21] James PJ, et al. Methicillin-resistant Staphylococcus epidermidis in infection of hip arthroplasties. J Bone Joint Surg Br. 1994;76(5):725–7.

[22] Matar HE et al. Long-term outcomes of single- and two-stage revision total knee arthroplasty for chronic periprosthetic joint infections: changing clinical practice in a specialist centre (292 Knees). Bone Joint J. 2021;Aug;103-B(8):1373–9.

[23] Li HK, et al. Oral versus intravenous antibiotics for bone and joint infection. N Engl J Med. 2019;380(5):425–36.

[24] Leta TH et al. Outcome of revision surgery for infection after total knee arthroplasty: results of 3 surgical strategies. JBJS Rev. 2019;7(6):e4.

[25] Vahedi H, et al. Irrigation, débridement, and implant retention for recurrence of periprosthetic joint infection following two-stage revision total knee arthroplasty: a matched cohort study. J Arthroplasty. 2019;34(8):1772–5.

[26] Barry JJ, et al. Irrigation and debridement with chronic antibiotic suppression is as effective as 2-stage exchange in revision total knee arthroplasty with extensive instrumentation. J Bone Joint Surg Am. 2021;103(1):53–63.

[27] Weston JT et al. Irrigation and debridement with chronic antibiotic suppression for the management of infected total knee arthroplasty: a contemporary analysis. Bone Joint J. 2018;100-b(11):1471–6.

[28] Freeman MA, et al. The management of infected total knee replacements. J Bone Joint Surg Br. 1985;67(5):764–8.

[29] Fillingham YA et al. Definition of successful infection management and guidelines for reporting of outcomes after surgical treatment of periprosthetic joint infection: from the workgroup of the musculoskeletal infection society (MSIS). J Bone Joint Surg Am. 2019;101 (14):e69.

[30] Gehrke T, Zahar A, Kendoff D. One-stage exchange: it all began here. Bone Joint J. 2013;95-b(11 Suppl A):77–83.

[31] Nagra NS, et al. One-stage versus two-stage exchange arthroplasty for infected total knee arthroplasty: a systematic review. Knee Surg Sports Traumatol Arthrosc. 2016;24(10):3106–14.

第 13 章　整形手术与全膝关节翻修术
Orthoplastics and Revision Knee Arthroplasty

王胜群　译

我不是世界上最聪明的人，但我可以选择聪明的同事。

——Franklin D. Roosevelt

一、概述

TKA 周围软组织缺损会带来重大挑战。我们会碰到各种各样的情况，例如为周围软组织瘢痕化的膝关节行初次 TKA，或需要对带有活动窦道并经历过多次手术的膝关节进行再次手术[1, 2]。在这些情况下，软组织重建的目标都是要确保组织柔韧且持久，并能为植入物提供足够的覆盖以促进关节功能恢复[3]。

整形外科医生通常在治疗覆盖 TKA 周围的软组织缺损时，会使用"重建阶梯"的概念。该技术可以根据伤口和所需软组织覆盖的具体情况，选用最简单至最复杂的重建技术。技术的重点是在植入物上用稳定的软组织覆盖进行缺损的早期闭合，并允许未来进行再次手术。方案包括一期闭合、二期愈合、植皮、局部或游离皮瓣[4]。

本章将以多学科团队为基础，讨论 rTKA 相关整形手术病例的临床问题。

二、出现膝关节周围软组织缺损的原因

我们通常在切口远端的髌下区可以看到软组织缺损，而在髌上区则较为罕见。这是由许多因素造成的，如区域的血液供应问题、胫骨近端的皮下位置过浅、皮肤脂肪坏死、皮下组织及皮肤的瘢痕粘连、前期的创伤、皮肤移植、多次手术和感染病史等（图 13-1 至图 13-4）。

三、处理受损软组织

为了成功进行膝关节翻修，必须在多学科团队中与整形外科同事建立紧密联系。此类病例应被视为联合病例，早期介入及会诊是术前评估和手术计划的重要部分。

膝关节周围的伤口很难获得有效重建，特别是存在植入物的情况下更是如此。所使用的技术必须能够方便地进行最终假体植入，并且可能需要在感染分期翻修的情况下反复使用软组织重建技术。下面将介绍我们机构同事使用的一些常用技术。

1. 髌骨下缺损

髌腱表面或其附近的缺损是临床中遇到的

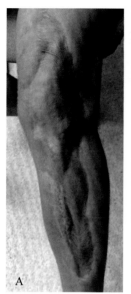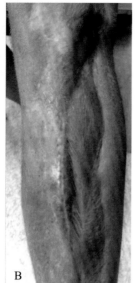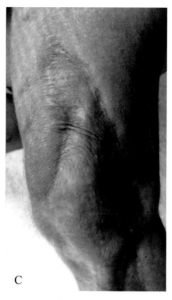

◀ 图 13-1 **56 岁男性，创伤后骨关节炎的临床照片**

前期存在多发伤并行皮瓣重建，初次 TKA 与整形外科医生联合进行

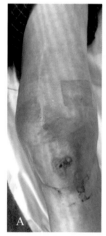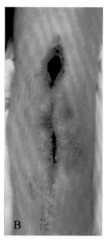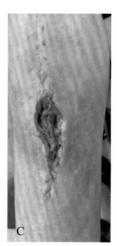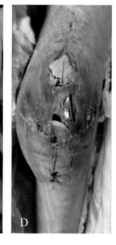

◀ 图 13-2 **TKA 周围软组织缺损病例**

A. 髌下窦道；B. 髌上切口缺损；C. 髌下髌腱表面软组织缺损，急需软组织覆盖以修复髌腱；D. 灾难性软组织缺损导致假体外露

最常见问题。这些缺损可以通过带蒂腓肠肌内侧皮瓣修复[3]。通常通过纯肌肉转移皮瓣来实施，并联合进行中厚皮片移植。这种皮瓣使用较为广泛，因为其体积大、可移动、易于制作，并且功能损失与供区发病率很低。腓肠肌内侧头由腓肠内侧动脉供应，可以进行旋转。皮瓣宽 5～9cm，长 13～20cm，同时可为植皮提供血管床。在制作皮瓣时，需要精确考虑旋转弧及嵌入情况，以允许沿缺损上方至皮瓣远端进行无张力缝合。小皮岛也可以作为肌皮瓣与肌肉结合使用。

在感染的情况下，关节囊会被感染灶或外科清创破坏。因此，在皮瓣嵌入过程中，腓肠肌的内侧头应在周围皮肤瓣下扇形铺开，以产生"密封"效果。

2. 髌前缺损

腓肠肌内侧头在不切断股骨髁起点的情况下无法到达该区域。后一种技术可能需要结合肌肉深层的横向搬运技术。这两种技术都可能导致皮瓣缺血。该技术可以获得皮瓣愈合，但必须预期进行进一步的软组织重建。局部筋膜皮瓣可以作为随意式皮瓣使用[5]。

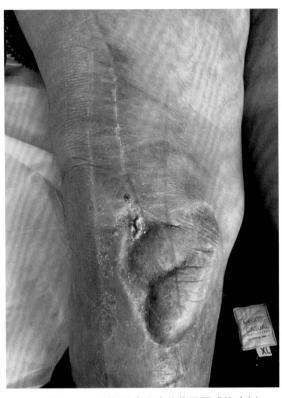

▲ 图 13-3　二期重建治疗关节周围感染病例

右膝在第一期用暂时性融合钉作为固定型占位器，以腓肠肌内侧头皮瓣治疗感染；在第二期时将皮瓣掀起进行关节重建

3. 髌上缺损

在存在 PJI 的情况下，这类缺损很难用带血管的软组织进行覆盖。虽然由于位置相邻，股四头肌可能看起来很有吸引力，但必须要考虑获取皮瓣时供区并发症。在该情况下，以远端为蒂的股薄肌皮瓣较为可靠，特别是在延迟的情况下更是如此[6]。

4. 近端切口

好的方面来讲，近端切口正位于股四头肌群上方。此外该处皮肤松弛，如果不能进行一期缝合，Z 形成形术可将切口远离伸肌的缺损处。

5. 后部缺损

后部缺损较为罕见，通常是由先前的创伤及后关节囊薄弱造成的。即使出现问题，腘窝处较小的缺损可以通过 Z 形成形术切除及闭合。对于较大的缺损，可以通过在后方近端制作随意式筋膜皮瓣进行覆盖。

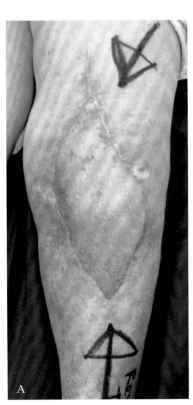
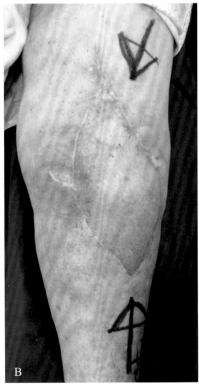

◀ 图 13-4　左膝感染第一期翻修后照片，游离皮瓣愈合良好

四、需要游离皮瓣的时机

大多数重建决策依赖于局部组织情况。如果计划且执行得当，我们可以获得快速有效的修复。然而，也有一些缺陷的局部环境不友好（如膝关节外侧），有一些缺损的范围过大不能使用局部皮瓣来解决。在这些情况下，必须考虑进行游离组织移植。安全的皮瓣设计需要完好的供体皮瓣及良好的受体区域血供。较大的腘血管或股浅血管分支皮瓣是显而易见的选择，但这些血管需要使用静脉移植，以获得足够的血管蒂长度。膝内侧和外侧血管非常恒定，通常具有较大的直径。大隐静脉必须被用作静脉受体。游离皮瓣手术有较高的供区发病率，并且手术耗时很长。因此，对患者情况的仔细确认至关重要[1, 7]。

五、为感染膝关节的组织缺损移植皮瓣的时机

简单来说，应在第一期进行皮瓣移植。然而，在少见的严重感染情况下，我们先进行清创及短时间的 VAC，接着进行第一期翻修及皮瓣移植。根除感染的最佳机会是在第一阶段翻修时，需要对所有感染的组织和骨骼进行彻底清创。能否闭合关节不应影响清创程度。手术成功的先决条件是清创彻底、关节稳定并有良好的血液供应。在临床实践中，我们会在第一阶段使用临时融合钉来稳定关节，同时用皮瓣来闭合创口。

感染治愈后，软组织将变得更加柔韧，水肿将消退，健康的软组织在第二阶段翻修时会更好处理，使关节重建变得更容易，并获得更好的治疗结果。我们的整形外科同事将在第二阶段翻修时帮助安全地掀起皮瓣，并在最终植入假体后再次关闭皮瓣。

总之，需要进行整形手术的 rTKA 病例非常具有挑战性，应在多学科团队中与整形外科医生密切合作进行病例处置。

参考文献

[1] Louer CR, et al. Free flap reconstruction of the knee: an outcome study of 34 cases. Ann Plast Surg. 2015;74(1):57–63.

[2] Nahabedian MY, et al. Salvage procedures for complex soft tissue defects of the knee. Clin Orthop Relat Res. 1998;356:119–24.

[3] Ries MD, Bozic KJ. Medial gastrocnemius flap coverage for treatment of skin necrosis after total knee arthroplasty. Clin Orthop Relat Res. 2006;446:186–92.

[4] Osei DA, Rebehn KA, Boyer MI. Soft-tissue Defects After Total Knee Arthroplasty: Management and Reconstruction. J Am Acad Orthop Surg. 2016;24(11):769–79.

[5] Hallock GG. Salvage of total knee arthroplasty with local fasciocutaneous flaps. J Bone Joint Surg Am. 1990;72(8):1236–9.

[6] Mitsala G, et al. The distally pedicled gracilis flap for salvage of complex knee wounds. Injury. 2014;45(11):1776–81.

[7] Fang T, et al. Recipient vessels in the free flap reconstruction around the knee. Ann Plast Surg. 2013;71(4):429–33.

第 14 章　全膝关节翻修术中陈旧性髌骨脱位的处理：手术技术

Managing Chronic Patella Dislocations in Revision Knee Arthroplasty: Surgical Technique

刘　潼　译

如果你正确地定义了问题，你几乎就有了解决的办法。

——Steve Jobs

一、概述

初次或翻修 TKA 后的髌骨脱位是翻修手术的主要挑战。TKA 术后髌骨不稳定的风险因素很多，其中包括组件的内旋、外翻过度、假体设计形态、伸膝机制挛缩、关节囊功能不全、外侧支持带过紧、髌骨截骨不对称、髌骨组件过厚、髌骨高位及动态不稳定[1-5]。

从历史角度看，较老式的膝关节假体设计（尤其是股骨滑车较短或滑车较平的膝关节设计）常与髌股关节不稳定的发生率较高有关，髌骨在这种情况下会出现倾斜、半脱位或脱位。假体设计的进步降低了髌股关节不稳定的发生率[6]。然而在临床实践中，TKA 术后髌骨轨迹不良及不稳定的原因主要是股骨和（或）胫骨组件的旋转不良[7]。

本章描述了一种用于治疗 TKA 翻修术中的慢性髌骨脱位的新外科技术，最初由著名的

Jeffrey Gollish 博士在多伦多开发，并由 Hosam Matar 推广[8]。在本章，我们称其为"Matar 术式"。

二、历史沿革

在纠正假体旋转不良后，有许多术式可以用来恢复髌骨中心轨迹，其中包括股四头肌成形术、Insall 描述的近端重新排术式、Whiteside 描述的应用胫骨结节截骨术实现的远端髌腱重排术式[5, 9-11]。这些手术最初用于治疗髌骨软骨软化症患者的髌股关节不稳定。Madigan 等描述了一种股四头肌成形术，该术式包括外移股内侧肌（vastus medialis obliquus，VMO），同时松解外侧支持带[12]。Insall 后来将该术式修改为近端通道重排术式，即将 VMO 向外侧及远端移动，同时松解外侧支持带[13, 14]。在该术式中，外侧关节囊从胫骨结节远端一直分离至股外侧肌近端，之后将包含股四头肌腱内侧部分组成的内侧瓣与股四头肌腱外侧半部分重叠缝合[13]。我们的技术是基于上述的一些原则，但在其基础上做了进一步的改进，以适应于

rTKA 中髌股陈旧性脱位的处理。

三、基本原理

在 rTKA 手术中处理陈旧性髌骨脱位时，在假体对力线与旋转均正确的情况下，本术式的目的是将伸肌装置的向量从外侧位置更改为更接近中心的位置。技术上是从肌间隔上广泛松解股外侧肌，必要时也会部分松解髂胫束，这确保了将髌骨重新定位到更中心的位置。通过将 VMO 向外侧推进到髌骨 / 股外侧肌的外侧边缘，将其作为动态稳定器，进一步确保髌骨轨迹中心化。在大多数陈旧性脱位的病例中，内侧软组织常被拉伸，并有足够的偏移量向外侧移动。根据 VMO 的偏移量和屈曲时髌骨脱位的位置，所需的外移程度将因情况而异（图 14-1）。

四、手术技术

体位：依据 TKA 体位（图 14-2），将患者置于仰卧位，并按常规方式消毒铺单。

切口：使用之前的纵向皮肤切口。分离髌前区域，剥离软组织，将伸肌装置显露至胫骨结节水平。

外侧松解：确定髌腱的外侧边缘，打开髌腱和髂胫束之间的间隙。在这里，软组织通常附着在髂胫束上，需要广泛的剥离并分离股外侧肌。下一步的目标是将股外侧肌从外侧肌间隔上剥离至大腿中部水平。此时从侧面可以看到伸肌装置的明显粘连，特别是在之前进行过骨折钢板治疗或股骨远端截骨术等手术后更为明显。股四头肌的外侧松解对于股四头肌的内侧和中央活动度至关重要，可能需要部分松解髂胫束。预计会有许多穿通血管，充分止血，防止血肿在间隙聚集。

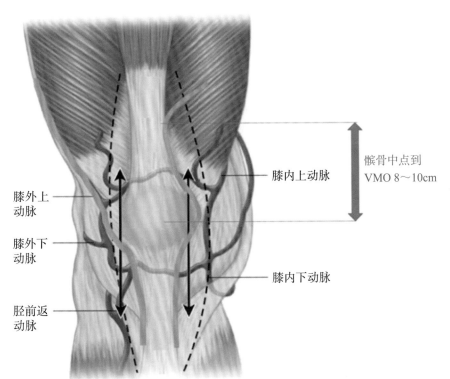

膝外上动脉

膝外下动脉

胫前返动脉

膝内上动脉

髌骨中点到 VMO 8～10cm

膝内下动脉

◀ 图 14-1　术式的示意图
在外侧，松解开始于寻找外侧髌腱和髂胫束之间的间隙，近端将股外侧肌从外侧肌间隔上剥离抬起。在内侧，内侧髌旁关节切开从髌骨中点向近侧延伸 8～10cm，而后斜行进入 VMO（短的 VMO 劈开），以保护其下血供，并为其推进做好准备（经 Copyright Clearance Centre 许可转载，引自 Pawar et al.）

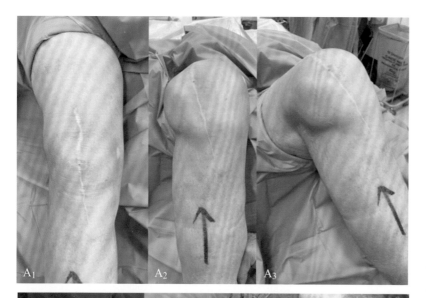

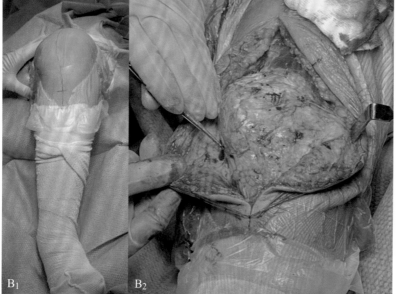

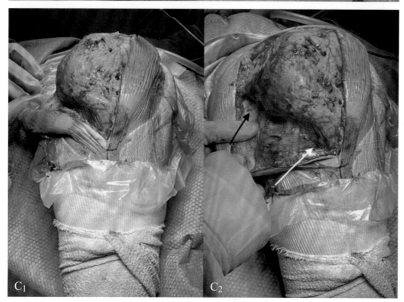

◀ 图 14-2　A. 病例及临床照片显示，72 岁男性，髌骨长期脱位，膝关节假体固定良好，力线良好，没有股骨内旋。3 年前，他因膝外翻接受了 PS-TKA 治疗。1 年前摔倒后，他出现慢性髌骨脱位和活动困难。伸膝时，髌骨外侧半脱位（A₁）；屈膝时，髌骨完全脱位（A₂ 和 A₃）。B. 术中照片。膝关节按照通常的方式进行消毒铺单（B₁）；使用原切口，全厚皮瓣游离，止血，显露伸肌装置（B₂）。C₁. 将髌骨向外侧脱位，确定股外侧肌的外侧边缘。C₂. 在更远端，对髂胫束和髌腱外侧边缘之间的间隙进行识别并分离

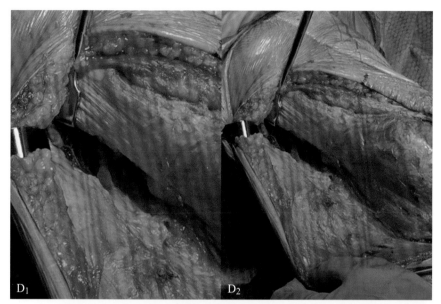

◀ 图 14-2（续）　D₁. 将股外侧肌从外侧肌间隔分离，以使伸肌装置移向中部。D₂. 这里通常会遇到许多穿通支，进行止血。E₁. 接着进行手术的第二部分（内侧）。E₂. 确定髌骨中点，并在其近端 8～10cm 的 VMO 上标记一点，在这一点内侧关节切开线向 VMO 内倾斜延伸，为 VMO 的推进做好准备。F₁. 内侧髌旁关节切开。F₂. 滑膜切除，去除所有瘢痕和肉芽组织，检查髌骨，必要时进行髌骨成形术

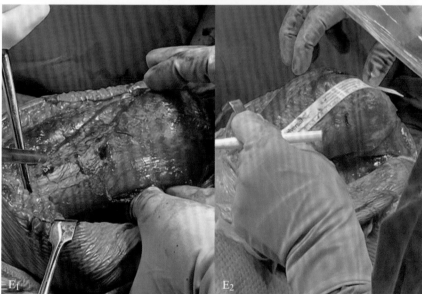

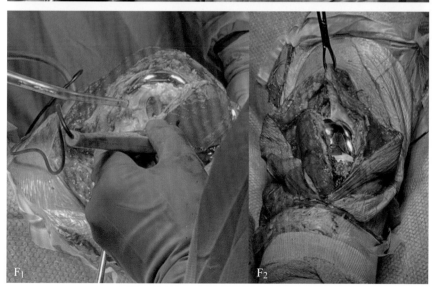

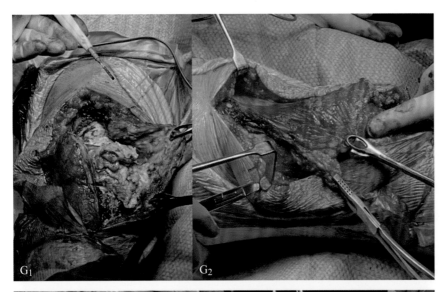

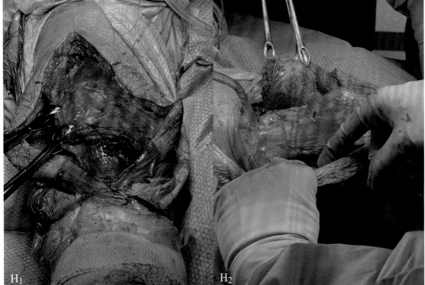

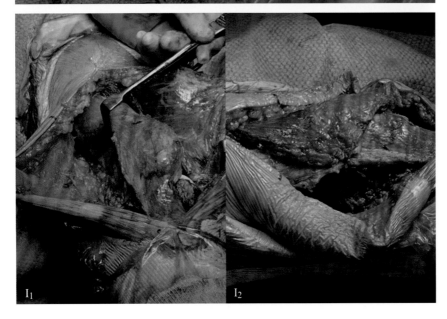

◀ 图 14-2（续） **G₁**. 去除瘢痕组织，使 VMO 筋膜保持完整。**G₂**. VMO 为横向推移做好准备。**H₁**. 推移并暂时固定 VMO，以检查屈膝时的髌骨轨迹。**H₂**. 确定股外侧肌中任何可以松解的纤维带。**I₁**. 确保伸肌向量更接近中部。**I₂**. VMO 向外侧推进，暂时用缝线固定。在本例中，大量的内侧软组织使 VMO 有足够的外移行程，之后将其缝合到髌骨的中部和外侧。在其他病例，所需的推进量取决于 VMO 能够外移的程度和髌骨在静息状态下外侧脱位的位置

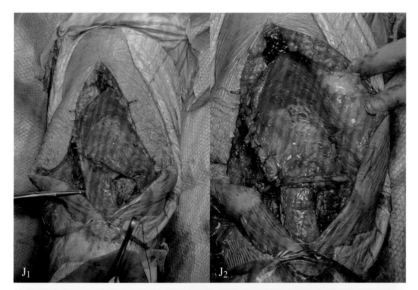

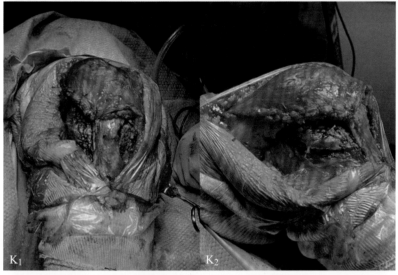

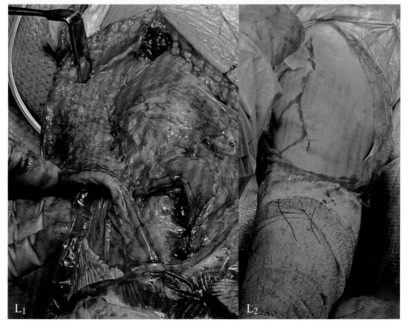

◀ 图 14-2（续）　**J₁**. VMO 外侧推进，并用非吸收缝线固定。**J₂**. 剩下的内侧关节切口按常规方式闭合。**K₁** 和 **K₂**. 在 **90°** 屈曲时，髌骨处于中心位置，并在整个运动范围内居中移动。在本例中，活动范围为 **0°～100°**，**VMO** 采用非吸收性缝线固定。**L₁**. 外侧间隙封闭并留置引流 **24h**。**L₂**. 皮下组织以通常的方式分层闭合

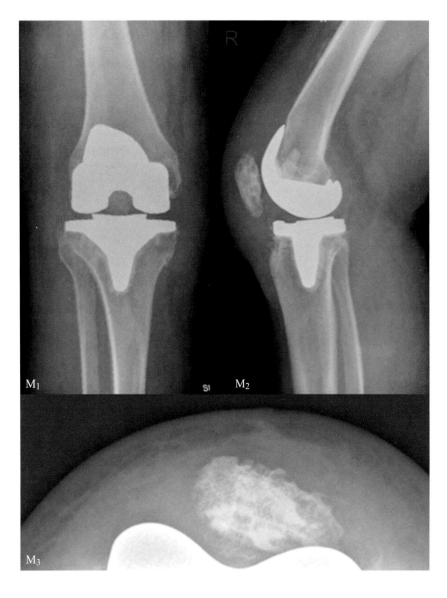

◀ 图 14-2（续） M₁ 和 M₂. 术后 10 周随访的 X 线片表现，髌骨轨迹居中，活动范围 0°～100°，结果满意。M₃. 轴位图

VMO 滑移：在陈旧性髌骨脱位中，内侧软组织通常非常薄弱。进行内侧关节切开，范围从髌骨内侧缘到胫骨结节，软组织沿着股直肌的内侧边界、股直肌和股内侧肌之间分开。近端游离在距髌骨中点近端 8～10cm 进行，之后进行短的经 VMO 劈开，以允许 VMO 的外侧推进，同时保护其下部血液供应。此时如果组件旋转不当，则会以常规方式进行完整翻修。必要时可进行髌骨成形术和（或）髌骨表面置换术，以改善其在股骨组件滑车中的接触和轨迹。

滑移已经准备好的 VMO。首先通过巾钳或缝线临时固定，以确定推进的适当位置，并在全屈伸运动范围内进行测试。使用可吸缝线（如 1-0Vicryl）间断缝合，将 VMO 的内侧边缘缝合至髌骨外侧边缘和近端伸肌结构的外侧边缘上。用不可吸收的 5-0Ethibond 缝线进一步加强修复。测试髌骨轨迹，目的是在髌骨保持中心位置的情况下实现至少 90° 的屈曲。在该位置进一步探查股外侧肌，以确定是否存在任何可以松解的肌内纤维束。

闭合：用间断可吸收缝线沿伸肌装置的外

侧边缘缝合外侧软组织，闭合外侧间隙，消除任何死腔。切口的剩余层次按常规方式闭合。

术后处置：应用膝关节支具将膝关节伸直固定 4 周，同时鼓励等长股四头肌和腘绳肌锻炼。通过辅助行走设备在能耐受的情况下允许完全负重。采用分级康复方案，在保证膝关节能够伸直的情况下每 2 周提升 1 次屈曲角度，依次进行 30°、60° 和 90° 屈曲练习。此外，也可以使用铰链关节支具（图 14-3 和图 14-4）。

在 TKA 中，特别是在全膝关节翻修术中处理髌股关节不稳定具有很高的挑战性。治疗基于不稳定的病因进行，其原则上与手术因素有关。股骨和（或）胫骨组件内旋导致组件对位不良是主要原因之一 [15]。一些非手术措施，如加强 VMO 或支具支撑一般都是不成功的 [6]，往往需要翻修手术来恢复功能和活动度。在没有假体对位不良的情况下，无论是翻修还是保留假体，都需要对伸肌装置进行软组织重建以恢复功能。

本技术侧重于通过广泛松解股外侧肌及 VMO 推进进行软组织重建。这使得髌骨可置于更中心的位置。推进 VMO 越过伸肌装置的中线，VMO 外侧边缘推进至髌骨的外侧边缘，并向远端移动，以便在运动功能范围内为髌骨提供动态稳定性。

五、血液供应和缺血性坏死的风险

维持 VMO 的血液供应对该技术的成功至关重要。经 VMO 劈开的设计初衷就是允许 VMO 的自由活动，同时又不会中断其来自于膝下内侧动脉的血液供应（图 14-1）。外侧松解是通过将股外侧肌从外侧肌间隔上分离来进行的。在这里可能会遇到几个穿通血管，需要确实结扎。而股直肌和股外侧肌的近端血供保持完整，确保了髌骨的充足血供并消除了缺血性坏死的风险。Pawar 等使用 ^{99m}Tc-MDP 扫描评估了 36 例需要侧方松解的初次 TKA 的髌骨血供和成活能力。术后早期有 14 例外侧松解病例显示出血供减少的迹象，而 8 周后恢复正常 [16]。此外，Montserrat 等报道了他们对 Insall 近端重排术及外侧关节面切除术治疗髌股关节炎的长期随访（43 例患者，至少 10 年），没有骨坏死病例 [17]。

六、文献回顾

文献中很少有关于类似手术技术的研究报道。Insall 报道了 12 例初次 TKA 术后髌骨脱位的患者，其中 10 例进行了伸肌装置的近端重排，1 例仅进行了外侧支持带松解，1 例进行了胫骨与股骨组件的翻修联合近端重排术。在平均 34 个月的随访中，没有再脱位病例 [5]。此外，Insall 报道了 5 例陈旧性不可复髌骨脱位病例，采用广泛的近端重排手术并获得了类似结果 [18]。

总之，髌骨脱位的治疗具有很高挑战性。本文描述的 "Matar 术式" 是基于改变力学向量以使髌骨中置的生物力学原理开发的，并通过动态 VMO 稳定机制进行进一步加强，以确保其持久性及可靠性。

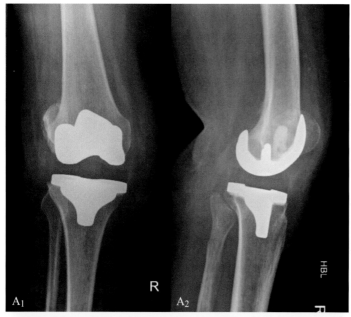

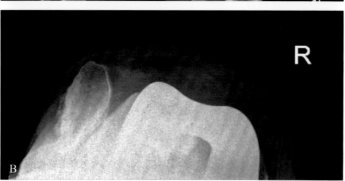

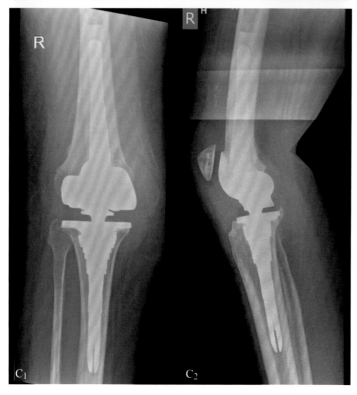

◀ 图 14-3　**A. 68** 岁女性，正侧位 **X** 线片表现，右侧 **TKA** 失败，**MCL** 功能不全，髌骨陈旧性不可复脱位；**B.** 髌骨位于外侧沟的轴位视图；**C.** 铰链假体翻修术后 **1** 年随访的正侧位 **X** 线片表现，术式包括伸肌重建和 **VMO** 推进。髌骨轨迹居中，临床效果满意

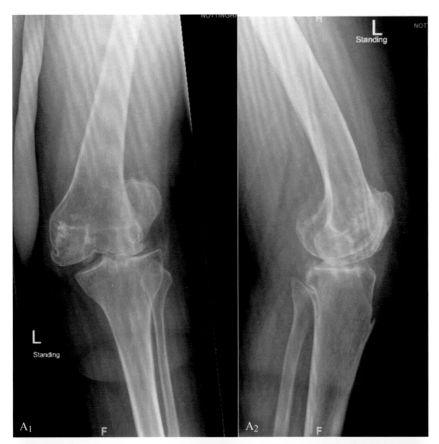

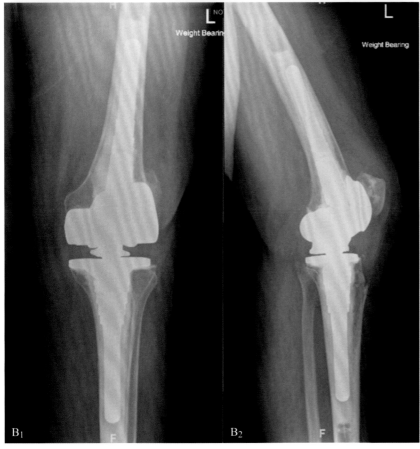

◀ 图 14-4　**A.** **73** 岁女性，正侧位 **X** 线片表现，她患有左膝痛性关节炎伴外翻、**MCL** 功能不全及髌骨陈旧性脱位；**B.** 使用铰链假体进行复杂初次 **TKA** 术后 **9** 个月的术后 **X** 线片表现，髌骨轨迹居中，临床效果满意

参考文献

[1] Cameron HU, Fedorkow DM. The patella in total knee arthroplasty. Clin Orthop Relat Res. 1982;165:197–9.

[2] Grace JN, Rand JA. Patellar instability after total knee arthroplasty. Clin Orthop Relat Res. 1988;237:184–9.

[3] Kirk P, et al. Management of recurrent dislocation of the patella following total knee arthroplasty. J Arthroplasty. 1992;7(3):229–33.

[4] Lynch AF, Rorabeck CH, Bourne RB. Extensor mechanism complications following total knee arthroplasty. J Arthroplasty. 1987;2(2):135–40.

[5] Merkow RL, Soudry M, Insall JN. Patellar dislocation following total knee replacement. J Bone Joint Surg Am. 1985;67(9):1321–7.

[6] Malo M, Vince KG. The unstable patella after total knee arthroplasty: etiology, prevention, and management. J Am Acad Orthop Surg. 2003;11(5):364–71.

[7] Donell S. Patellar tracking in primary total knee arthroplasty. EFORT Open Rev. 2018;3 (4):106–13.

[8] Matar HE, Illanes FL, Gollish JD. Extensive Proximal Extensor Mechanism Realignment for Chronic Patella Dislocations in Revision Knee Arthroplasty: Surgical Technique. Knee. 2020;27(6):1821–32.

[9] Whiteside LA. Distal realignment of the patellar tendon to correct abnormal patellar tracking. Clin Orthop Relat Res. 1997;344:284–9.

[10] Brassard MF, et al. Complication of total knee arthroplasty. In: Insall JN, Scott WN, editors. Surgery of the knee. Churchill Livingstone: Philadelphia; 2006. p. 1753.

[11] Dao Q, Chen DB, Scott RD. Proximal patellar quadricepsplasty realignment during total knee arthroplasty for irreducible congenital dislocation of the patella: a report of two cases. J Bone Joint Surg Am. 2010;92(14):2457–61.

[12] Madigan R, Wissinger HA, Donaldson WF. Preliminary experience with a method of quadricepsplasty in recurrent subluxation of the patella. J Bone Joint Surg Am. 1975;57 (5):600–7.

[13] Insall J, Falvo KA, Wise DW. Chondromalacia patellae: a prospective study. J Bone Joint Surg Am. 1976; 58(1): 1–8.

[14] Insall J, Bullough PG, Burstein AH. Proximal "tube" realignment of the patella for chondromalacia patellae. Clin Orthop Relat Res. 1979;144:63–9.

[15] Chin KR, et al. Revision surgery for patellar dislocation after primary total knee arthroplasty. J Arthroplasty. 2004;19(8):956–61.

[16] Pawar U, et al. Scintigraphic assessment of patellar viability in total knee arthroplasty after lateral release. J Arthroplasty. 2009;24(4):636–40.

[17] Montserrat F, et al. Treatment of isolated patellofemoral osteoarthritis with lateral facetectomy plus Insall's realignment procedure: long-term follow-up. Knee Surg Sports Traumatol Arthrosc. 2013;21(11):2572–7.

[18] Bullek DD, Scuderi GR, Insall JN. Management of the chronic irreducible patellar dislocation in total knee arthroplasty. J Arthroplasty. 1996;11(3):339–45.

第 15 章　伸膝装置障碍与同种异体移植重建
Extensor Mechanism Failure and Allograft Reconstruction

刘　潼　译

> 如果你不能飞，那就跑；如果你不能跑，那就走；如果你不能走，那就爬；但无论你做什么，你都必须继续前进。
>
> ——Martin Luther King Jr

一、概述

传统意义上，伸膝装置失效被认为是灾难性的并发症，唯一的补救方法是关节融合术以维持部分功能。然而，已有一些新技术可以有效恢复功能。有几种移植方式可用于重建，但关于最佳治疗方案目前文献中没有共识。在最近对 28 例 TKA 术后伸肌机制断裂处理报道的回顾中，直接修复髌腱的并发症发生率（63.16%）高于修复股四头肌腱的并发症发生率（25.37%）。自体移植、同种异体移植或补片重建后髌腱和股四头肌腱撕裂的并发症发生率相似（分别为 18.8% 和 19.2%）。伸肌修复或重建术后最常见的并发症是伸膝迟滞＞30°（45.33%），其次是再破裂（25.33%），以及感染（22.67%）。早期破裂的总体并发症发生率高于晚期损伤[1]。

在这一章中，将描述我们在同种异体移植伸肌机制重建中的手术技术，并进行病例演示（图 15-1 至图 15-6）。

二、TKA 术后伸膝装置会失效的原因

在生理膝关节中，我们可以见到髌腱断裂、髌骨骨折或股四头肌腱断裂。这些失效有不同的病理生理原因，涵盖创伤性与退行性病变。在 TKA 人群中，这些情况仍然存在，并可能因 TKA 相关风险而进一步加重，如髌骨表面置换、多次手术或伸肌机制血供中断[2]。

髌腱断裂：如果发生在 TKA 术后早期，可能是由对僵硬膝关节进行显露造成的，并常伴有胫骨结节的撕裂，或者在胫骨准备和截骨过程中意外受伤引起的医源性损伤。这往往发生在胫骨平台的前外侧部分截骨过程中。然而，这也可能是由于血管问题，如在轨迹异常的髌骨外侧边缘附近的外侧松解，导致了外侧髌腱血液供应的中断。

髌骨骨折：这在髌骨表面置换中更常见，因此我们建议在髌骨置换中避免过度截骨。切除的标志应该是内侧的骨软骨连接到外侧的骨软骨连接处。截骨后应获得从上至下的平坦表面。这样操作会获得质量良好的周边皮质边缘，可以提供更好的强度。在髌骨截骨中不要倾斜，以确保边缘保持完整。在放置切割导板之前，

要通过切除周围软组织显露骨软骨边缘。另一技术建议是加大髌骨组件的尺寸，以确保覆盖皮质边缘。关节线的恢复及其对髌股关节力学的影响，尤其是避免后置铰链设计假体中的过度填塞，参见第 10 章。

股四头肌失效：类似于我们在生理膝关节股四头肌失效病例中看到的同样机制，TKA 术后同样存在磨损失效问题。此外，TKA 术后特有的潜在原因是过度截除邻近股四头肌腱止点处的髌骨，或者使用基于近端延长的显露方法，如股四头肌延长。

> 重要提示：术中尽量减少对伸肌机制的手术风险，避免胫骨近端显露时过度紧张，确保髌骨轨迹位于中心，避免髌股关节过度填充。

三、处置方案

急性和慢性损伤可以使用不同的处置策略。对于急性病例，可行一期修复或固定，并需要辅助的固定或保护。我们倾向于使修复处于过张状态，因为所有修复都会出现拉伸。接着进行严格的康复和活动计划，膝关节完全伸直位固定 4～6 周，之后进行循序渐进的屈曲和活动范围训练。

髌腱断裂：如果是急性损伤是可修复的，中部断裂可进行修复，或在髌腱撕脱的情况下应用骨锚重新附着到骨上。应恢复腱长度，并对修复处进行保护。多种技术可用来处理该问题，但我们更喜欢 Cadambi 和 Engh[3] 所述的技术，即使用自体移植物进行一期修复。我们取半腱肌和股薄肌，将腘绳肌止点保留在胫骨近端鹅足腱。通过锁边缝合准备移植物，通过髌骨内侧至外侧的钻孔将移植物送入，形成一个围绕的吊索结构，并使用骨锚或门钉将移植物固定到胫骨近端。如果髌骨很薄或已经进行过置换，可以通过伸肌机制和更近端的股四头肌腱进行编织移植。我们同时准备同种异体腘绳肌腱备用，如需要则进行补充修复。

其他技术包括使用 Bard 聚丙烯补片（Bard hernia mesh，BD，Franklin Lakes，NJ），需要在胫骨近端创建一个骨窗，并将补片的远端以骨水泥固定其中用作支架，然后将其近端与伸肌机制进行编制缝合。

髌骨骨折：如果骨折移位，则需要固定。该固定技术比较困难，特别是在髌骨假体植入之后。如果假体稳固，则保留假体；但如果假体松动，则将其去除，修复骨折并植入新的假体。使用钢丝或其他产品的张力带技术仍然是主要选择。

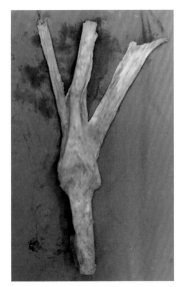

▲ 图 15-1　带股四头肌、髌骨和髌腱的同种异体伸肌移植物

骨块根据胫骨近端的骨槽进行了塑形，股四头肌同种异体肌腱分成三束：中央直肌束、股内侧肌束和外侧肌束

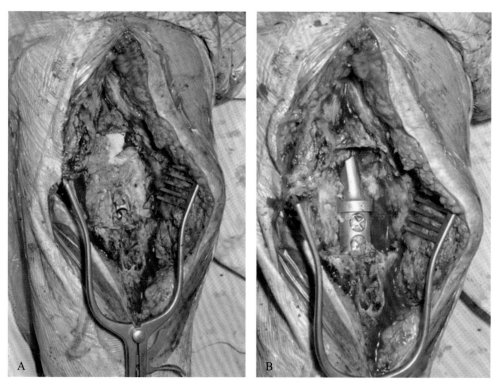

▲ 图 15–2 本病例展示在二期翻修时采用同种异体移植物重建伸肌装置

A. 通过经残留的股四头肌的中线入路进行显露，可见用于占位器的融合钉；B. 移除骨水泥以显露胫骨近端和股骨远端

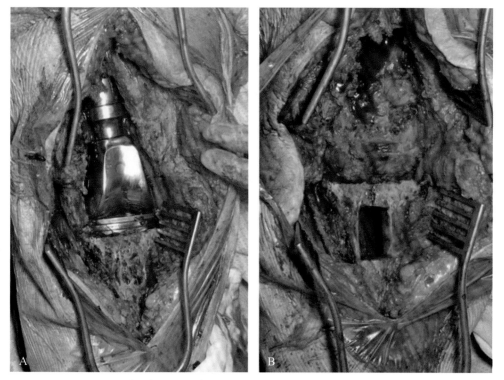

▲ 图 15–3 A. 股骨远端置换组件试模在位；B. 通过在胫骨近端创建一个骨槽作为同种异体移植骨床

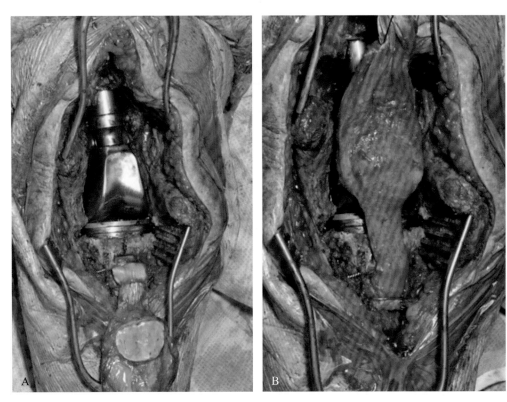

▲ 图 15-4　**A.** 将同种异体骨块敲入固定，并用 **2** 条钢丝环扎；**B.** 根据术前计划检查髌骨高度，确保在活动范围内不会发生髌骨撞击

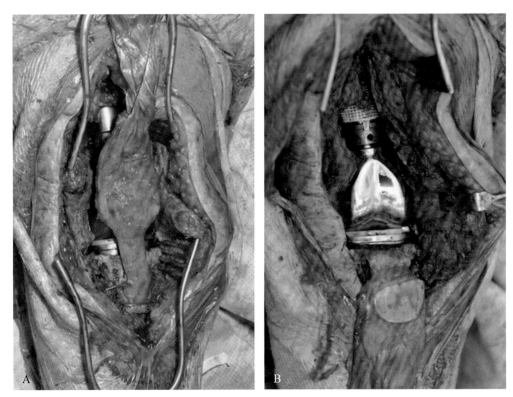

▲ 图 15-5　**A.** 完成最终测试及检查；**B.** 最终将假体固定到位，钢丝现在可以在胫骨近端骨块上拧紧

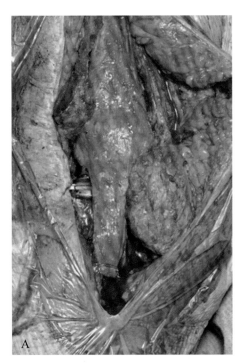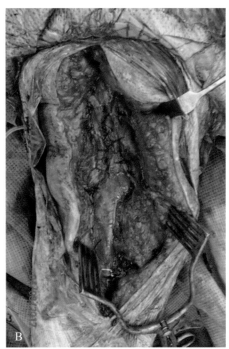

▲ 图 15-6　**A.** 在近端，通过三束技术和 Pulvertaft 编织将同种异体移植物与自体股四头肌进行固定；**B.** 在将皮下组织分层关闭之前，将支持带、原有股内侧肌和股外侧肌缝合在同种异体移植物的表面

股四头肌失效：最难治疗且预后最差的就是股四头肌失效。主要问题是对修复保护不太容易。我们使用直接修复的技术结合辅助固定，例如采集自体半腱肌，将半腱肌穿过正常的髌骨可用作吊索，并使用 Pulvertaft 编织原理在近端与股四头肌编织，以获得二次固定。采用类似的方法，这种技术也可以应用补片或同种异体移植物。

四、处理急性修复失败或陈旧重建失效

多年来，我们在同种异体伸肌移植重建方面取得了比补片或合成移植技术更好的效果。我们目前使用骨 – 腱 – 髌骨 – 股四头肌（全伸肌机制异体移植）移植物。组织库可提供多种长度，选择长度合适的同种异体移植物至关重要。我们使用辐照后的新鲜冷冻同种异体移植物。

本技术可以单独用于平衡良好且功能良好的膝关节陈旧性伸肌机制重建，也可以联合膝关节翻修及同种异体伸肌重建一起进行。在后一种情况下，这些患者中的大多数都是老年人，并且其他伸肌解决方案均已失效。因此在这种情况选择固定铰链假体，其原因是，同种异体骨移植失败后，尽管功能有限但患者仍然可以有一些功能，并且在固定铰链假体的病例中如同种异体骨移植失败情况，可以不用担心假体分离及铰链脱位的风险。在年轻患者中，考虑到固定铰链假体的寿命，则必须考虑其他选择。

手术技术

切口：使用原有的关节中间切口。

入路：通过现有的伸肌机制直接中线入路，

切除髌骨和髌腱。股四头肌腱在中间分离，剥离髌骨，在内侧和外侧留下一个自体股四头肌腱 / 支持带组织瓣，可作为软组织袖套包裹异体伸肌移植物；否则，皮肤下的同种异体移植物则几乎没有保护组织。

同种异体移植物准备：一旦试模组件就位，取出准备好的同种异体移植物，并测量髌骨相对于关节线的位置，创建一个胫骨槽来连接同种异体移植物。在胫骨近端制作一个骨槽。同种异体骨移植带有远端骨块，可以根据具体情况和胫骨近端前部进行修整及成型。另外，因为髌腱长度是固定的，根据术前计划和与软组织库联系，选择合适长度的同种异体髌腱移植物非常重要。同种异体髌骨没有神经连接，不会引起疼痛，但需要在活动范围内考虑伸肌力及撞击。

触摸固有的胫骨结节，并将其用作胫骨槽的位置。骨槽的长度至少应为 4cm，以便能够用至少 2 根钢丝固定住骨块。用电灼法在胫骨上标记骨槽，在骨槽周围使用 2.5mm 的钻头钻孔，并用骨刀完成开窗，从胫骨近端前部将皮质骨抬起。我们尝试使胫骨骨槽远端变窄，使其与胫骨近端的形态变化相适应。

骨块解冻后将其塑成所需的形状，在反复试验的基础上与骨槽相匹配，直到最终得到完美的匹配和紧密的压合。

远端移植物固定：骨块位置确定后，在胫骨近端从内侧到外侧钻取环扎钢丝。用宽骨凿轻轻地将同种异体移植块植入骨槽。骨块后部的松质骨通常具有延展性，因此能够保证在敲击下骨块与胫骨近端前方的皮质骨齐平。在联合翻修和伸肌重建的情况下，我们只在植入最终假体后再收紧钢丝。

近端移植物固定：同种异体移植物通常保留有主要的股直肌腱中央束，该结构非常坚固，其与相邻组织结构（股内侧肌和外侧肌）一同可分为三股肌腱：外侧股、中央股直肌股、内侧股。在伸直膝关节的情况下，我们将同种异体股直肌肌腱和患者剩余的肌腱（已将其从中线分割）临时缝合，使用 Pulvertaft 编织技术将同种异体直肌编入剩余的自体伸肌腱中，在异体腱长度允许的范围内，在内侧和外侧组织之间尽量向近端延伸。这比侧侧修复提供了更好的拉伸强度。使用 Pulvertaft 编织技术将两束侧方异体腱缝合固定至自体股内侧肌和外侧肌。

我们使用非吸收性缝线（5-0Ethibond）进行 Pulvertaft 编织，并辅以可吸收性 1-0Vicryl。编织的原则是获得同种异体移植物的不同锚定点以加强修复。将膝关节逐层缝合，将皮下组织缝合到同种异体移植物上。

术后处置：由康复师密切监测患肢的等长运动，并将肢体完全伸直 4 周，之后进行渐进的活动度练习（图 15-7 和图 15-8）。

五、异体移植临床结果

失败几乎总是发生于近端；据文献报道，当用于慢性髌腱断裂时，远端骨固定总能够愈合，并获得很好的效果 [4-8]。同种异体移植技术有许多优点包括不存在供区并发症，以及有大量组织可用于固定到自体股四头肌。另外，一些缺点（包括可能的宿主免疫反应、疾病传播及同种异体移植物的机械特性）也需要考虑，尽管后者已通过使用新鲜冷冻移植物使问题最小化 [9]。严重的伸膝迟滞仍然是最常见的并发症，据报道，高达 45% 的病例出现了严重的伸膝迟滞，其次是再次断裂和感染 [1]。

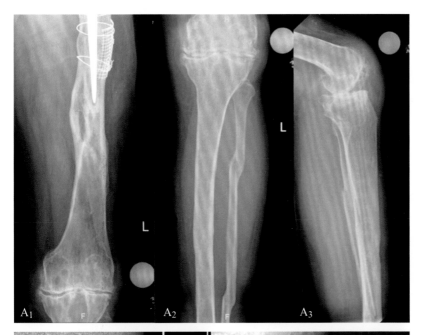

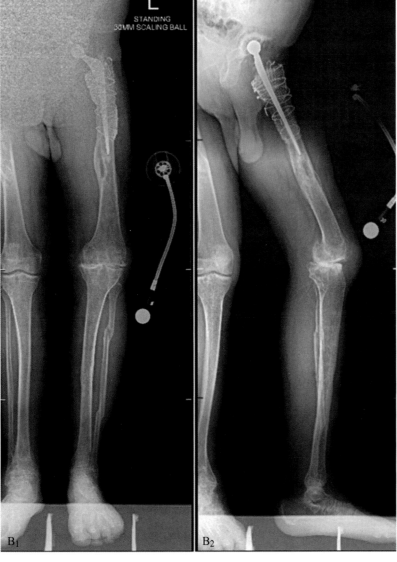

◀ 图 15-7　**A. 54 岁男性**，复杂初次病例，他因严重创伤进行了髌骨切除术，伸肌机制失效，在 **19 岁**时尝试使用碳纤维进行重建，当时患者拒绝了膝关节融合术，至今以膝反张步态行走。现在他主诉膝关节疼痛。此外，他在 **15 年**前因伤导致同侧股骨干和胫腓骨骨折畸形愈合，并进行了同侧髋关节翻修术。本次手术的主要目的是缓解疼痛。临床表现为患者膝关节不能伸直，瘢痕愈合良好，皮肤健康。在我们看来，手术选择为关节融合术，或者进行带同种异体伸肌移植及铰链关节重建。如果同种异体移植失败，他同样能够通过固定铰链进行活动，假体不会脱位，并可更好地控制疼痛。左膝的正侧位 X 线片（A_1 至 A_3）。**B. 全长 X 线片**视图，如前所述，股骨固定将受到畸形愈合骨折的限制，股骨远端能用于固定的节段仅剩下 **140mm**，不足以支撑标准的铰链关节。此外，胫骨侧髓腔狭窄，并伴有畸形

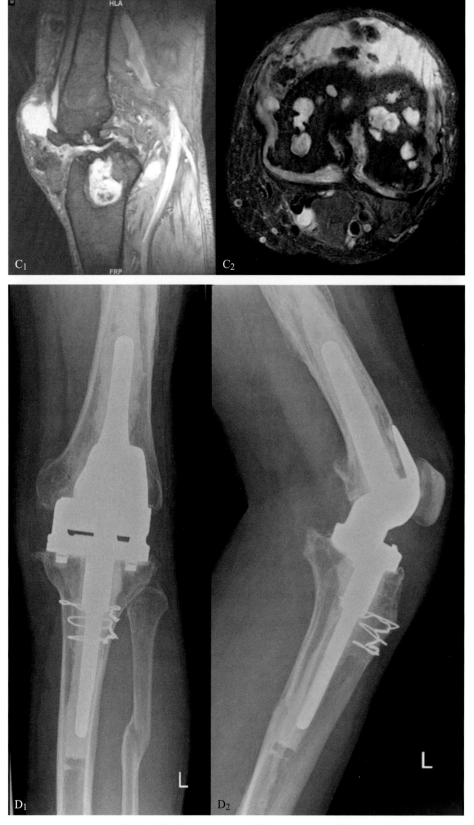

▲ 图 15–7（续）　C. 磁共振成像进一步证实了近端股四头肌的缺损程度，并显示出大范围骨囊肿。D. 在使用定制固定铰链假体（Stanmore）进行初次重建及同种异体移植伸肌机制重建后 1 年随访时的正侧位 X 线片表现，临床结果令人满意

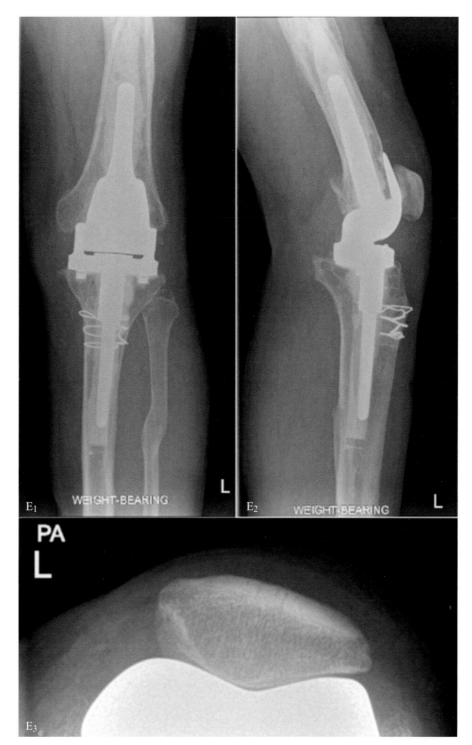

▲ 图 15-7（续）　**E. 3** 年随访时的正侧位和轴位 **X** 线片表现，临床结果令人满意，主动伸膝迟滞仅有 **10°**

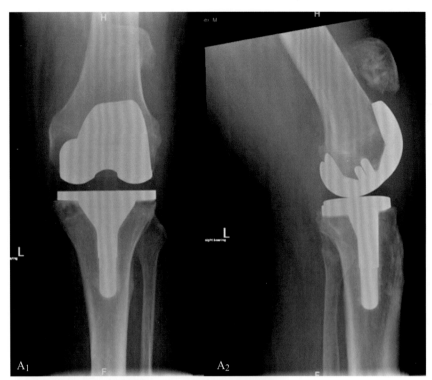

◀ 图 15-8　**A.** 61 岁男性，TKA 术后感染（为肠球菌和凝固酶阴性葡萄球菌的混合感染），以及陈旧性伸肌功能障碍的左膝正侧位 X 线片表现；**B.** 使用临时静态垫片进行一期翻修后的正位 X 线片表现

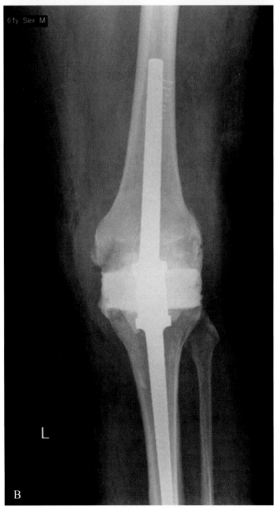

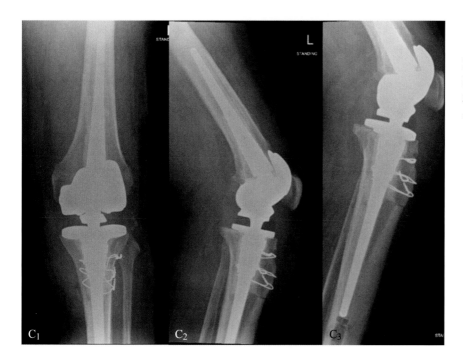

◀ 图 15–8（续） **C.** 在使用旋转铰链植入物进行二期重建并获得满意临床结果后，3 年随访时的正侧位 **X** 线片表现

参考文献

[1] Vajapey SP, et al. Treatment of extensor tendon disruption after total knee arthroplasty: a systematic review. J Arthroplasty. 2019;34(6):1279–86.

[2] Maffulli N, et al. The management of extensor mechanism disruption after total knee arthroplasty: a systematic review. Sports Med Arthrosc Rev. 2017;25(1):41–50.

[3] Cadambi A, Engh GA. Use of a semitendinosus tendon autogenous graft for rupture of the patellar ligament after total knee arthroplasty. A report of seven cases. J Bone Joint Surg Am. 1992; 74(7):974–9.

[4] Barrack RL, Stanley T, Allen Butler R. Treating extensor mechanism disruption after total knee arthroplasty. Clin Orthop Relat Res. 2003(416):98–104.

[5] Burnett RS et al. Extensor mechanism allograft reconstruction after total knee arthroplasty. A comparison of two techniques. J Bone Joint Surg Am. 2004; 86(12):2694–9.

[6] Burnett RS, Butler RA, Barrack RL. Extensor mechanism allograft reconstruction in TKA at a mean of 56 months. Clin Orthop Relat Res. 2006;452:159–65.

[7] Emerson RH, Jr, Head WC, Malinin TI. Reconstruction of patellar tendon rupture after total knee arthroplasty with an extensor mechanism allograft. Clin Orthop Relat Res. 1990 (260):154–61.

[8] Springer BD, Della Valle CJ. Extensor mechanism allograft reconstruction after total knee arthroplasty. J Arthroplasty. 2008; 23(7 Suppl):35–8.

[9] Eastlund T. Bacterial infection transmitted by human tissue allograft transplantation. Cell Tissue Bank. 2006;7(3):147–66.

第16章　从关节置换术角度看膝关节假体周围骨折

Periprosthetic Knee Fractures: An Arthroplasty Perspective

张津瑞　译

仔细观察，你会发现任何事物都有一个迟早会破裂的弱点。

——Anthony Hopkins

一、概述

TKA 术后假体周围骨折的定义是发生在距关节线 15cm 或距髓内杆（如果存在）5cm 范围内的股骨或胫骨骨折[1]。已发表的数据显示，此类骨折的发生率为 0.3%～5.5%，并且这一数值预计会随着 TKA 的增多而升高[2]，其中股骨远端最常累及[3, 4]。在老年患者中，低能量创伤是常见的损伤机制[5]。高龄骨质疏松症被认为是主要危险因素之一，在疏松的干骺端与假体之间存在高应力错配区[3, 4, 6]。其他手术相关危险因素包括假体匹配不良、股骨前方皮质切迹（尤其与股骨远端骨折相关），以及距离初次 TKA 手术的时长[7-9]。

在本章中，我们将从关节翻修术的角度讨论膝关节假体周围骨折的处理，并介绍我们通过股骨远端置换术治疗股骨远端急性粉碎性骨折的经验。

二、处理原则

膝关节假体周围骨折的死亡率与髋部骨折患者相似或更高[10]。对移位的假体周围骨折的保守治疗仅限于濒临死亡的患者。手术治疗的目的是使患者的运动功能恢复到或接近损伤前的水平，最大限度地减少并发症，并能实现在正常力线下无痛的完全负重状态。

1. 胫骨近端骨折

术中骨折：通常发生在关节线上，可在准备胫骨或使用胫骨龙骨锉时发生。这些骨折通常需要复位并用螺钉固定，目的是保持胫骨近端环的完整。偶尔在骨折涉及较大的骨块或延伸到更远端时，需要使用支撑钢板。在这种情况下，需要使用骨水泥延长杆以进一步保护。

急性假体周围骨折：幸运的是，这种骨折很罕见，大多数发生在胫骨假体龙骨或假体延长杆水平或以下部位。与导航或机器人系统的骨钉相关的骨折报道较少见[11]。如果胫骨假体固定良好，可以用外侧锁定钢板以常规方式进行固定。与股骨远端骨折相比，胫骨近端置换术在治疗这些骨折方面作用不大。

2. 股骨远端骨折

股骨远端假体周围骨折的手术治疗包括切开复位外侧锁定钢板内固定、逆行髓内钉固定或是应用股骨远端假体置换假体进行的翻修术[5, 8, 12, 13]。Rorabeck 等[14] 设计了一个常用的分类系统来描述这些骨折，其中包括 1 型（骨折块无移位、假体未松动）、2 型（骨折块有移位、假体未松动）和 3 型（骨折伴假体松动）。然而，该系统没有考虑骨折的位置，这是选择治疗方式的关键决定因素[7]。决定手术治疗的其他重要因素还包括剩余骨量、骨质量、骨折形态和粉碎程度，以及患者的功能水平、认知能力和并存疾病。

骨折固定术通常需要一段时间的有限负重，直到骨折愈合，而且发生延迟愈合或不愈合的比率很高。使用关节假体的翻修术则可以立即负重，并且恢复更快。在由于机械因素、植入物松动或患者因素导致内固定很可能失败的情况下，尤其如此[3, 15, 16]。

术中股骨远端骨折：更常见于使用后稳定假体时。如果股骨髁间截骨不准确，在打入假体时又是以错误的角度，则可能造成股骨髁部骨折。发现时可以使用一块支撑钢板来处理。如果发生在试模时，则可以使用带有短骨水泥杆的股骨翻修假体来代替。

急性股骨远端假体周围骨折：这是假体周围骨折中最大的一个群组，通常位于股骨假体滑车水平，髁上至髁间区域。在年老体弱的骨质疏松患者中常发生严重的粉碎性骨折。

选择固定术还是置换术取决于患者因素、骨折因素和外科医生的因素。我们的方法是，对于具有良好骨质的年轻健康患者，如果假体固定良好且功能良好，则使用内固定来治疗。

内固定的选择可以是通过股骨假体中央盒的髁上髓内钉，或者更常见的是应用外侧锁定钢板内固定，内侧辅助支撑钢板提供稳定，用于某些内侧粉碎骨折病例。可以应用外侧锁定钢板联合同种异体皮质骨块前方支撑。在一项多中心研究中，对 36 例原发性膝关节假体周围骨折（18 个钢板与 18 个钢板联合皮质支撑）进行了研究。钢板和皮质骨支撑的联合使用获得了明显更高的愈合率（77.8% 与 100%）和更好的患者报告结果[17]。

对于粉碎性骨折的老年患者，几乎所有的固定技术都需要保护性负重。这对老年患者来说是困难的，会影响他们的康复，增加他们罹患并发症的风险。因此，我们的策略是，使用股骨远端置换术获得即刻稳定并实现早期活动。多数骨折是低位骨折。多数翻修系统都使用带骨水泥柄的股骨远端置换术。

手术技术：利用原正中切口，尽可能向近端延伸以显露股骨远端。通过标准的髌内侧切口显露关节，向外翻开，关节线就会变得明显。在这里，我们暂时使用最短的 DFR 试模来确定股骨远端截骨的水平。我们用电刀烧灼标记截骨位置，但是原则上如果需要，也可以增加不到 1cm 范围内的截骨量。在截骨平面以上使用持骨钳夹持股骨远端，保护后部结构，剥离股骨远端、骨折碎片和部件。在此时松开止血带以确保彻底止血。用铰刀处理股骨髓腔，以便安装直径合适的骨水泥柄。

接着将注意力转移到胫骨，以标准方式在最小的骨量损失下去掉胫骨组件。磨锉髓腔以接受合适尺寸的骨水泥柄。连接胫骨试模组件。在股骨试模时，使用与最后一个铰刀尺寸相仿或更大的柄，以在试模时增加稳定性。结合解剖标记和长度测量（包括髌股关节），恢复并检查关节线水平。实现组件的正确旋转对于确保髌股关节轨迹至关重要。这可能是一个挑战，因为失去了传统的标志物，如髁上连线。一旦在试模时获得合适的假体位置，就用电刀在股骨和胫骨做好标记，以确定内植物的最终位置，并在此安装固定与试模型号对应的假体。我们使用水泥限位器、水泥枪和加压器将假体柄完全固定。常规分层闭合切口，留置引流管并在24h内拔除。采用常规理疗措施，在允许的情况下开始完全负重。

> 重要提示：不要下移关节线，确保PFJ在90°屈膝时有类似于初次置换的足够的假体外旋和张力。

位于假体柄或翻修假体周围的股骨远端骨折：大多数此类骨折位于假体柄周围或顶端。因此，这类骨折属于股骨干骨折。如果假体固定良好，只需要固定骨折。与单独使用钢板相比，外侧锁定钢板联合同种异体前方支撑植骨术提供了更好的机械稳定性和愈合率[18]。

三、我们在 DFR 治疗急性粉碎性假体周围骨折方面的经验

在一项回顾性连续研究中，我们报道了一个系列的 30 例患者，他们在 2010—2018 年接受了股骨远端假体周围骨折的 DFR 治疗，并进行了至少 2 年的随访[19]。患者是通过一个前瞻性数据库确定的。从患者的电子健康记录中收集人口学、临床和手术数据。所有患者术前均接受常规的麻醉评估和脊椎麻醉，在大腿近端使用止血带，并在围术期预防性应用抗生素。

植入物：我们使用了 METS®SMILES 全膝关节置换系统（Stanmore Implants Worldwide Ltd）。这是一个模块化系统（包括一个 SMILES 股骨远端组件），能够适应不同截骨距离的以 15mm 为增量的系列模块，有或无羟基磷灰石涂层的垫圈，以及能够匹配髓腔的一系列水泥柄。我们通常使用带骨水泥柄（140mm 或 180mm）的 SMILES 膝关节旋转铰链铸造金属胫骨组件，LPS™ 保肢系统（DePuy，Warsaw，IN），带有骨水泥柄、骨水泥干骺端袖套和活动衬垫铰链。LPS™ 系统中使用超小型 DFR 组件时，股骨远端最小截骨长度为 70mm。植入物的选择取决于骨量丢失的程度和所需的辅助固定，以及患者因素、软组织覆盖情况。考虑到 SMILES 系统的总体成本相当便宜，因此优先用于老年患者。

结果测量：收集临床结果、手术并发症、住院时间、任何原因的翻修、松动和死亡率数据。最终随访的膝关节协会评分[20]被用作患者报告的结果评估；如果最终随访时未收集到 KSS 评分，我们就联系患者或护理人员进行临床评估。

结果：患者平均年龄 81 岁（65—90 岁），其中包括 6 例男性和 24 例女性。其中 24 例患者的受伤机制为机械性跌倒，其余 6 例患者因并存疾病（包括头晕、失去平衡能力和突然昏倒）而摔倒。5 例患者在跌倒前能够独立活动，其余 25 例患者需要使用助行器。所有患者均有多种合并症（ASA Ⅱ 为 1/30，ASA Ⅲ 为 26/30，ASA Ⅳ 为 3/30）。所有患者都有粉碎性骨折（Rorabeck Ⅱ/Ⅲ 型），使用骨折固定技

术被认为有很高的失败风险。所有患者均行骨水泥柄股骨远端置换术。21 例患者（70%）使用 SMILES 系统，9 例患者使用 LPS™DFR 系统。3 例患者合并多种疾病（10%），并在术后死亡：2 例患者因为同样的原因急诊入院（医院获得性肺炎、心肌梗死），第 3 例患者在术后 9 周死于养老院。从入院到出院的平均时间为 9 天（3~14 天）。27 例患者获得了临床随访结果，随访时间的中位数为 4 年（2~13 年）。

2 例（2/27，7.4%）患者出现并发症，其中 1 名患者在术后 7 年时因跌倒后脱位而再次手术更换了聚乙烯。在总共 13 年的随访中，患者假体一直在原位。另外 1 例患者在髌骨脱位后，还能够继续活动，但由于其需求低和合并症等原因选择了保守治疗。这 2 例患者的功能评分都很差。到目前为止，没有病例发生感染和再次翻修。最后一次随访的平均 KSS 评分为 78 分（57~92 分），活动度数中位数为 100°（60°~125°）（表 16-1）。

生存率分析：3 例（3/30）患者术后死亡，另有 4 例患者在术后 1.2 年、2 年、3.5 年和 5 年因其他无关原因死亡。在中位数为 4 年的随访中，整个群体的患者存活率为 74.6%。

我们使用 DFR 而不是内固定术的适应证是当远端节段不能为保留的假体提供足够的支持时。此外，鼓励使用带骨水泥柄的 DFR 植入物的患者立即负重，可以避免内固定技术导致的手术并发症。此外，与髋部骨折患者类似，这组患者多是老年人，有多种合并症。早期活动对减少与这些骨折相关的围术期并发症至关重要 [10, 21, 22]（图 16-1 至图 16-6）。

文献综述（表 16-2）：在一项对 55 例股骨远端假体周围骨折患者（来自 3 个一级创伤中心）进行的多中心回顾性研究中，报道了使用预弯锁定钢板治疗的总并发症发生率为 24%，不愈合率为 18% [23]。同样，另一份报道显示，36 例股骨远端假体周围骨折（来自 2 个创伤中心的 35 例患者）采用锁定钢板内固定治疗，总不愈合率为 30.6% [7]。在一项比较锁定加压钢板和逆行髓内钉治疗股骨髁上骨折疗效的系统综述中，有 6 项研究报道了两种治疗方式之间的不愈合率，锁定钢板组为 24/221 例（10.9%），而髓内钉组为 19/136 例（14.0%）。其中四项研究报道了不愈合病例需要进一步翻修手术的情况：24/109（22.0%）vs. 26/98（26.5%）[24]。最后，根据骨折类型对 41 个股骨远端假体周围骨折行内固定治疗的研究进行系统回顾，用于治疗 Rorabeck II 型骨折的锁定钢板的并发症发生率为 35%，而使用髓内钉治疗的并发症发生率更高（53%）。

表 16-1　随访结束时临床评分

结　果	患者数量中位数（范围）	其　他
手术时间（n=30）	128min（105~153）	
失血量（n=30）*	523ml（419~838）	
随访时间（年）	4（2~13）	
屈伸活动度（°）	100（60~125）	
KSS 评分（n=27）	78（57~92）	• 差：4（14.8%） • 一般：4（14.8%） • 良好：3（11.1%） • 极好：16（59.3%）
并发症	2/27	• 1 例因垫片脱位再手术 • 1 例发生髌骨脱位

*. 将术中出血和引流量合并计算

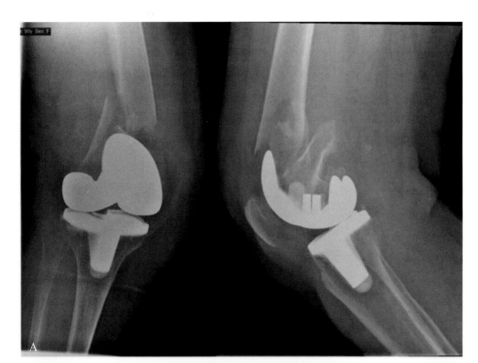

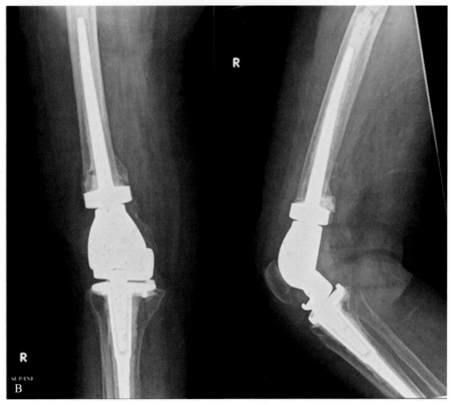

◀ 图 16-1 **A. 90 岁 女性，右膝关节假体周围粉碎性骨折术正侧位 X 线片表现；B. 术后 2 年随访时的正侧位 X 线片表现**

在我们的系列研究中，患者均为 Rorabeck Ⅱ/Ⅲ 型，总体并发症发生率为 7.4%。术后早期死亡率为 10%。然而，据报道，这一复杂的患者队列在假体周围股骨远端骨折后 1 年的死亡率高达 30%[10]。使用 KSS 在不同随访时间点获得的功能评分表明，近 2/3 的患者有良好/优异的结果。

使用 DFR 治疗股骨远端假体周围骨折越来

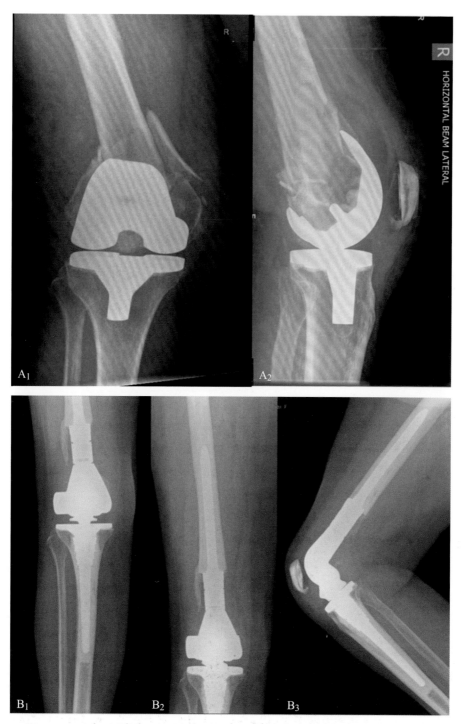

▲ 图 16-2　A. 70 岁女性，右膝关节假体周围粉碎性骨折术前正侧位 X 线片表现；
B. 术后 2 年随访时正侧位 X 线片表现

越流行。几个小规模的病例系列报道了在中短期随访中类似的临床结果[15, 25-28]。Mayo 诊所最近的一份报道介绍了他们在 144 例患者中使用 DFR 的经验（11 例非假体周围骨折、55 例股骨远端假体周围骨折、40 例感染二期重建、28 例无菌性松动和 10 例其他适应证)[29]，显示 10 年无菌性松动、全因性翻修和所有再次手术的累积发生率分别为 17%、27.5% 和 46.3%[30]。

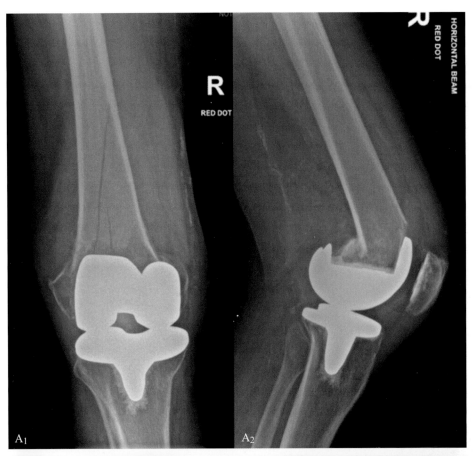

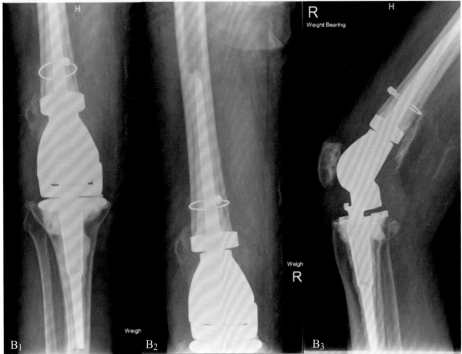

▲ 图 16-3　**A.** 78 岁男性，右膝术前正侧位 **X** 线片表现，在后稳定膝关节近端发生的股骨远端假体周围粉碎性骨折；**B.** 术后 **5** 年随访的 **X** 线片表现，线缆的使用确保了股骨远端的解剖复位并"重建了股骨干"，股骨远端置换组件的骨水泥固定让患者在术后即刻就能够完全负重

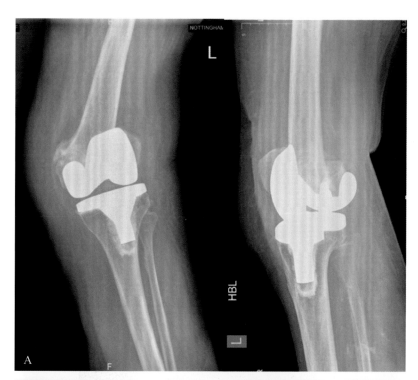

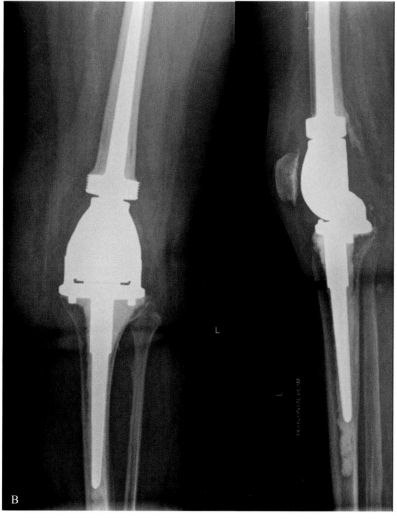

◀ 图 16-4　**A. 81** 岁女性，左膝术正侧位 **X** 线片表现，股骨远端假体周围骨折伴 **CR** 膝关节假体松动；**B.** 由于胫骨髓腔狭窄，采用带固定铰链的 **SMILES** 骨水泥 **DFR** 术后 **3** 年随访的正侧位 **X** 线片表现

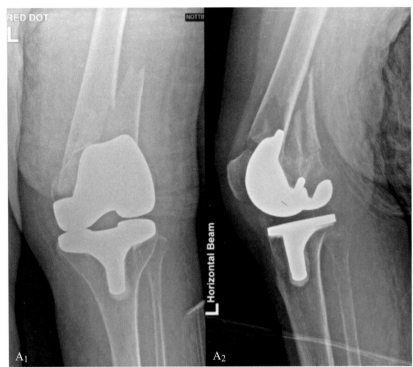

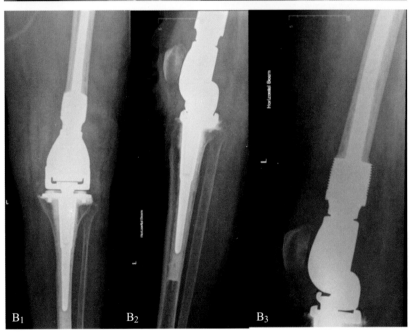

◀ 图 16-5　A. 82 岁女性，右膝正侧位 X 线片显示股骨远端粉碎性骨折；B. DFR 重建后的术后 X 线片表现，因为骨折的形态需要在较高的位置截骨，因而使用了附加的 HA 涂层颈领作为 DFR 的体部延伸

　　在一个平均随访 3.8 年（1～10.4 年）的连续 60 例股骨远端假体周围骨折研究中，将 DFR 与外侧锁定钢板固定术（LLP-ORIF）或股骨远端关节成型术（distal femoral arthroplasty, DFA）进行比较。固定后再次手术的发生率更高（7/33 vs. 0/27，P=0.008）。DFR 术后以再手术为终点的 5 年生存率显著更优（100% vs. 70.8%，95%CI 51.8%～89.8%，P=0.006）。终点机械性失败（包括影像学松动）发生率无显著差异，固定术为 74.5%，DFR 为 78.2%（P=0.182）。固定后再次手术与内侧粉碎独立相关，解剖复位可避免再次手术。

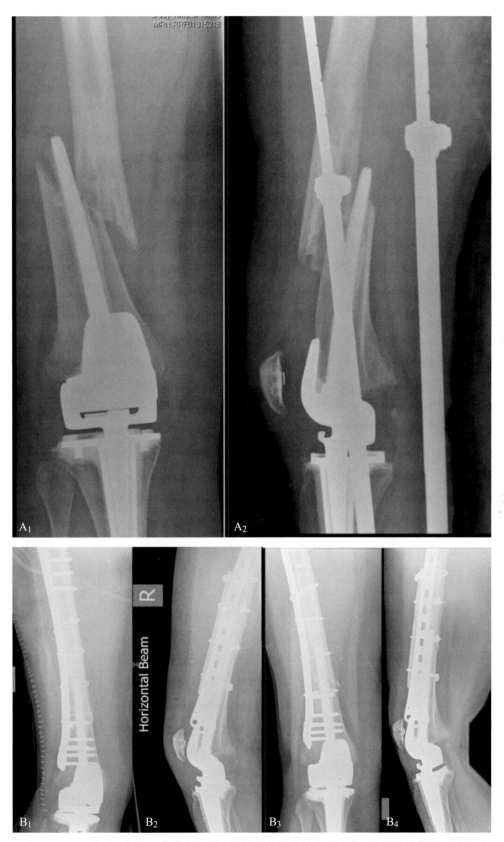

▲ 图 16-6　**A.** 右膝正侧位 **X** 线片显示骨水泥旋转铰链膝关节置换术后股骨远端假体周围骨折；
B₁ 和 **B₂**. 采用加长外侧锁定钢板和同种异体骨前方支撑植骨进行切开复位内固定术治疗后的 **X**
线片表现；**B₃** 和 **B₄**. 术后 1 年 **X** 线片显示骨折愈合，异体骨整合良好

表 16-2　文献报道的 DFR 治疗假体周围骨折的结果

研究（编号）	平均随访（月）	患者数量	翻修率	术后早期死亡率
Mortazavi（2010）[25]	58.6	20	10%	10%
Jassim（2014）[26]	33	11	0%	9.1%
Rao（2014）[27]	20	12	0%	0%
Rahamn（2016）[15]	33.9	17	11.8%	5.8%
Darrith（2020）[28]	58.2	22	13.6%	31.8%
我们的病例系列[19]	48	30	0%	10%

重要提示：如同股骨颈骨折，膝关节假体周围骨折应及时治疗。创伤外科医生和关节翻修医生之间应进行早期讨论，以确定个体病例的最佳选择是固定术还是 DFR。

总之，股骨远端假体周围骨折是膝关节周围最常见的骨折，预计它会随着 TKA 的需求增多而更加多发。对于急性粉碎性骨折这类具有挑战性的患者，我们发现，使用 DFR 可获得满意的临床结果和可接受的并发症发生率。仔细的术前计划对于使用内植物的手术至关重要。此外，应该避免伸肌机制受到过度的张力 / 负载，并最大限度地减少髌股关节过度填塞的风险，特别是在使用旋转铰链膝关节时，更要注意降低伸膝机制发生并发症的风险。充分恢复关节线也有助于恢复髌股关节的正常力学机制。早期的完全负重有助于减少围术期并发症。

参考文献

[1] Dennis DA. Periprosthetic fractures following total knee arthroplasty. Instr Course Lect. 2001;50:379–89.

[2] Della Rocca GJ, Leung KS, Pape HC. Periprosthetic fractures: epidemiology and future projections. J Orthop Trauma. 2011:S66–70.

[3] Ricci WM. Periprosthetic femur fractures. J Orthop Trauma. 2015;29(3):130–7.

[4] Kim KI, et al. Periprosthetic fractures after total knee arthroplasties. Clin Orthop Relat Res. 2006;446:167–75.

[5] Herrera DA, et al. Treatment of acute distal femur fractures above a total knee arthroplasty: systematic review of 415 cases (1981–2006). Acta Orthop. 2008;79(1):22–7.

[6] Singh JA, Jensen M, Lewallen D. Predictors of periprosthetic fracture after total knee replacement: an analysis of 21,723 cases. Acta Orthop. 2013;84(2):170–7.

[7] Hoffmann MF, et al. Outcome of periprosthetic distal femoral fractures following knee arthroplasty. Injury. 2012;43(7):1084–9.

[8] Yoo JD, Kim NK. Periprosthetic fractures following total knee arthroplasty. Knee Surg Relat Res. 2015;27(1):1–9.

[9] Meek RM, et al. The risk of peri-prosthetic fracture after primary and revision total hip and knee replacement. J Bone Joint Surg Br. 2011;93(1):96–101.

[10] Streubel PN. Mortality after periprosthetic femur fractures. J Knee Surg. 2013;26(1):27–30.

[11] Smith TJ et al. Periprosthetic fractures through tracking pin sites following computer navigated and robotic total and unicompartmental knee arthroplasty: a systematic review. JBJS Rev. 2021; 9(1):e20.00091.

[12] Ebraheim NA, et al. Periprosthetic distal femur fracture after total Knee arthroplasty: a systematic review. Orthop Surg. 2015;7(4):297–305.

[13] Konan S et al. Periprosthetic fractures associated with total knee arthroplasty: an update. Bone Joint J. 2016; 98-b(11):1489–96.

[14] Rorabeck CH, Taylor JW. Classification of periprosthetic fractures complicating total knee arthroplasty. Orthop Clin North Am. 1999;30(2):209–14.

[15] Rahman WA, Vial TA, Backstein DJ. Distal femoral arthroplasty for management of periprosthetic supracondylar fractures of the femur. J Arthroplasty. 2016;31(3):676–9.

[16] Parvizi J, Jain N, Schmidt AH. Periprosthetic knee fractures. J Orthop Trauma. 2008;22 (9):663–71.

[17] Rollo G et al. Standard plating vs. cortical strut and plating for periprosthetic knee fractures: a multicentre experience. Med Glas (Zenica). 2020; 17(1):170–7.

[18] Matar HE, et al. Cortical strut allografts in salvage revision arthroplasty: Surgical technique and clinical outcomes. J Clin Orthop Trauma. 2021;17:37–43.

[19] Matar HE, Bloch BV, James PJ. Distal femoral replacements for acute comminuted periprosthetic knee fractures: satisfactory clinical outcomes at medium-term follow-up. Arthroplast Today. 2021;7:37–42.

[20] Insall JN, et al. Rationale of the Knee Society clinical rating system. Clin Orthop Relat Res. 1989;248:13–4.

[21] Streubel PN, et al. Mortality after distal femur fractures in elderly patients. Clin Orthop Relat Res. 2011;469(4):1188–96.

[22] Myers P, et al. Patient mortality in geriatric distal femur fractures. J Orthop Trauma. 2018;32 (3):111–5.

[23] Campbell ST et al. Complication Rates after Lateral Plate Fixation of Periprosthetic Distal Femur Fractures: A Multicenter Study. Injury, 2020.

[24] Shin YS, Kim HJ, Lee DH. Similar outcomes of locking compression plating and retrograde intramedullary nailing for periprosthetic supracondylar femoral fractures following total knee arthroplasty: a meta-analysis. Knee Surg Sports Traumatol Arthrosc. 2017;25(9):2921–8.

[25] Mortazavi SM, et al. Distal femoral arthroplasty for the treatment of periprosthetic fractures after total knee arthroplasty. J Arthroplasty. 2010;25(5):775–80.

[26] Jassim SS, McNamara I, Hopgood P. Distal femoral replacement in periprosthetic fracture around total knee arthroplasty. Injury. 2014;45(3):550–3.

[27] Rao B, et al. Distal femoral replacement for selective periprosthetic fractures above a total knee arthroplasty. Eur J Trauma Emerg Surg. 2014;40(2):191–9.

[28] Darrith B, et al. Periprosthetic fractures of the distal femur: is open reduction and internal fixation or distal femoral replacement superior? J Arthroplasty. 2020;35(5):1402–6.

[29] Wyles CC, et al. Long-term results of total knee arthroplasty with contemporary distal femoral replacement. J Bone Joint Surg Am. 2020;102(1):45–51.

[30] Ross LA et al. Management of low periprosthetic distal femoral fractures. Bone Joint J. 2021; 103-b(4):635–43.

第 17 章　膝关节翻修术的死亡率
Mortality in Revision Knee Arthroplasty

张津瑞　译

治疗可能会先于疾病本身而置人于死地。

——Michael Landon

一、概述

初次髋关节和膝关节置换术后的死亡率在手术后的前 10 年被认为低于正常人群，但在 12 年后逐渐上升到高于预期[1]。据报道，死亡率的最初下降是因为能接受 TKA 的患者往往拥有良好的身体健康状态。然而，在接受 rTKA 的人群中，手术失败和并发症的总体风险要高得多，特别是在感染翻修患者中[2, 3]。随着初次 TKA 在全球范围内的需求继续上升，预计 rTKA 也会相应增加[4, 5]。

假体周围关节感染是一种毁灭性的并发症，对患者报告的结果有重大影响[6]，并增加了医疗保健系统的成本，带来了巨大的经济负担[7-10]。与无菌性 rTKA 相比，感染性 rTKA 在术后前 90 天的并发症和死亡率更高[11]。多项研究报道称，感染性 rTKA 术后 5 年的死亡率高达 21%[12]，7 年死亡率高达 34%[13]。如此高的死亡率反映了此类患者的复杂性。

在本章中，将介绍我们的第三个系列，比较感染性和无菌性 rTKA 的长期死亡率，以及其对患者知情同意并做出选择的重要影响[14]。

二、问题的规模

TKA 在全球范围内的需求正在增加。在这种背景下，特别是随着更多的年轻患者接受 TKA[15]，了解 rTKA 的死亡率趋势对于初次 TKA 患者的咨询建议至关重要，对于发生 PJI 的高危患者也尤其重要。在 rTKA 死亡率方面发表的现有研究多数都是关注围术期的死亡率的中短期随访[16-18]。我们对 rTKA 患者的长期死亡率趋势知之甚少。因此，我们的目标是评估一个专科中心 17 年时间里在感染性和无菌性 rTKA 长期死亡率方面的差异。

三、我们关于感染性和无菌性 rTKA 死亡率的系列报道

方法：我们对 2003 年 4 月 1 日—2019 年 12 月 31 日期间在我们三级中心接受 rTKA 的所有患者进行了回顾性研究。我们通过本地医院的前瞻性电子数据库和从英国国家联合注册中心获得的 rTKA 数据来确定入选队列。翻修术被分类为一期翻修、二期翻修第一阶

段和第二阶段。二期翻修被认定为一次翻修事件。为了统计二期翻修的死亡率数据，第一次翻修日期被算作入组时间。接受二期翻修的患者包括至少 2 次的 NJR 相关记录。对于双侧翻修的患者，入组时间为第一次翻修的日期。

我们记录了患者的年龄、性别、ASA 评分[19]、体重指数和翻修手术指征（分为"感染性"或"无菌性"）。无菌性翻修者包括无菌性松动、不稳定、聚乙烯磨损、匹配不良、假体周围骨折、植入失败、僵硬和疼痛。

结果计算：主要结果是计算 5 年、10 年和整个研究期间（17 年）的全因死亡率。通过当地医院的电子数据库和 NJR 的链接数据确定是否死亡。NJR 使用的数据来自 NHS 个体人口统计学服务系统，这是一个储存英国所有医疗保健服务用户的人口统计信息的国家数据库。

手术策略：我们在治疗 PJI 中的标准做法是，对于术后早期感染（4～6 周的持续时间）或先前功能良好的 TKA 患者后期出现急性血源性感染症状者，考虑采取 DAIR 策略[20, 21]。对于低毒性感染且已知敏感抗生素的患者，以及免疫功能正常且没有软组织并发症和流脓窦道的患者，也可以考虑行一期翻修[22]。我们的二期翻修策略包括彻底清创、移除感染假体，植入一个带有全聚胫骨组件（PFC Sigma，DePuy Synthes，Warsaw，Indiana）的标准 TKA 假体作为活动间隔器或使用带有临时融合钉的静态间隔器（Waldemar LINK GmbH & Co，Hamburg，Germany）。经过一段时间的抗生素治疗后，最终的 rTKA 假体被二期植入[24]。无菌翻修执行一期翻修，并进行编码，根据骨量丢失、关节线修复和韧带功能不全等个体因素选择使用骨

水泥或非骨水泥组件。

统计分析：使用分类变量的卡方检验和连续变量的 t 检验评估患者特征的差异性；$P < 0.05$ 时，差异被认为是显著的。Kaplan-Meier 生存曲线用于估计死亡时间。对数秩检验用于检验统计显著性。使用广义线性模型评估感染性与无菌性翻修的 10 年死亡风险。先验混杂因素包括年龄、性别、ASA 评分和 BMI。对风险比的修改进行了评估。使用 SPSS16.0 软件（SPSS Inc.，Chicago，IL）进行统计分析。

结果：在研究时间范围内，1254 例患者进行了 1298 次的膝关节翻修。44 例患者进行了双侧翻修。945 例患者（75.4%）接受了 985 次无菌性翻修，309 例患者（24.6%）接受了 313 次感染性翻修。PJI 的诊断是基于 MSIS 的分类体系，对 2011 年之前的病例采取的是回顾性分析。84.3% 的 PJI 翻修中找到了感染微生物（15.7% 为培养阴性）。患者平均年龄为 70.6 岁（27—95 岁），其中女性 720 人（57.4%）。879 例（68%）手术患者的 BMI 数据得到了统计，平均为 31.2kg/m²（16～53kg/m²）。两组在年龄、性别或 BMI 方面的基线特征没有统计学上的显著差异（表 17-1）。然而，感染组的 ASA 分级在两组之间存在显著的统计学差异，这表明感染患者中并发症的发生率更高（表 17-1）。

感染组有 17 例行 DAIR（5.4%），111 例（35.5%）行一期翻修。其余 186 例（59%）为二期翻修，其中 7 例施行了挽救性手术（6 例关节融合术和 1 例膝上截肢术）。感染组有 496 次 NJR 可查询的手术。无菌组有 985 例翻修，NJR 可查询手术数据 1159 次。

患者的生存率和死亡率：Kaplan-Meier 生存曲线表明，在 5 年、10 年和整个 17 年研究期

表 17-1　人口学和手术数据

		总　数	感染性	无菌性	*P* 值
患者数量		*n*=1254	*n*=309	*n*=945	
翻修数量		*n*=1298	*n*=313	*n*=985	
年龄（岁）[中位数（IQR）]		71（64—78）	72（65—79）	71（64—78）	0.928
女性[*n*（%）]		720（57.4%）	179（57.9%）	539（57%）	0.781
BMI[中位数（IQR）] 平均值 ± 标准差（范围）（*n*）		31（27~35） 31.2±5.9 （16~53）（*n*=879）	30（27~34） 31.0±6.1 （20~53）（*n*=187）	31（27~35） 31.3±5.8 （16~51）（*n*=692）	0.699
ASA[*n*（%）]	I	108（8.3）	14（4.5）	94（9.5）	0.0056
	II	768（59.2）	156（49.8）	612（62.2）	0.0001
	III	389（30）	128（40.9）	261（26.5）	0.0001
	IV	33（2.5）	15（4.8）	18（1.8）	0.0036

间，感染性翻修患者的死亡率较高（图 17-1 和图 17-2）。感染性和无菌性翻修患者的 5 年生存率分别为 77.6% 和 89.5%，10 年时分别为 68.7% 和 80.2%，17 年时分别为 66.1% 和 75.0%；这些差异均具有统计学意义（*P*<0.0001）（表 17-2）。

最后，为了解释前 5 年出现的早期额外死亡，我们比较了 5 年后的死亡率。有 713 例患者进行了至少 5 年的随访（125 例感染患者与 588 例非感染患者），感染组的死亡率较高（图 17-3）。

在回归模型中，与无菌性翻修相比，感染性翻修后未经调整的 10 年死亡风险比为 1.59（95%CI 1.29~1.96）。调整年龄、性别、BMI 和 ASA 等级后，风险比为 1.68（95%CI 1.37~1.98）（表 17-3）。

局限性：首先，数据的使用有其固有的局限性，因为我们无法完全考虑未评估的混杂因素。其次，我们缺乏背景死亡率和相关并发症

的数据，而是使用 ASA 等级作为替代指标。但是，除了反映感染发生率和宿主危险因素的 ASA 分级外，两组患者的其他特征相似[23]。最后，尽管 rTKA 在不同医疗系统中的操作是不同的，但这项研究的样本量很大，内部效度很高，因为我们对所有患者的数据都是统一收集的，而且全国性的死亡率数据也使得这一结果具有普遍性。此外，我们的单位是一个专业的三级诊疗中心，多学科团队的研究方法包含专门的微生物学支持，这确保了医疗照护的标准化。

四、文献中 rTKA 的死亡率

我们的研究结果表明，与无菌性翻修相比，接受感染性翻修术的患者在 5 年（22.4% vs. 10.5%）、10 年（31.3% vs. 19.8%）和 17 年（33.1% vs. 25%）有更高的死亡率。

患者生存率

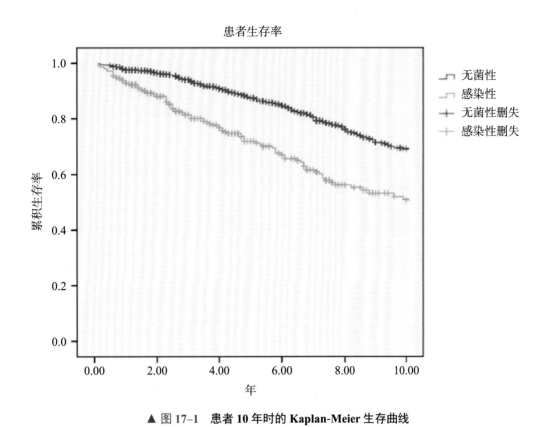

▲ 图 17-1　患者 10 年时的 Kaplan-Meier 生存曲线

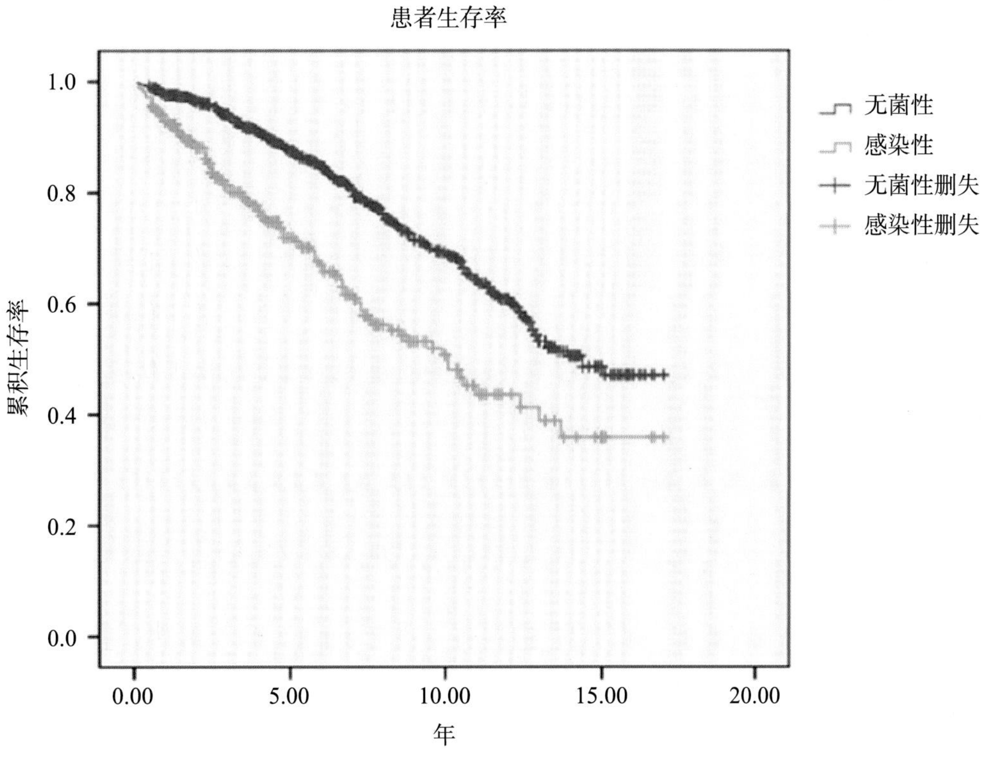

▲ 图 17-2　整个研究期间（17 年）患者的 Kaplan-Meier 生存率曲线

表 17–2　5 年、10 年和 17 年感染性翻修与无菌性翻修患者的生存率

时　间	感染性		无菌性		P 值
	生存率（%）	平均时间（95%CI）	生存率（%）	平均时间（95%CI）	
5 年	77.6	4.26（4.09～4.42）	89.5	4.73（4.68～4.79）	＜0.0001
10 年	68.7	7.26（6.82～7.69）	80.2	8.65（8.48～8.83）	＜0.0001
17 年	66.1	10.04（9.10～10.98）	75.0	12.48（12.04～12.92）	＜0.0001

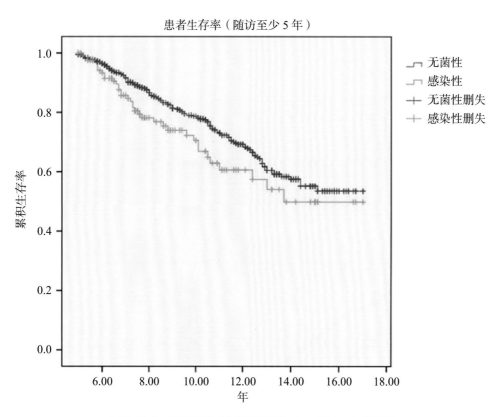

▲ 图 17–3　随访至少 5 年的患者 Kaplan-Meier 生存曲线

表 17–3　与无菌性翻修相比，感染组死亡的原始和调整后的 10 年风险比

暴　露	生存 n=968	死亡 n=286	总数 n=1254	原始 RR（95%CI）	调整[a] 后 RR（95%CI）
感染性	211（21.8%）	98（34.3%）	309（24.6%）	1.59（1.29～1.96）	1.68（1.37～1.98）
无菌性	757（78.2%）	188（65.7%）	945（75.4%）		

a. 根据年龄、性别、BMI 和 ASA 进行了调整

Lum 等对 14 个经 rTKA 治疗 PJI 后患者死亡率的研究进行了 Meta 分析，包含了 20 719 例患者，结果报道 1 年累计死亡率为 4.33%，5 年死亡率为 21.64%[12]。此外，Choi 等在 88 例感染性 / 无菌性 rTKA 患者的队列研究中报道，在中位数为 4 年的随访时间内，死亡率分别为 18% 和 3%[24]。来自 Mayo 诊所的 Yao 等报道了他们在 1985—2015 年包含 4907 例患者的队列研究。在他们的研究中，10 年死亡率在感染性翻修组为 47%，假体周围骨折翻修组为 46%，无菌性松动翻修组为 34%，不稳定性翻修组为 31%[25]。

五、实际意义

在我们的队列中，感染性翻修术的 10 年生存率为 68.7%，无菌性翻修术的 10 年生存率为 80.2%。这些发现具有重要的实际意义，因为这些结果与我们在一些癌症患者身上看到的结果相当，感染性全膝关节翻修术后的死亡率高于一些最常见的癌症[26]。例如，在英国，最常见的癌症类型分别为乳腺癌、前列腺癌、肺癌和肠癌，这四种癌症的 10 年生存率分别为 78%、77.6%、9.5% 和 60%[27]。在为患者提供咨询时，不应仅仅是在已经发生感染而别无选择只能行翻修手术时告知其高死亡率风险，更重要的是对于那些具有较高 PJI 风险的准备接受初次 TKA 的患者[28, 29]，应在坦诚的沟通中强调这一事实。

总之，与无菌性翻修术相比，因感染而进行的全膝关节翻修术在所有时间点的死亡率都显著升高。

参考文献

[1] Harris IA, et al. How does mortality risk change over time after hip and knee arthroplasty? Clin Orthop Relat Res. 2019;477(6):1414–21.

[2] Hamilton DF, et al. Dealing with the predicted increase in demand for revision total knee arthroplasty: challenges, risks and opportunities. Bone Joint J. 2015;97-b(6):723–8.

[3] Geary MB, et al. Why do revision total knee arthroplasties fail? A single-center review of 1632 revision total knees comparing historic and modern cohorts. J Arthroplasty. 2020.

[4] Singh JA, et al. Rates of total joint replacement in the United States: Future projections to 2020–2040 using the national inpatient sample. J Rheumatol. 2019;46(9):1134–40.

[5] 17th Annual Report of the National Joint Registry for England, Wales, Northern Ireland, the Isle of Man and the States of Guernsey. https://reports.njrcentre.org.uk/Portals/0/PDFdownloads/NJR%2017th%20Annual%20Report%202020.pdf. Accessed 23 Oct 2020.

[6] Greidanus NV, et al. Quality of life outcomes in revision versus primary total knee arthroplasty. J Arthroplasty. 2011;26(4):615–20.

[7] Blom AW, et al. Infection after total knee arthroplasty. J Bone Joint Surg Br. 2004;86(5):688–91.

[8] Huotari K, Peltola M, Jämsen E. The incidence of late prosthetic joint infections: a registry-based study of 112,708 primary hip and knee replacements. Acta Orthop. 2015;86(3):321–5.

[9] Kurtz SM, et al. Economic burden of periprosthetic joint infection in the United States. J Arthroplasty. 2012;27(8 Suppl):61-5.e1.

[10] Meyer E, et al. Impact of department volume on surgical site infections following arthroscopy, knee replacement or hip replacement. BMJ Qual Saf. 2011;20(12):1069–74.

[11] Boddapati V, et al. Revision total knee arthroplasty for periprosthetic joint infection is associated with increased postoperative morbidity and mortality relative to noninfectious revisions. J Arthroplasty. 2018;33(2):521–6.

[12] Lum ZC, et al. Mortality during total knee periprosthetic joint infection. J Arthroplasty. 2018;33(12):3783–8.

[13] Haleem AA, Berry DJ, Hanssen AD. Mid-term to long-term followup of two-stage reimplantation for infected total knee arthroplasty. Clin Orthop Relat Res. 2004;428:35–9.

[14] Matar HE, et al. Septic revision total knee arthroplasty is

associated with significantly higher mortality than aseptic revisions: Long-term single-center study (1254 Patients). J Arthroplasty. 2021.

[15] Bayliss LE, et al. The effect of patient age at intervention on risk of implant revision after total replacement of the hip or knee: a population-based cohort study. Lancet. 2017;389 (10077):1424–30.

[16] Jones MD, et al. Early death following revision total knee arthroplasty. J Orthop. 2020;19:114–7.

[17] Memtsoudis SG, et al. Risk factors for perioperative mortality after lower extremity arthroplasty: A population-based study of 6,901,324 patient discharges. J Arthroplasty. 2010;25(1):19–26.

[18] Traven SA, et al. Frailty predicts medical complications, length of stay, readmission, and mortality in revision hip and knee arthroplasty. J Arthroplasty. 2019;34(7):1412–6.

[19] Saklad M. Grading of patients for surgical procedures. Anesthesiology. 1941;2:281–4.

[20] Leone JM, Hanssen AD. Management of infection at the site of a total knee arthroplasty. Instr Course Lect. 2006;55:449–61.

[21] Parvizi J, et al. The 2018 definition of periprosthetic hip and knee infection: An evidence-based and validated criteria. J Arthroplasty. 2018;33(5):1309-1314.e2.

[22] Freeman MA, et al. The management of infected total knee replacements. J Bone Joint Surg Br. 1985;67(5):764–8.

[23] Mayhew D, Mendonca V, Murthy BVS. A review of ASA physical status-historical perspectives and modern developments. Anaesthesia. 2019;74(3):373–9.

[24] Choi HR, Bedair H. Mortality following revision total knee arthroplasty: A matched cohort study of septic versus aseptic revisions. J Arthroplasty. 2014;29(6):1216–8.

[25] Yao JJ, et al. Long-term mortality trends after revision total knee arthroplasty. J Arthroplasty. 2019;34(3):542–8.

[26] Zmistowski B, et al. Periprosthetic joint infection increases the risk of one-year mortality. J Bone Joint Surg Am. 2013;95(24):2177–84.

[27] Cancer Statistics for the UK. https://www.cancerresearchuk. org/health-professional/cancerstatistics- for-the-uk. Accessed 2 Aug 2020.

[28] Alamanda VK, Springer BD. The prevention of infection: 12 modifiable risk factors. Bone Joint J. 2019;101-b(1_Supple_ A):3–9.

[29] Lenguerrand E, et al. Risk factors associated with revision for prosthetic joint infection following knee replacement: An observational cohort study from England and Wales. Lancet Infect Dis. 2019;19(6):589–600.

第 18 章　如何开始全膝关节翻修术

Starting Out in Revision Knee Arthroplasty

Benjamin V. Bloch　著

邵　浦　译

没有人是孤岛。

——John Donne

一、培训、指导和支持

我非常幸运地在职业生涯的早期就开展了大量的全膝关节翻修术，但对于年轻的外科医生来说，初次实施这种手术的时候可能会感觉到恐惧与紧张。全膝关节翻修术很复杂，技术上也有一定的难度。虽然全膝关节翻修术有很好的治疗效果，患者对其有很高的满意度，并且该手术能够有效改善他们的生活质量[1, 2]；但是全膝关节翻修术也可能有很高的并发症率和死亡率[3]，特别是感染的发生率居高不下[4]。因此，在年轻外科医生开始尝试全膝关节翻修术时，必须要接受适当的培训、指导和支持，而不是一时兴起，心血来潮。

现在，大多数从事全膝关节翻修术的外科医生在开始他们的顾问医生生涯之前，已经完成了一个或两个 RTKA 专科医生培训项目。这不仅提供了良好的培训和接触 rTKA 手术的机会，还提供了终身的人脉，能够提供咨询、病例讨论和寻求非正式的第二意见的机会！听取曾在我们科室工作过的前同事的意见总是一件令人愉悦的事情，人们不应该害怕寻求各种意见，特别是对于难处理或复杂的病例。问题很少只有一个正确的答案！

当开始顾问生涯时，重要的是发展当地和区域的联系以获得指导和支持。英国膝关节外科协会有新的指导意见，建议外科医生每年至少要完成 15 例 rTKA，在医疗单位层面应至少完成 30 例[5]。这是因为有明显证据表明手术数量对预后结果有影响[6]。人们普遍认为，这对于新顾问医生来说会很棘手，因此"双顾问医生"的概念得到了专家协会的支持，以帮助保持外科医生人数，这对于新顾问医生入职后前几年获得持续的支持非常有价值。它可以帮助年轻翻修 TKA 外科医生建立信心，并且一起完成更罕见和更复杂的技术操作，如胫骨近端置换或伸肌机制同种异体重建。这意味着顾问医生所在机构中的所有外科医生都能够保持他们的技能水平。

一个复杂膝关节的联合门诊也可以是个非常有用的学习经验，还可以评估和讨论疑难病例，并且能加强手术决策。永远不要害怕寻求针对一个复杂病例的第二种意见，如果找不到可以通过手术解决的具体失败原因，就不要被说服对不满意的膝关节进行手术[5]。这些病例肯定会受益于资深同事的意见和多学科评估。

顾问医生需要的不仅仅是骨科支持。作为翻修 TKA 外科医生，将需要骨科微生物专家、门诊肠外抗生素治疗团队、经验丰富的肌肉骨骼放射科医生、整形外科医生的支持。有些患者不会从手术中受益，而在这里获得良好的疼痛管理服务将会使他们受益良多。

不幸的是，顾问医生会遇见并发症——任何没有碰到并发症的外科医生都是不进行任何手术的医生！遗憾的是，感染和早期失败是这些复杂手术可能出现的并发症，并且会对顾问医生的信心和自尊产生重大影响[7]。如果发生不良结果，听取经验丰富的同事和导师的意见非常重要。

二、临床网络

为了支持英国 rTKA 服务供应能力的发展，临床网络的中心辐射模型正在建立[8, 9]。一家可提供建议和指导的专科中心医院和一套针对最复杂病例的转诊流程为施行 rTKA 的单位提供了区域支持。这符合"第一次就做对"（Getting it Right First Time，GIRFT）倡议的原则[10]。

作为一个试点，东米德兰兹骨科专家网络（East Midlands Specialist Orthopaedic Network，EMSON）[11]成立于 2015 年，并已成为英国进一步的 rTKA 网络蓝图。它覆盖了拥有 400 万人口的东米德兰地区的大部分地区，目前在我们的体系内有一个中心三级医院和四个合作医院。

所有在这些医院进行的 rTKA 病例都在一个虚拟视频会议平台上进行每周会议讨论。会议由一位资深的膝关节翻修外科医生主持，如有需要，整形、放射学和微生物学等其他专业的专家都可以提供支持帮助。呈现病例的外科医生共享他的电脑屏幕并控制显示的图像。在讨论之后，记录讨论的摘要并作为医疗记录返回给外科医生。我们对该网络产生影响的早期分析是，大量医生在讨论后改变了他们提出的原始手术计划，无论是关于手术显露或手术技术的建议、需要更改所使用的假体系统或建议进一步检查。经过讨论后，很少有患者被转诊到中心医院进行手术，但中心三级医院的会诊例数确实出现了增加，这可能反映了更加复杂的病例逐渐向中心自然汇聚的趋势[12]。

综上所述，rTKA 手术的早期职业生涯将有许多高光和低谷，有一个优秀的团队在新顾问医生身边会使其收获更多！

参考文献

[1] Bloch BV, et al. Metaphyseal sleeves in revision total knee arthroplasty provide reliable fixation and excellent medium to long-term implant survivorship. J Arthroplasty. 2020;35 (2):495–9.

[2] Stirling P, et al. Revision total knee arthroplasty versus primary total knee arthroplasty. Bone Joint Open. 2020;1(3):29–34.

[3] Mortazavi SMJ, et al. Failure following revision total knee arthroplasty: infection is the major cause. Int Orthop. 2011;35(8):1157–64.

[4] Matar HE, et al. Septic revision total knee arthroplasty is associated with significantly higher mortality than aseptic revisions: long-term single-center study (1254 Patients). J Arthroplasty. 2021;36(6):2131–6.

[5] Kalson NS, et al. Revision knee replacement surgery in the NHS: A BASK surgical practice guideline. Knee. 2021;29:353–64.

[6] Yapp LZ, et al. The effect of hospital case volume on re-revision following revision total knee arthroplasty. Bone Joint J. 2021;103-B(4):602–09

[7] Svensson K et al. Reflecting on and managing the emotional impact of prosthetic joint infections on orthopaedic surgeons—a qualitative study. Bone Joint J. 2020;102-B(6):736–43.

[8] Bloch BV, James PJ, Phillips JRA. Clinical networking in revision knee replacement. Knee. 2020;27(5):1690–2.

[9] Kalson NS, et al. Provision of revision knee surgery and calculation of the effect of a network service reconfiguration: An analysis from the National Joint Registry for England, Wales, Northern Ireland and the Isle of Man. Knee. 2020;27(5):1593–600.

[10] Briggs T. A national review of adult elective orthopaedic services in England; Getting It Right First Time;2015.

[11] Bloch BV, et al. The East Midlands specialist orthopaedic network: The future of revision arthroplasty? Bull R Coll Surg Engl . 2017;99(2):66–70.

[12] Bloch BV et al. Two-year experience of a 'hub and spoke' revision arthroplasty network: 1000 cases and counting. Orthopaedic Proc. 2018;100-B(SUPP_11):18–18.

第 19 章　Hugh U. Cameron 的全膝关节翻修术生涯
A Lifetime of Revision Knee Arthroplasty

Hugh U. Cameron　著
邵　浦　译

欲速则不达。

一、翻修的原因

为什么要考虑翻修？主要有六个原因：磨损、僵硬、松动、感染、不稳定和疼痛。

二、磨损

在 20 世纪 80—90 年代，这是一个严重的问题。这是由于使用了太薄和限制性过高的塑料组件和劣质聚乙烯。那时我们还不知道聚乙烯在空气中会氧化。惰性气体包装和质量更好的聚乙烯似乎解决了这些问题[1]。

胫骨内侧平台磨损，导致后内侧轴移，伴有疼痛和不稳定[2]。大约 25 年前，我开始植入 Profix 膝关节（Smith and Nephew），到目前为止，我还没有见过明显磨损的病例。我从不怯于治疗年轻患者，因为我一直相信技术会解决他们将会面临的问题，认为磨损在将来不会成为一个大问题。

置换的髌骨磨损是个问题。奇怪的是，磨损在单独的髌股关节置换术中却是一个小问题。如果髌骨轨迹不正确，就会失败，这也表明 TKR 中髌骨组件的磨损实际上是轨迹问题，而不是磨损问题。幸运的是，正如我在 1987 年描述的[3]，髌骨组件迅速被无神经血管的半月板样组织所覆盖，从而获得保护。对薄而易碎的中空的皮质壳进行翻修是如此的困难，以至于在几次尝试之后，即使是最狂热的髌骨置换医生也须三思而后行。

对于空心髌骨的问题有三种解决方法，但没有一种是令人满意的。在年轻的患者中，可以进行如 Kelly Vince 所描述的鸥翼截骨术（Gull-wing osteotomy）[4]。将髌骨剩下的部分垂直劈开，然后像海鸥的翅膀一样用钢丝连在一起。我在这方面的经验很少，所以对这样的病例，我所做的就是听之任之，期待 AVN 发生，这样我可以延后再做处理。对于老年人，我将横向螺钉像钢筋一样穿过髌骨中心的腔隙，并将髌骨假体固定在螺钉上。由于骨水泥和骨头从来不会整合在一起，X 线片上看起来总是很糟糕，但令人惊讶的是，我从来没有翻修过其中的任何一个病例，但他们都是老年人。幸运的是，在加拿大，没有多少外科医生被诱惑去做髌骨置换。

唯一有明显磨损的现代胫骨构件是高中央柱膝关节的中央立柱。令人惊讶的是，造成这种情况的通常原因不是内外侧不稳，而是胫骨扭转。一个高中央柱膝关节可以很容易地应对 30° 的胫骨扭转。但如果扭转更多，会对中心立柱产生难以承受的应力，很可能会使其变形和折断。当翻修这些病例时需要将胫骨近端去旋转，而这个术式本应该在初次手术前就已经完成，或者胆大的医生会将其和最初的膝关节置换术一起进行。简单地更换垫片会导致几年后再次折断。

三、松动

在我的大部分的职业生涯中，我更喜欢使用十字韧带保留的膝关节，尽管这里用词不当，因为我通常牺牲十字韧带，而且通常使用非骨水泥的骨长入组件。这类组件的松动率几乎为零。在 40 年的随访中，我从未见过非骨水泥型的 Tricon 膝关节出现无菌性松动。这是一个开放楔形的股骨假体，因此任何松动都会使其卡得更紧。前后侧平行的股骨假体不应该被使用。十字韧带替代型的膝关节假体总是用骨水泥型的，因为这些膝关节的设计师（如 John Insall 或 Chit Ranawat）都对非骨水泥的部件不感兴趣。

骨水泥型的膝关节有一定的松动率，特别是在使用短粗柄的胫骨侧。这在 X 线片上表现得很明显，所需要做的是将其翻修成一个柄长一些的组件。如果使用长柄，则不需要胫骨近端切骨来产生平坦的骨表面。只需要相对小的接触面积，因为胫骨近端骨面只是用来抵抗垂直负荷的。延长杆必须抵抗其他负荷。换句话说，植入物依赖于延长杆进行固定。如果使用非骨水泥的延长杆，它应该有凹槽以维持旋转

稳定性，对髓腔要有充分的填充，并且在矢状面上要像衣服夹一样在远端要劈开，以减少延长杆末端疼痛的倾向。因使用硬的延长杆而产生的延长杆末端疼痛在胫骨侧是一个问题，但在股骨侧却并非如此。

我最初有几个病例存在明显的胫骨侧延长杆末端疼痛，因为胫骨远比股骨弹性更大。所有的骨在载荷下都会弯曲，这就是为什么它们会像板簧一样弯曲。股骨明显向弓内弯曲。几年前，通过应变测量胫骨。我可以证明负荷的胫骨呈内外向弯曲，而不是前后向弯曲。为了解决这个问题，当使用旋入式的延长杆而非单向锥形锁定延长杆时，延长杆的远端几厘米可以呈十字样劈开。

在几个病例中，我在疼痛的地方进行了同种异体胫骨移植，试图使骨头变硬，就像我们在髋关节置换术中做的那样。但是，我对结果不太自信。在一些情况下，有必要翻修为一个更短的骨水泥延长杆。我从未见过劈开的延长杆出现末端疼痛，就像 S-ROM 髋关节柄一样。在股骨侧，一个非骨水泥髓腔填充延长杆必须很长，大约 200mm 才能到达股骨髓腔的圆管状部分。要做到这一点，它必须有弓。它也应该在冠状面有凹槽和劈开。

四、僵硬

第一个问题是为什么关节变得僵硬，或者更确切地说，为什么患者不能恢复活动？我敢肯定，这里有一些纤维化的病例，如僵人综合征。这种情况很少见，通常累及多个关节，常伴有关节周围钙化。我曾经遇到过一个这样的病例，并与一位肿瘤学家讨论了围术期的放射

治疗。不幸的是，加拿大正经历着它众多的节俭热潮之一，包括不愿意对非致命疾病的患者进行放射治疗，因为等待癌症治疗的患者名单太长了。

我确实用每天 20mg 的甲泼尼龙治疗了少数几个我担心的病例，并且持续了 1 周。因为病例很少，我不知道这是否有帮助，或者病情的好转只是因为我和我的同事们围绕在这些病例周围团团转，所以他们得到了比正常情况下更多的关注。

手术前多年僵硬的患者将很难恢复运动，因为股四头肌会缩短。他们可能需要在初次手术时进行胫骨结节截骨和髌骨近端化。必须告知他们不要期望过高。

如果患者术后不能恢复运动，则术后前 2 周可在麻醉下进行手法松解，并采用股神经阻滞和持续被动运动（continuous passive motion, CPM）。胫骨结节截骨术患者禁止进行手法松解。

术后 1 个月的手法松解很少有用，有可能导致髌腱撕脱、髌骨骨折或髁上骨折。如果他们在 6~8 周时感觉僵硬，那么就进行一次关节镜手术，解除粘连，同时进行股神经阻滞和 CPM。

如果是 3 个月后，这些都没用，那该怎么办呢？当我们在 20 世纪 70 年代开始实施膝关节置换术时，膝关节的屈曲度达到了 90° 就是满意的。现在我们期望的是完全的屈曲，但 75° 是患者上下楼时所需要的。正常下楼至少需要 90°，最好要达到 105°。

如果患者年老体弱，住在有电梯的公寓里，那就不会有太大的问题。一种升高的马桶解决了这个问题，而便携式弹射座椅可以帮助人们从舒适的椅子上站起来，现在的价格也非常合理。所以，我不会急于对这些病例做任何事情，因为许多人会欣然接受他们所拥有的，因为他们的主要目标是减轻疼痛。老年人往往比年轻人现实得多。

如果患者术后 1 年的活动度仍无改善，并且患者觉得无法忍受，那么可以尝试翻修。然而，只有当患者是现实的，并准备好时，才应该这样做。

如果有固定屈曲畸形，必须增加伸直间隙，使膝关节伸直。为了获得更多的屈曲，屈曲间隙必须增加到膝关节达到前后向不稳定的程度。因此不能使用 CR 膝关节，我建议使用高中央柱的膝关节。如果使用小中央柱，股骨假体可能会跳过中央柱导致脱位。虽然这些病例在术中可能看起来非常不稳定，但它们在 6 周内都会瘢痕化，我从未发现晚期 AP 不稳定是一个问题。

如果僵硬的原因是严重的髌骨低位，则必须纠正。轻度的髌骨低位可以通过去除髌骨下极来处理，这样就不会与胫骨假体接触。这个操作应该在第一次手术时进行。在翻修术中，胫骨结节截骨时至少长 7cm 或 8cm 和宽 1.5~2cm 是必要的。需要行外侧髌旁入路。如果采用内侧入路，上移的髌骨将向外侧半脱位。辅助的外侧松解可导致髌骨缺血性坏死。

如果发生髌骨 AVN，那么 1 年内什么都不要做。它会解体，1/3~1/2 会向外侧脱位。1 年后，移除滑车外侧的所有骨。不要试图重新复位。

髌骨近端化的最大幅度为 2cm。超过这个值会导致股四头肌永久迟滞。我更喜欢用 2 个或 3 个成一定角度的埋头螺钉复位截骨。如果它们在局部产生异常，则随后可能不得不被移除。如果用钢丝重新附着胫骨结节，钢丝必须有角度，否则骨块可能会发生一定程度的移位。内侧支持带不动。外侧支持带在膝关节屈曲 90° 时缝合。大部分股外侧肌可以重新缝合，但相当一部分支持带不能闭合。如果在膝关节伸直位将支持带闭合，则髌骨将脱位。

一般来说，如果正对髌骨进行复杂操作，就不要置换髌骨。AVN 的风险远远大于任何获益。翻修感染或松动的髌骨是一种费力不讨好的手术。没有理由置换髌骨，对于一个处置得当的膝关节置换术附加髌骨置换并不能提高治疗效果。

五、感染

这是一个完全独立的主题，对于本章来说太复杂了。我想说的是，不要相信任何关于感染的检测。阴性的培养和血液检查说明不了什么。我对手术前的关节穿刺和培养太失望了，以至于几十年前我就不做了。骨扫描很有用，但我从未发现其他有价值的检测。

诊断感染有点像诊断精神分裂症。如果你仔细想想，可能就是这样，倾听患者的心声。感染的疼痛从术后开始就一直存在。它是持续的，通常在晚上更糟。如果假体没有松动，则是非机械的。与 RSD 不同，吗啡对它有帮助。

最好的检查方法是直接拍摄 X 线片。现在膝关节置换术的松动率很低，或者如果第一次手术做得很好，松动率应该是很低的，松动就意味着感染。假体任何一个部件的早期松动都是感染的迹象，而两个部件的松动则肯定是感染。别让感染科的医生告诉你不是这样的。如

果临床表现使我确信是感染，我会让所有的患者服用 1 年的抗生素。

如果在翻修时感染不明显，那么可以尝试立即更换假体。如果有明显感染，我倾向做临时假体。只能使用初次 TKA 组件，用含抗生素的骨水泥固定。我以前会用含抗生素可吸收的人工骨移植来填补所有的骨丢失，然后等待。如果患者能应付自如，就不必急着做最后的假体更换。假体停留时间越长，宿主骨再生就越多，这就使得翻修更容易。我有一些患者几年后去世了，但他们的临时假体还在体内。

如果医院允许，一个节省成本的方法就是重复使用取出的植入物。去除所有额外的部件，高压灭菌，只将股骨组件和高分子聚乙烯胫骨组件使用骨水泥固定。高分子聚乙烯已经有破损了，但那又怎样？反正它早晚是要被替换掉的。

六、不稳定

髌股关节和胫股关节必须分别考虑。

髌骨脱位是我已经有 30 年没有见过的情况了，因为现在大多数外科医生都相当优秀，但髌股轨迹不良导致的疼痛并不罕见。除非是先天性髌骨脱位（这种情况我只见过 2 例），否则问题绝不是髌股轨迹不良，而是股骨假体的内旋。

常见的原因是膝关节外翻伴后外侧股骨髁发育不全。如果外科医生没有意识到这种情况，并使用后参照截骨，其将始终内旋安放股骨假体。如果他们在手术中注意到这一点，可能会试着用外侧支持带松解来弥补。但负负不能得正，他们只是把事情搞得一团糟，让别人来收拾。

如果在手术中发现自己在考虑外侧支持带松解，一定要记住髌骨几乎总是在正确地沿着轨道移动，所以要向外旋转股骨假体以匹配髌骨。记住，如果要增大外旋以适应髌骨，要垫高前内侧，切除后内侧。而不要切除前外侧，因为这会导致明显的吃髌。

所有平面都可能出现胫股不稳，包括前后、内外和旋转。外侧旋转不稳定是最难理解的 [5]。内旋不稳定却很少发生。一开始我有各种各样的理论，但最终意识到，这是由于胫骨外向扭转。我从来没有见过因胫骨内向扭转而产生的问题，我经常与焦虑的父母分享这一事实，因为他们的孩子走路时脚尖内旋。

在这些情况下，不能使用十字韧带保留的膝关节假体。高中央立柱膝关节假体可以应对30°以内的胫骨扭转。如果超出这个范围，我更愿意做胫骨近端去旋转截骨术，将其作为过渡期内的处理措施，接着我会等上 1~2 年，以确保我没有对胫骨干骺端的血运造成影响。我的搭档 John Cameron 经常在全膝关节置换术中做这个截骨术，但考虑到截骨不愈合和缺血性坏死的潜在问题，我从来没有勇气这么做。

内外侧不稳定通常是由于 MCL 断裂或松弛和膝关节线下沉。马方综合征患者确实存在这种情况，幸运的是，这种患者并不多见。他们很难治疗，因为他们在很小的时候就出现了膝盖问题。在术后 2~3 年的时候，一个做得非常完美的膝关节会表现出不稳定，必须翻修一次，否则患者就不会相信医生。韧带的拉伸是不可避免的，就像 Charcot 关节一样。初次手术尽可能使用薄的垫片。在术后 2 年，8mm 的垫片将显示出不稳定。当翻修时，有必要用到 14mm 的垫片，但 2 年后膝关节会再次变得

不稳定。不要使用旋转铰链，因为不可避免会出现重大问题，而且这些患者太年轻，也不适合使用固定轴的非旋转铰链。在第一次翻修后，患者将不得不意识到，其必须在自己的余生中使用铰链膝关节支具。希望每个医生永远都不会看到这样的病例。

如果内外侧不稳定是由假体组件磨损或下沉导致的，那么就直接翻修。如果是由断裂或拉伸的 MCL 导致的，那么一般来说，仅增厚垫片的结果很少令人满意。这时一个高的中央柱膝关节假体更合适。只是要记住，如果增厚聚乙烯垫片，就会产生髌骨低位，所以要注意这点。

我还没有发现有价值的收紧 MCL 或 LCL 的尝试。如果它是通过推进骨性附着点（如整个的内或外上髁），并用螺钉固定，则理论上是可能的。我曾描述以同样的方式在严重固定外翻膝松解外上髁[6]，但问题是很难找到等距点。

Ken Krakow 确实描述了如何通过腓骨截骨短缩来收紧 LCL，但由于短缩是通过外侧腘神经床进行的，我从来没有勇气去尝试。

纠正 AP 不稳定性是困难的。简单的增厚聚乙烯垫片通常是一个非常短期的解决方案，因为膝关节会迅速拉伸。如果必须尝试，须使聚乙烯垫片，厚到足以产生一个 5°~10° 固定屈曲畸形。这时一个高的中央柱膝关节会更好，甚至这可能还不够。如果屈曲间隙>2cm，则股骨假体可能会跳出中央柱。因此，用支具将患者的膝关节在完全伸直位固定数周，并希望他们永远不要屈曲很大。

然而，通过后移股骨假体来缩小屈曲间隙是更好的方法。如果系统不提供后侧垫块，就在股骨后髁上拧入几颗螺钉，让它们突出来支

撑假体部件，直到骨水泥变硬。这些患者在手术结束时也应留下 5° 的固定屈曲畸形。他们一般都会通过术后的功能康复解决这个问题。

如果屈曲间隙是 3cm 或 4cm，这时除了固定轴铰链膝关节之外再无其他选择。最好不要用旋转铰链，因为这可能会产生严重的髌股关节问题，而这种问题几乎不可能纠正。

七、疼痛

这是一个有趣而又令人困惑的领域，主要是因为我们完全无法衡量它。正如 Kelvin 勋爵所说，"如果你不能测量它，你就对它一无所知"。我的研究护士 Yvonne Ramlall 和我发现，目前所有的测量方法（如模拟量表）都是没用的 [7]。我们采用的量表是根据患者的行为而不是说辞。

1 级：不服用药物。

2A 级：偶尔使用 OTC 镇痛药。

2B 级：常规使用 OTC 镇痛药。

3A 级：偶尔使用阿片类药物。

3B 级：常规使用阿片类药物。

4 级：神经源性 / 反射性交感神经营养不良（reflex sympathetic dystrophy，RSD）。

每个人在相同的温度下都会感到疼痛，但对疼痛的情绪反应却大不相同。当触摸一个热炉子时，人的反射反应会在个体想都没想的情况下立刻把手缩回去。有人说，感到疼痛的原因是要提醒我们不要再做那样的行为。

对疼痛最简单的划分是机械性疼痛（活动时疼痛，如骨折的疼痛）和非机械性疼痛（与活动无关）。机械性疼痛可由阿片制剂帮助减轻或控制。

除了髌股关节之外（它是另外一个问题），膝关节的机械性疼痛通常来自松动。病史非常有特点，膝关节由无痛变为疼痛。磨损的感觉是不同的，磨损的膝关节不一定疼痛，但患者知道某些东西已经发生了改变。磨损如今很少发生在膝关节，但髋关节仍不少见。

松动的标志是一种新的疼痛，称之为"启动痛"。"启动痛"的意思是，当患者由静息状态转变为承受重量时，他们必须站立 1min 左右才能行走。在静息状态下，液体进入假体和骨之间的间隙。这是一个不稳定的负载平台，因此不能承受重量。当承重时，液体被压出，当假体贴合在骨头上后，患者才可以行走。患者往往不知道这一点，因此通常以为这种表现是自然的。X 线的影像学表现并不重要。假体是松动的，如果患者预计寿命足够久，就必须进行翻修。

必须清楚地认识到，轻微的松动和轻微的疼痛并不一定意味着需要进行翻修手术。一个年老的、需求不高的患者在知道问题出在哪里并且知道在必要时可以进行翻修的情况下，可能会感到心满意足。

即使将其分为神经源性和非神经源性，非机械性疼痛仍然是一个极其复杂的问题。

灼痛或神经损伤现在被称为复杂区域疼痛综合征 2 型。幸运的是，它在 TKR 手术中极为罕见。约有 25% 的病例发生隐神经髌下支的损伤。患者会注意到麻木感，有些人在神经瘤上有局部触痛。这种情况最好用简单的解释来处理，这使大多数患者感到满意。用手指反复敲击神经瘤的位置，通常会使症状减弱。

腓总神经的损伤可能发生，但幸运的是很少产生灼痛。这可能有很多原因，但在我停止使用横向放置的 Hohmann 牵开器后，再也没有见过此类病例。

复杂区域疼痛综合征 1 型或反射性交感神经营养不良症并不常见，因此，大多数外科医生错过了诊断，因为他们可能从未见过这种病例。在早期，我做了很多翻修，有一次我收集了 40 个病例。我在多伦多最欣赏的疼痛专家总是告诉我，我对这些病例进行了过度诊断，她可能是正确的。

某些疼痛通常在夜间加重，阿片类药物不能缓解，并且不受膝关节翻修的影响，这可以诊断为非机械性疼痛。在某些情况下，这种疼痛可能在膝关节置换术前就有了。总是有痛觉超敏或皮肤敏感，通常延伸到膝关节的上方和下方。很少有手或脚的 RSD 典型皮肤改变。骨扫描的变化可能是模糊的。鉴于这种诊断的主观性，人们很容易理解为什么许多外科医生质疑它的真实性，尤其是在赔偿有争议的情况下。

我发现最好的治疗方法是腰部交感神经阻断，这对大约 40% 的病例有效 [8]。但在过去的数十年里，我找不到可以胜任此类手术的人。可以通过在大脚趾上放置一个热电偶来判断阻断的位置是否正确。脚趾的温度必须上升 2℃，如果患者在两次阻断后没有反应，那就是无效的，进一步的阻断也不会有帮助。

现在我使用普瑞巴林，如果该药无效或患者不能耐受所需的剂量（这种情况发生在 40% 的病例中），那么抗抑郁药欣百达可能会有一定价值。我没有发现其他的药物有任何作用。如果患者能够耐受，有氧运动会有帮助。有氧运动意味着人会出汗。如果这样做，大脑中会释放内啡肽，即所谓的"跑步高潮"，这似乎有助于 RSD。但是患者唯一可行的有氧运动方式是康复自行车或椭圆训练机，后者是更好的选择。显然，这对老年患者来说是根本不可能的。普瑞巴林必须从很低的剂量开始，并逐渐增加。如果在 6 周前没有效果，就不会有进一步的效果，所以应该停止使用。如果有效，那么患者应该继续服用 6 个月到 1 年，然后逐渐减少剂量。

一般来说，翻修对此类病例没有帮助，但我做了 2 次，因为患者关节非常僵硬，将膝关节从 PS 膝关节改为高中央柱膝关节。因为这些患者症状确实得到了改善，所以我们对这种情况的理解还有很长的路要走。

感知疼痛是一个有趣的话题，它可能是经验丰富的膝关节外科医生所见到的寻求第二意见的最大群体。这些病例需要仔细考虑，因为其原因往往是对生活根深蒂固的不愉快，这很难处理，因为可能没有很好的解决方案。我将在下文描述几组情况，但无疑还有许多其他情况。非常重要的是，年轻的外科医生至少要知道其中的一些情况，否则会出现大量不必要的、无益的翻修手术。

八、涉及工伤保险的膝关节

当今相关法律的变化使这个问题比以前少了。在 20 世纪 70 年代末，我和我的同事研究了多伦多的全膝关节翻修术，我们发现唯一以截肢告终的病例都是 WCB。原因是，只要患者抱怨疼痛，他们就会得到报酬，手术越多，得到的钱就越多。因此，这是一个巨大的诱因，不仅是继续抱怨，而且还让自己接受进一步的手术。

此外，还有其他文化原因。在 20 世纪 70

年代，多伦多充斥着一心追求名利的移民。那些不工作的人不被家人或朋友看好，除非他们有某种医疗借口。现在，这不再是一个问题，时代已经发生了改变，所以目前来看，成为残疾人以接受补偿的必要性已经减少。但这种情况仍然存在，特别是对那些不完全了解这个系统如何运作的新移民。关于"耶稣到处用手治病"的老笑话仍然适用。"别治愈我。"一个瘸子说，"我要靠补偿金过生活。"

在 20 世纪 70 年代和 80 年代，这种情况非常糟糕，以至于我们的建议是不要因为疼痛投诉而为含补偿金的膝关节进行翻修手术。反复不必要的翻修导致了感染和截肢。自从赔偿制度实行以来，腰部一直是赔偿投诉的目标器官，一个年轻的关节置换外科医生最好在腰部诊所工作几个月，以培养一种健康的怀疑态度。在一位有经验的律师的监督下进行人身伤害医学法律服务也是相当有帮助的。

对于没有经验的外科医生，他们可能倾向于忽视赔偿的影响。我应该指出我在汽车厂做的一项关于重返工作岗位的研究[9]，那里的人要在装配线上站立 8～12h 的轮班。我的患者通常在 6 个月左右恢复工作。俄亥俄州哥伦布市 Adolph Lombardi 医生的患者在 3 个月内就恢复了类似的工作。我知道 Adolph 是一个好的外科医生，但我不认为他手术技术比我好那么多。最终我们发现，原来加拿大的汽车工人有 6 个月的福利，而在美国仅有 3 个月。

九、感知疼痛

此类患者可能是手术后膝关节疼痛的最大群体。在欧洲，它被称为"豌豆公主综合征"。一个典型的欧洲公主可以在她的床上感觉到 7 张床垫下的一颗豌豆。为什么应该是 7 张，我不知道，反正它就是这样。

这些患者在手术后抱怨疼痛，通常没有什么可发现的。病史经常是长期的疼痛抱怨，反复注射多种药物，在关节镜流行的时候多次进行膝关节镜检查，最后进行了膝关节置换，但疼痛还是没有改变。这些患者没有痛觉超敏，许多人似乎"泰然淡漠"，尽管他们很痛苦，但确实没有服用多少止痛药。

将这些人与那些寻求毒品的人分开是相对容易的。如果他们在服用阿片类药物，那么剂量并没有增加。如果进行术前 X 线检查，通常会发现术前关节炎的变化程度是很轻的。所以，很能理解为什么 TKA 没有帮助。手术后的膝关节总是有些疼痛，或者至少对术后的膝关节有些察觉。患者可以忘记哪个髋关节被置换了，但没有一个患者会忘记哪个膝关节被置换了。如果膝关节置换术前的疼痛不重，那么术后的疼痛也不会改善多少。

正是由于这个原因，我只在站立位 X 线显示骨对骨的情况下才会进行手术。我对磁共振报告的内容完全不感兴趣，因为它太敏感了。也许我的手术速度太慢了。在一项未发表的研究中，我曾经将我的髋关节置换术的结果与芝加哥的 Wayen Paprosky 和纽约的 Chit Ranawat 进行了比较。这时我在多伦多的等待名单超过 2 年。加拿大有国家医疗保障，私人诊所是非法的。在术后第 1 年，美国患者不需要等待以获取什么，在 Harris 评级系统中的得分更高，这在我的意料之中。令人感兴趣的是，在第 5 年，仍有一定比例的加拿大患者得分仍然滞后。我们一直没能发表这个结果，但后来的一项研究最终表明，如果患者在手术前的评分低于 60 分或 70 分，他们就永远无法回到 100 分[10]。我不知道有什么可比的膝关节研究，但我怀疑那里的情况也是如此。

这些"豌豆公主综合征"的病例不应该做翻修手术，因为它不会有任何帮助。最终，几年后，大多数患者都接受了这种情况，抱怨也随之减少。为了更好地了解这些病例，我建议年轻的外科医生阅读 Ian Macnab 医生的《背痛》（*Backache*）一书。他是一位经验丰富的脊柱外科医生，开发了许多我们在检查背部时常规使用的有效的检查方法，如假性旋转、分离直腿抬高、弯腿抬高和髋部旋转，以区分真正的坐骨神经痛和症状性疼痛。

他描述了许多背部疼痛的类别，但其中一些常常可以转化为膝关节疼痛。有赛马综合征（racehorse syndrome）、剃刀边缘（razor's edge）、忧虑病（worried sick）、最后一根稻草（last straw）和隐蔽的情绪崩溃（concealed emotional breakdown）。最重要的是要记住，针对躯体的手术并不能解决心理问题。

十、"平对平"的膝关节

如果医生不能完全确定问题是什么，就要避免翻修，但这是一个特例。如果一个"平对平"的膝关节（在冠状面有一个平的聚乙烯和一个平的股骨假体的旧设计）患者抱怨疼痛，即使没有明显的问题，我也会建议进行翻修。我不知道为什么"平对平"的膝关节对可能的最微小的错误如此敏感，而"圆对圆"的膝关

节则不会出现这种情况。我会简单地把它翻修为高中央柱的膝关节。

十一、瘾君子

外科医生一直对那些在膝关节置换术前服用阿片类药物的人深感担忧。我们的印象一直是他们做得不好。然而，在我的研究护士 Yvonne Ramlall[7] 进行的一项研究中，我们惊讶地发现情况并非如此，许多人在手术后确实摆脱了阿片类药物。然而，我们的研究人数太少了，以至于我不愿意得出任何明确的结论，我建议这个问题仍然需要进一步研究。

我在过去和现在都有一些长期服用阿片类药物的患者，但只要他们的摄入量保持在一定水平，我就接受。我不增加剂量，也不接受他们诸如"处方被狗吃了"之类的借口。最终，瘾君子们都会离开，去寻求一些容易实现的事。

十二、结论

对于低年资外科医生来说，除非是感染的病例，否则不要急于进行翻修。如果拿不准，请让同城的资深同事或其他外科医生来看看患者，让大家来一起分担。如果今天不清楚问题出在哪里，也许明天、下个月或明年就会真相大白了。

> **重要提示**：忙而不乱，有条不紊。除了感染、骨折和肌腱断裂外，当天不要做任何可以推迟到明天或以后再做的手术。

参考文献

[1] Cameron HU. Have Knife Will Travel. 2019; 1–152. Xlibris US. ISBN: 9781796053418. 2019: Xlibris US. 1–152.

[2] Kilgus DJ, et al. Catastrophic wear of tibial polyethylene inserts. Clin Orthop Relat Res. 1991;273:223–31.

[3] Cameron HU, Cameron GM. The patellar meniscus in total knee replacement. Orthop Rev. 1987;16(3):170–2.

[4] Vince K. et al. 'Gull-wing' osteotomy of the patella in total knee arthroplasty. American Association of Hip and Knee Surgeons Nonth Annual Meeting. Dallas, TX. J Arthroplasty. 1999:254.

[5] Hughes JD, et al. Diagnosis and treatment of rotatory knee instability. J Exp Orthop. 2019;6 (1):48.

[6] Cameron HU, Botsford DJ, Park YS. Prognostic factors in the outcome of supracondylar femoral osteotomy for lateral compartment osteoarthritis of the knee. Can J Surg. 1997;40 (2):114–8.

[7] Ramlall Y, et al. Examining pain before and after primary total knee replacement (TKR): A retrospective chart review. Int J Orthop Trauma Nurs. 2019;34:43–7.

[8] Cameron HU, Park YS, Krestow M. Reflex sympathetic dystrophy following total knee replacement. Contemp Orthop. 1994;29(4):279–81.

[9] Cameron HU, Wadey VMR, Silverman F. The post-operative painful knee—Clinical and societal causation. Seminars in Arthroplasty. 2015;26(4):251–4.

[10] Fortin PR, et al. Timing of total joint replacement affects clinical outcomes among patients with osteoarthritis of the hip or knee. Arthritis Rheum. 2002;46(12):3327–30.

第 20 章 Peter J. James 的全膝关节翻修术生涯
A Lifetime of Revision Knee Arthroplasty

Peter J. James 著
邵 浦 译

与其焦虑，不如冷静计划和思考。

——Winston Churchill

一、概述

我们的职业生涯通常是由那些在我们成长过程中教我们的人来定义的。正是在 David Beverland 教授的指导下，我对 TKA 手术的理解和理念形成了基础。我采用了这些原则，在此基础上将其应用于我的全膝关节翻修术，并取得了一些成功。我非常感谢 David 的指导，他的建议和指导一直使我受益。

二、预则立，不预则废

在本书中向关节外科医生提供了一系列的信息和教训，我想强调的一个词是"计划"。翻修手术的成功结果只有通过识别和了解初次膝关节的问题才能实现。除非完全了解失败的机制，否则永远不要被迫对一个有问题的膝关节进行手术；只有这样，才能计划解决方案。

一旦计划了解决方案，最重要的下一步就是术中获得充分的显露。我确实相信这是翻修手术中最重要的一步。如果医生能看到自己正在做的事情，保护重要的结构，即伸肌机制、副韧带（如果存在）和后关节囊，那么在定位关节线、平衡间隙和获得固定方面就会成为一项可预测的技术操作。始终要有耐心，清理内外侧沟，清理后方空间，并考虑通过胫骨嵴截骨术尽早进行广泛的显露。我在多年的实践中了解到，如果不清理后方间隙，就会出现表面上看是松弛的屈曲间隙，而实际上是后方间隙的瘢痕和肉芽组织所导致的紧张的伸直间隙。

计划手术重建，特别是当我们刚开始做翻修手术或是手术量较小时，总是要有梯次跟进的备选计划。计划关节线、假体限制程度和固定。我们应该事先知道副韧带是否完整，关节线是否升高（即是否需要用垫块来下移关节线），目标是什么类型的固定（即干骺端固定、压配的骨干固定、骨水泥固定或混合固定）。

在开始手术之前，把所有这些计划都记在脑海中，使整个过程更加流畅和有效，这会产生熟悉感，进而获得一个恒定的结果。

初次骨水泥膝关节假体的取出相对简单，只需在假体 – 骨水泥界面上轻柔操作即可。尽可能多地了解打算取出的假体，特别是在再翻修病例，重点是了解固定区域、模块连接位置、特殊器械和在某些情况下单组件翻修的兼容性。

三、框架原理

在此，我要再次强调在这本书中反复提到的理论。初次膝关节置换术和髁翻修手术的区别在哪里呢？解剖结构已经出现了变化，但是我们可以通过充分的显露来处理。会有骨丢失，但我们可以通过翻修组件来处理。假如侧副韧带是完整的，那我们所要做的就是让稳定固定的胫骨假体和股骨假体在整个的活动范围内都能获得屈伸间隙的平衡。其逻辑顺序是首先获得稳固的胫骨平台，其后在框架内的间隙平衡则以此为基础。我总是从屈曲间隙开始，用合适尺寸的假体试模通过选择其前后和内外方向的尺寸，以及调整旋转来获得满意的屈曲间隙。在这一步骤，常规应用胫骨干骺端袖套会对框架内高效可重复的平衡提供巨大的便利。胫骨干骺端袖套给我进行下一步的工作提供了一个稳固的平台，和初次膝关节置换做完胫骨近端截骨后的状态很相似。有人会问，是否还有其他选择呢？当应用压配型延长杆时，我遇到的问题是，在平台试模和延长杆在内外方向上晃动的情况下，没办法获得一个稳定的平台来进行间隙平衡；即使应用大直径的延长杆也是如此，其所需的广泛的扩髓又会带来诸多潜在的问题。然而，在股骨方面，情况则不同。只有当有明显的干骺端或髁部骨质流失时，才可使用干骺端袖套。这里所需要的是在进行任何切骨前，要使试模组件获得进行间隙平衡所需要的一定的稳定性。这可以通过在准备过程中具有此类功能的系统来实现，如可以通过连接于稳定延长杆试模上的股骨髁试模或截骨导板

进行切骨。在许多系列病例报道中（包括我自己的），干骺端袖套已被证明，除了在框架原则内重建关节的作用之外，它们还可以提供优异的长期固定和耐久性。

四、限制性的选择

来自关节登记处和一系列的新证据和存活率数据支持我的观点，即重建中某种程度的旋转自由是有益的。这并不令人惊讶，因为固定铰链和旋转铰链之间的结果差异是非常明显的。在重建结构中使用一个固定平台的 VVC 限制性假体，确实会对传递到固定界面的扭矩产生影响。旋转平台 VVC 限制性假体和干骺端袖套的组合与固定平台的 VVC 假体在纵向存活率的差异上越来越显著。在我看来，RP-VVC 类型的结构提供了稳定性，确保了内外翻限制性的实现，对固定却没有任何不利的影响，因为 RP 垫片的存在会使扭矩消散。这是我长期以来的做法，从我的系列研究中可以看出，这种方法是成功的，RP-VVC 对界面固定的持久性没有负面影响。如果我没有一个完整的 MCL，那么我相信铰链植入物是唯一的选择。VVC 植入物可以在一定程度上解决 LCL 缺失的问题，因为髂胫束在外侧提供了一些动态稳定性，但它肯定不能解决 MCL 缺失的问题。

五、固定

在我的实践中，必须使用胫骨干骺端袖套以简化手术过程，并在关节线附近建立一个稳定的胫骨平台，实现持久的固定。在股骨方面，在大多数简单的翻修手术中，通常有一个相对

稳定的股骨远端可以使用，股骨袖套在简单的翻修手术中是不必要的辅助工具。然而，我坚持认为，在接近关节线的地方进行固定是有好处的。因此，当有良好的骨量同时使用较小的垫块，并且其厚度不超过 8mm 时，短的骨水泥延长杆是合理的选择。

六、感染

显然，在现代实践中，管理假体周围关节感染必须采用多学科团队的方法，并有微生物学专家的参与和细致的手术技术。一期翻修变得越来越普遍，但要注意患者的选择、软组织的状况和感染的微生物。

七、肿瘤假肢

不幸的是，假体周围的骨折越来越常见，并可能随着时间的推移而增加。对于粉碎性骨折，使用股骨远端置换可以提供可靠的结果和早期活动，因此被更频繁地使用。同样，很多患者在进行第三次或第四次翻修时，骨量已经耗尽，挽救方案只能依靠股骨远端置换术或胫骨近端置换术。这是一个需要进一步发展植入物的领域，特别是在固定方面，因为它们在关节置换患者中的使用越来越普遍了。请记住，这些植入物最初是为肿瘤患者开发的，通常是具有良好骨膜的年轻人，骨膜可提供二次固定的界面。

八、学习永不停息

在计划翻修病例时，自律是极其重要的。

即使在这个领域有丰富的经验，一旦遇到意外情况，我们还是要做好准备。例如，有一个三级转诊的病例被转给我，这是一位长期患有类风湿性关节炎的老年女士，最近无法活动。平片清楚地显示翻修股骨柄周围有陈旧性假体周围骨折，有明显的骨质流失，同侧髋关节置换（图 20-1A）。这里的复杂性似乎都围绕着股骨组件，以及如何使用股骨远端置换来挽救这种情况。在近端有足够的骨质来固定 DFR 吗？如何处理髋关节柄和 DFR 之间的交界处？

然而，计划如何处理胫骨同样重要。这是一种老式的设计，其骨水泥柄（Biomet 旋转铰链）的整个长度上有磨砂的粗糙表面。很可能是这样的，当处理旧的不熟悉的植入物时，这个信息很容易被忽视。虽然在这种情况下，胫骨假体拔除看起来相对简单，但对于一个喷砂的骨水泥柄来说，没有什么比这更离谱了。因此，最初的 A 计划是对植入物的骨水泥界面进行处理，移除假体，留卜骨水泥，并考虑采用在骨水泥壳中的进行骨水泥固定的方式进行翻修。B 计划是做一个胫骨前嵴截骨术，以便更好地显露假体的延长杆，而后在其周围进行操作。但面对类风湿薄弱的骨质和牢固固定的假体，我们无法实现上述计划。因此，我们的 C 计划是避免不受控制的并发症，考虑截除胫骨近端并计划进行胫骨近端置换。在股骨方面，计划进行 DFR，用髓腔内的骨水泥保护髋关节和 DFR 柄之间的交界处。

术中，我用不同的方法试图取出胫骨组件，但都不成功。胫骨近端置换是该病例的唯一选择（图 20-1B）。这里的教训是，必须能够预测潜在的问题和困难，并在开始手术前做好充分的准备来应对它。多学科的方法及与志同道合

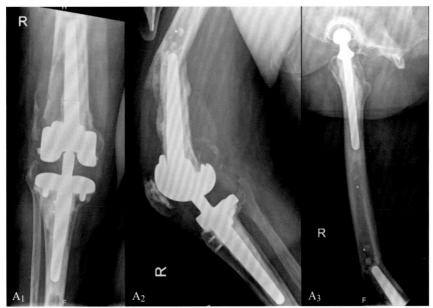

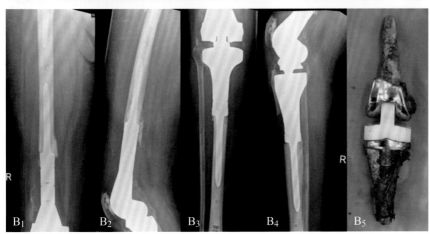

◀ 图 20-1　**A.** 术前右膝和股骨的正侧位 **X** 线片表现，股骨翻修组件顶端附近有陈旧性假体周围骨折，有明显的骨丢失，同侧全髋关节置换；**B.** 股骨远端置换和胫骨近端置换后的术后 **X** 线片表现

的同事进行讨论，可以将我们的注意力转移到可能被忽视的问题上面，因此非常重要。

的再翻修率是 4.5%，这是经过外部验证的国家收集的授权数据，确保了高度的可信性。

九、个人病例系列

多年来，我很幸运地应用本书中概述的原则取得了令人满意的结果。利用英国国家关节注册中心的数据，在 2005—2018 年，我进行了 604 次特别的翻修手术（36 次双侧），不包括二次髌骨置换。例如，因感染而进行的多次手术，对同一膝关节的 DAIR，第一阶段和第二阶段翻修，都被算作一次翻修事件。我的任何原因

十、翻修膝关节置换术的未来

翻修手术取得了巨大的进步，翻修系统的组合越来越多，处理困难情况的能力也越来越强。尽管数字技术和导航技术正在被用于初次膝关节，这是相当一致和可重复的手术，但翻修手术是独特的，往往需要在术中进行手术决策和判断。然而，手术过程仍然是一个需要改进的领域，以最大限度地减少差异并使治疗标

准化。随着翻修手术负担的增加，在一个具有合作架构的专家网络中工作，已被证明对提高治疗水准和改善结果是有益的。

十一、结论

这本书代表了我在全膝关节翻修术过程中所学到的大部分知识。与所有外科医生一样，早期的挫折会考验我们的决心，特别是在这个领域工作。听取建议，与同事密切合作，对于困难的病例，由双重顾问共同处理，这些都是成功的重要因素，即使有经验也是如此。

我希望这本书能帮助外科医生，为需要翻修 TKA 的患者提供一个简单的解决方案。我很高兴能与我的合著者们一起编写这本书，并相信这是一本关于这个复杂主题的实用指南。我希望读者从阅读中获得的收获和我在创作这本书中获得的收获一样多。

最后，正如 Winston Churchill 所说，"成功不是终点，失败也并非末日，最重要的是继续前行的勇气"。